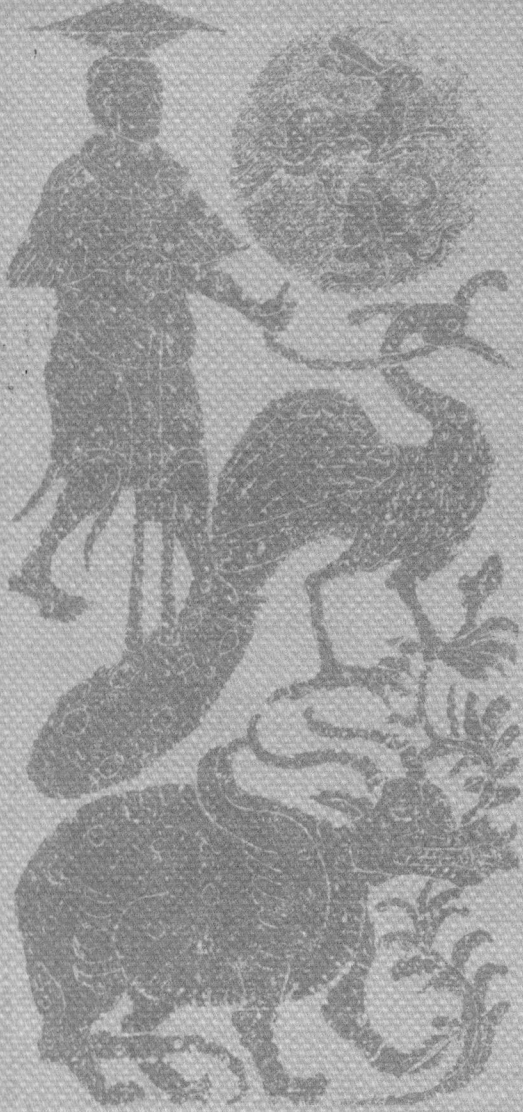

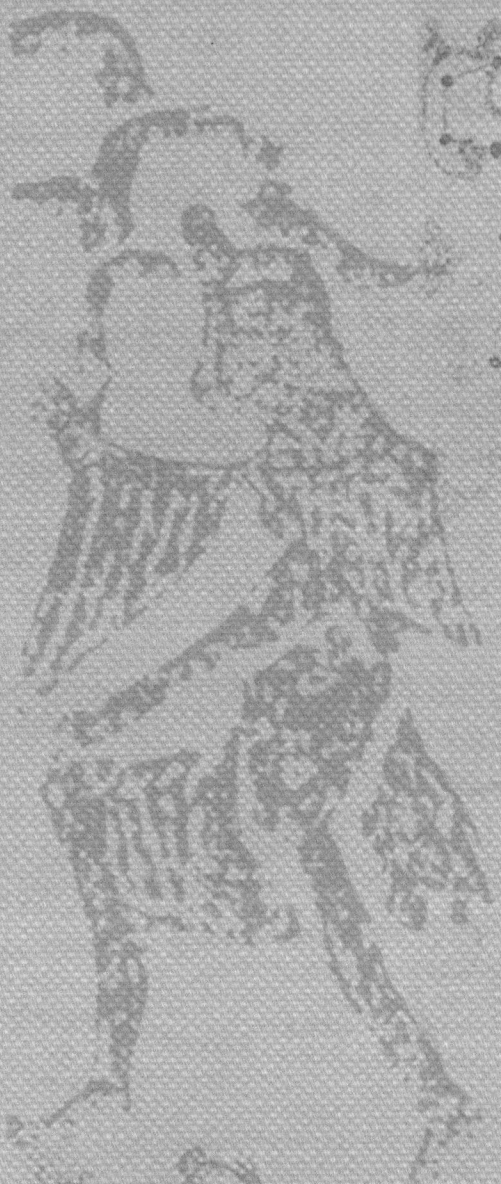

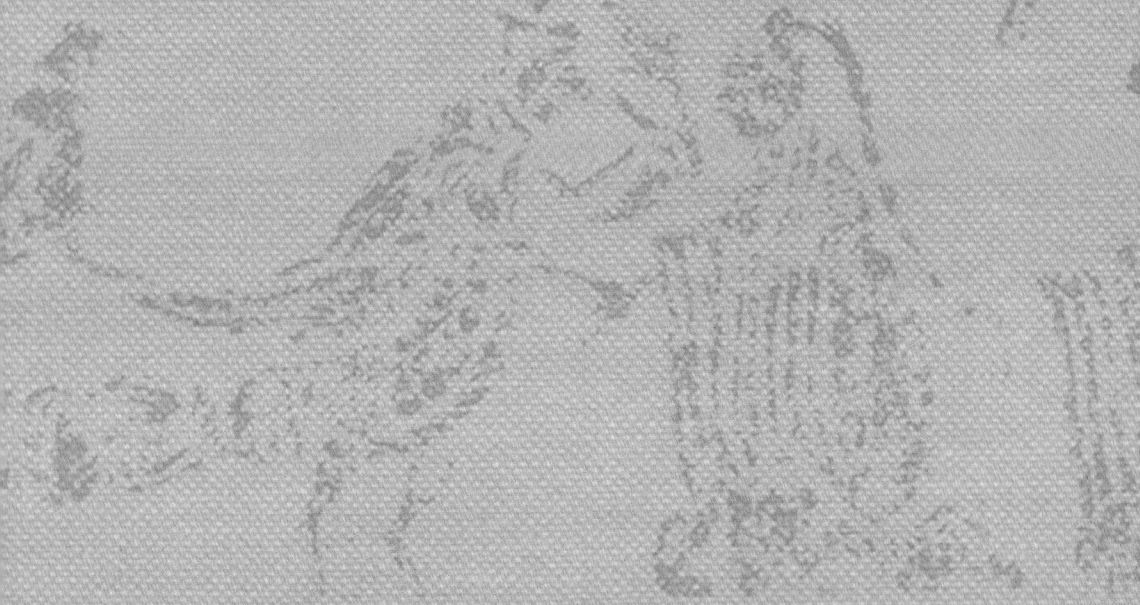

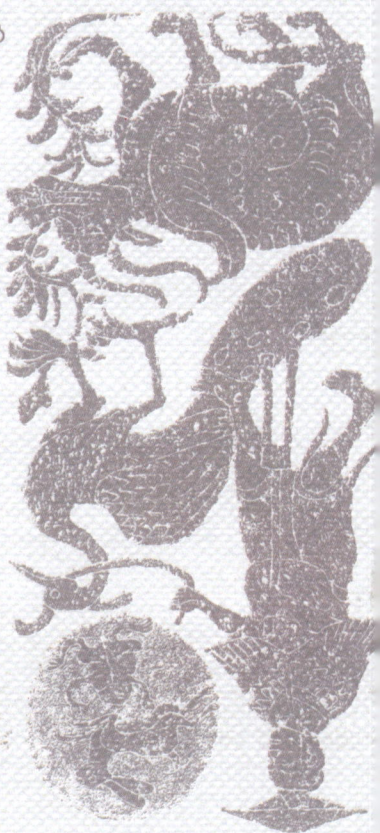

中国古代物质文化丛书

60

纺织漫话

纺织漫话

目睹秦汉古墓出土丝绸与现代高科技中
中华民族历史最悠久的

主编 雅瑟瑢 编写

著·苏冰汉 等著

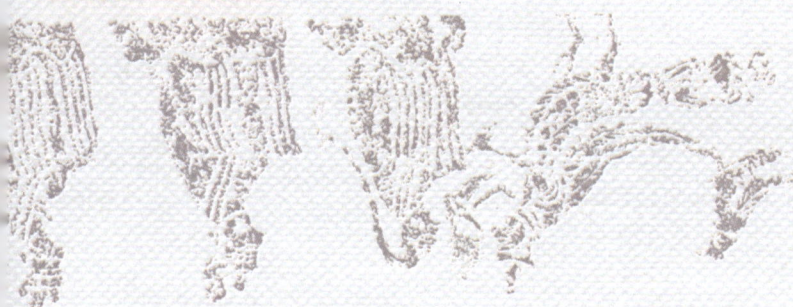

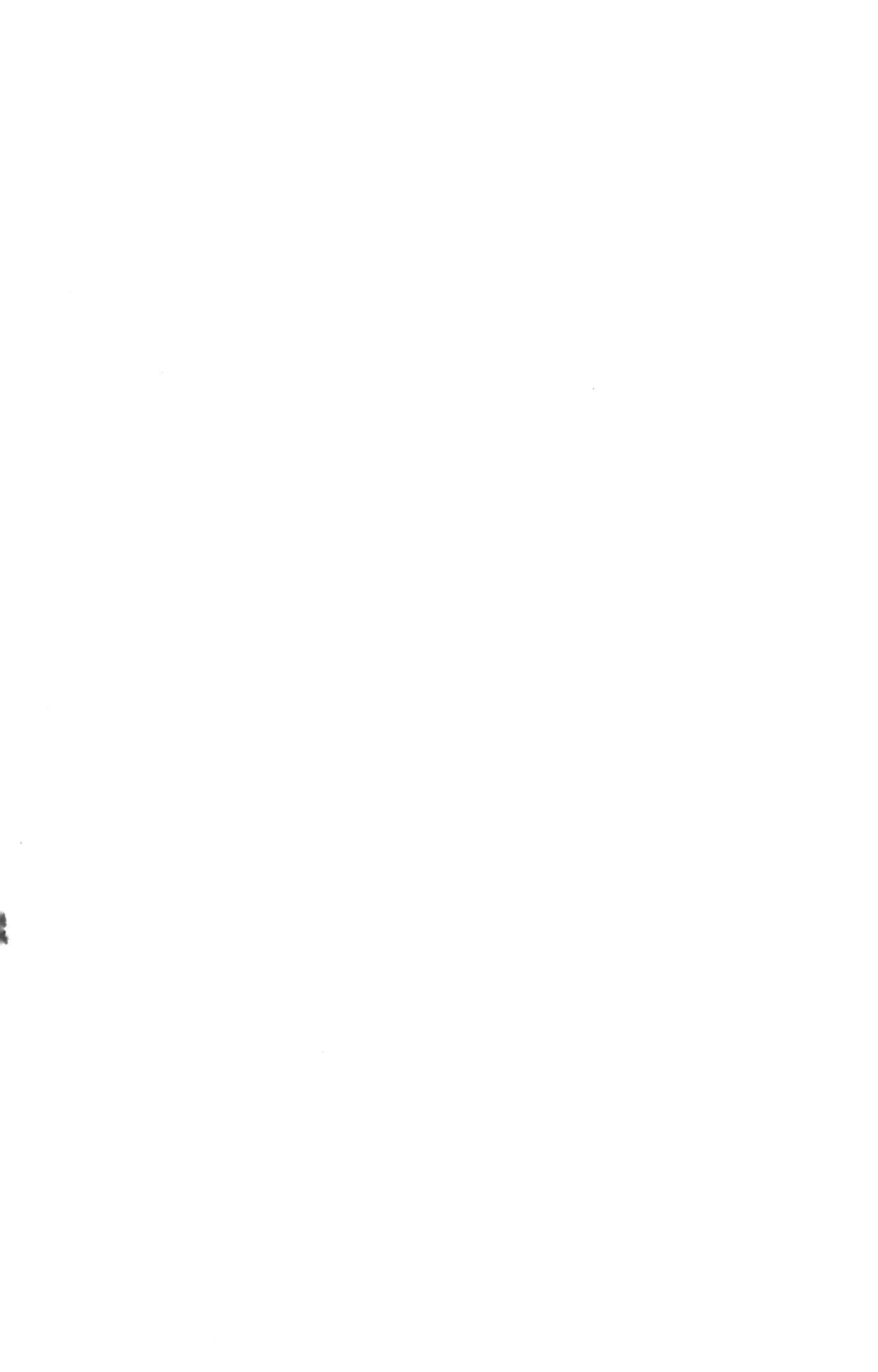

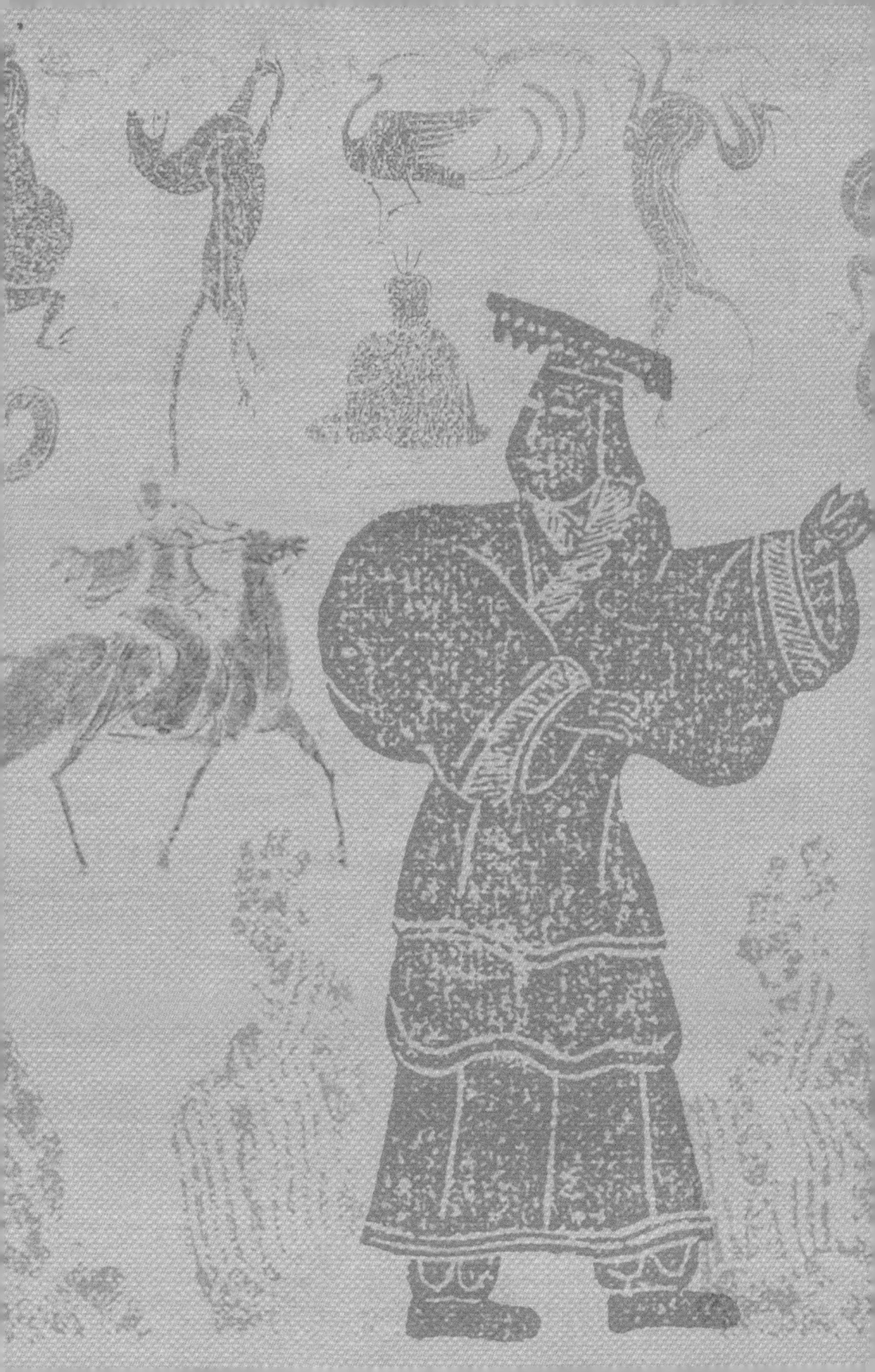

中国古医籍整理丛书

伤寒分经

清·吴仪洛　著

张胜忠　胡久略　校注

中国中医药出版社

·北 京·

图书在版编目（CIP）数据

伤寒分经/（清）吴仪洛著；张胜忠，胡久略校注.
—北京：中国中医药出版社，2015.1（2024.7重印）
（中国古医籍整理丛书）
ISBN 978-7-5132-2210-5

Ⅰ.①伤… Ⅱ.①吴…②张…③胡… Ⅲ.①《伤寒论》
-研究 Ⅳ.①R222.29

中国版本图书馆 CIP 数据核字（2014）第 282946 号

中国中医药出版社出版

北京经济技术开发区科创十三街 31 号院二区 8 号楼
邮政编码 100176
传真 010 64405721
北京盛通印刷股份有限公司印刷
各地新华书店经销

*

开本 710×1000 1/16 印张 29.75 字数 250 千字
2015 年 1 月第 1 版 2024 年 7 月第 2 次印刷
书 号 ISBN 978-7-5132-2210-5

*

定价 79.00 元
网址 www.cptcm.com

国家中医药管理局
中医药古籍保护与利用能力建设项目
组织工作委员会

主 任 委 员 王国强

副 主 任 委 员 王志勇 李大宁

执 行 主 任 委 员 曹洪欣 苏钢强 王国辰 欧阳兵

执行副主任委员 李 昱 武 东 李秀明 张成博

委　　　　员

各省市项目组分管领导和主要专家

 （山东省）武继彪 欧阳兵 张成博 贾青顺

 （江苏省）吴勉华 周仲瑛 段金廒 胡 烈

 （上海市）张怀琼 季 光 严世芸 段逸山

 （福建省）阮诗玮 陈立典 李灿东 纪立金

 （浙江省）徐伟伟 范永升 柴可群 盛增秀

 （陕西省）黄立勋 呼 燕 魏少阳 苏荣彪

 （河南省）夏祖昌 刘文第 韩新峰 许敬生

 （辽宁省）杨关林 康廷国 石 岩 李德新

 （四川省）杨殿兴 梁繁荣 余曙光 张 毅

各项目组负责人

 王振国（山东省）　王旭东（江苏省）　张如青（上海市）

 李灿东（福建省）　陈勇毅（浙江省）　焦振廉（陕西省）

 蔡永敏（河南省）　鞠宝兆（辽宁省）　和中浚（四川省）

项目专家组

顾　问　马继兴　张灿玾　李经纬

组　长　余瀛鳌

成　员　李致忠　钱超尘　段逸山　严世芸　鲁兆麟
　　　　郑金生　林端宜　欧阳兵　高文柱　柳长华
　　　　王振国　王旭东　崔　蒙　严季澜　黄龙祥
　　　　陈勇毅　张志清

项目办公室（组织工作委员会办公室）

主　任　王振国　王思成

副主任　王振宇　刘群峰　陈榕虎　杨振宁　朱毓梅
　　　　刘更生　华中健

成　员　陈丽娜　邱　岳　王　庆　王　鹏　王春燕
　　　　郭瑞华　宋咏梅　周　扬　范　磊　张永泰
　　　　罗海鹰　王　爽　王　捷　贺晓路　熊智波

秘　书　张丰聪

前 言

　　中医药古籍是传承中华优秀文化的重要载体，也是中医学传承数千年的知识宝库，凝聚着中华民族特有的精神价值、思维方法、生命理论和医疗经验，不仅对于传承中医学术具有重要的历史价值，更是现代中医药科技创新和学术进步的源头和根基。保护和利用好中医药古籍，是弘扬中国优秀传统文化、传承中医学术的必由之路，事关中医药事业发展全局。

　　1949 年以来，在政府的大力支持和推动下，开展了系统的中医药古籍整理研究。1958 年，国务院科学规划委员会古籍整理出版规划小组在北京成立，负责指导全国的古籍整理出版工作。1982 年，国务院古籍整理出版规划小组召开全国古籍整理出版规划会议，制定了《古籍整理出版规划（1982—1990）》，卫生部先后下达了两批 200 余种中医古籍整理任务，掀起了中医古籍整理研究的新高潮，对中医文化与学术的弘扬、传承和发展，发挥了极其重要的作用，产生了不可估量的深远影响。

　　2007 年《国务院办公厅关于进一步加强古籍保护工作的意见》明确提出进一步加强古籍整理、出版和研究利用，以及

"保护为主、抢救第一、合理利用、加强管理"的方针。2009年《国务院关于扶持和促进中医药事业发展的若干意见》指出，要"开展中医药古籍普查登记，建立综合信息数据库和珍贵古籍名录，加强整理、出版、研究和利用"。《中医药创新发展规划纲要（2006—2020）》强调继承与创新并重，推动中医药传承与创新发展。

2003~2010年，国家财政多次立项支持中国中医科学院开展针对性中医药古籍抢救保护工作，在中国中医科学院图书馆设立全国唯一的行业古籍保护中心，影印抢救濒危珍本、孤本中医古籍1640余种；整理发布《中国中医古籍总目》；遴选351种孤本收入《中医古籍孤本大全》影印出版；开展了海外中医古籍目录调研和孤本回归工作，收集了11个国家和2个地区137个图书馆的240余种书目，基本摸清流失海外的中医古籍现状，确定国内失传的中医药古籍共有220种，复制出版海外所藏中医药古籍133种。2010年，国家财政部、国家中医药管理局设立"中医药古籍保护与利用能力建设项目"，资助整理400余种中医药古籍，并着眼于加强中医药古籍保护和研究机构建设，培养中医古籍整理研究的后备人才，全面提高中医药古籍保护与利用能力。

在此，国家中医药管理局成立了中医药古籍保护和利用专家组和项目办公室，专家组负责项目指导、咨询、质量把关，项目办公室负责实施过程的统筹协调。专家组成员对古籍整理研究具有丰富的经验，有的专家从事古籍整理研究长达70余年，深知中医药古籍整理研究的重要性、艰巨性与复杂性，履行职责认真务实。专家组从书目确定、版本选择、点校、注释等各方面，为项目实施提供了强有力的专业指导。老一辈专家的学术水平和智慧，是项目成功的重要保证。项目承担单位山东中医药大学、南京中医药大学、上海中医药大学、福建中医药大学、浙江省中医药研究院、陕西省中医药研究院、河南省中医药研究院、辽宁中医药大学、成都中医药大学及所在省市中医药管理部门精心组织，充分发挥区域间互补协作的优势，并得到承担项目出版工作的中国中医药出版社大力配合，全面推进中医药古籍保护与利用网络体系的构建和人才队伍建设，使一批有志于中医学术传承与古籍整理工作的人才凝聚在一起，研究队伍日益壮大，研究水平不断提高。

本着"抢救、保护、发掘、利用"的理念，该项目重点选择近60年未曾出版的重要古医籍，综合考虑所选古籍的保护价值、学术价值和实用价值。400余种中医药古籍涵盖了医经、基础理论、诊法、伤寒金匮、温病、本草、方书、内科、外科、女科、儿科、伤科、眼科、咽喉口齿、针灸推拿、养生、医案医话医论、医史、临证综合等门类，跨越唐、宋、金元、明以迄清末。全部古籍均按照项目办公室组织完成的行业标准《中医古籍整理规范》及《中医药古籍整理细则》进行整理校注，绝大多数中医药古籍是第一次校注出版，一批孤本、稿本、抄本更是首次整理面世。对一些重要学术问题的研究成果，则集中收录于各书的"校注说明"或"校注后记"中。

"既出书又出人"是本项目追求的目标。近年来，中医药古籍整理工作形势严峻，老一辈逐渐退出，新一代普遍存在整理研究古籍的经验不足、专业思想不坚定等问题，使中医古籍整理面临人才流失严重、青黄不接的局面。通过本项目实施，搭建平台，完善机制，培养队伍，提升能力，经过近5年的建设，锻炼了一批优秀人才，老中青三代齐聚一堂，有效地稳定了研究队伍，为中医药古籍整理工作的开展和中医文化与学术的传承提供必备的知识和人才储备。

本项目的实施与《中国古医籍整理丛书》的出版，对于加强中医药古籍文献研究队伍建设、建立古籍研究平台，提高古籍整理水平均具有积极的推动作用，对弘扬我国优秀传统文化，推进中医药继承创新，进一步发挥中医药服务民众的养生保健与防病治病作用将产生深远影响。

第九届、第十届全国人大常委会副委员长许嘉璐先生，国家卫生计生委副主任、国家中医药管理局局长、中华中医药学会会长王国强先生，我国著名医史文献专家、中国中医科学院马继兴先生在百忙之中为丛书作序，我们深表敬意和感谢。

由于参与校注整理工作的人员较多，水平不一，诸多方面尚未臻完善，希望专家、读者不吝赐教。

国家中医药管理局中医药古籍保护与利用能力建设项目办公室
二〇一四年十二月

许 序

　　"中医"之名立，迄今不逾百年，所以冠以"中"字者，以别于"洋"与"西"也。慎思之，明辨之，斯名之出，无奈耳，或亦时人不甘泯没而特标其犹在之举也。

　　前此，祖传医术（今世方称为"学"）绵延数千载，救民无数；华夏屡遭时疫，皆仰之以度困厄。中华民族之未如印第安遭染殖民者所携疾病而族灭者，中医之功也。

　　医兴则国兴，国强则医强。百年运衰，岂但国土肢解，五千年文明亦不得全，非遭泯灭，即蒙冤扭曲。西方医学以其捷便速效，始则为传教之利器，继则以"科学"之冕畅行于中华。中医虽为内外所夹击，斥之为蒙昧，为伪医，然四亿同胞衣食不保，得获西医之益者甚寡，中医犹为人民之所赖。虽然，中国医学日益陵替，乃不可免，势使之然也。呜呼！覆巢之下安有完卵？

　　嗣后，国家新生，中医旋即得以重振，与西医并举，探寻结合之路。今也，中华诸多文化，自民俗、礼仪、工艺、戏曲、历史、文学，以至伦理、信仰，皆渐复起，中国医学之兴乃属必然。

迄今中医犹为国家医疗系统之辅，城市尤甚。何哉？盖一则西医赖声、光、电技术而于20世纪发展极速，中医则难见其进。二则国人惊羡西医之"立竿见影"，遂以为其事事胜于中医。然西医已自觉将入绝境：其若干医法正负效应相若，甚或负远逾于正；研究医理者，渐知人乃一整体，心、身非如中世纪所认定为二对立物，且人体亦非宇宙之中心，仅为其一小单位，与宇宙万象万物息息相关。认识至此，其已向中国医学之理念"靠拢"矣，虽彼未必知中国医学何如也。唯其不知中国医理何如，纯由其实践而有所悟，益以证中国之认识人体不为伪，亦不为玄虚。然国人知此趋向者，几人？

国医欲再现宋明清高峰，成国中主流医学，则一须继承，一须创新。继承则必深研原典，激清汰浊，复吸纳西医及我藏、蒙、维、回、苗、彝诸民族医术之精华；创新之道，在于今之科技，既用其器，亦参照其道，反思己之医理，审问之，笃行之，深化之，普及之，于普及中认知人体及环境古今之异，以建成当代国医理论。欲达于斯境，或需百年欤？予恐西医既已醒悟，若加力吸收中医精粹，促中医西医深度结合，形成21世纪之新医学，届时"制高点"将在何方？国人于此转折之机，能不忧虑而奋力乎？

予所谓深研之原典，非指一二习见之书、千古权威之作；就医界整体言之，所传所承自应为医籍之全部。盖后世名医所著，乃其秉诸前人所述，总结终生行医用药经验所得，自当已成今世、后世之要籍。

盛世修典，信然。盖典籍得修，方可言传言承。虽前此50余载已启医籍整理、出版之役，惜旋即中辍。阅20载再兴整理、出版之潮，世所罕见之要籍千余部陆续问世，洋洋大观。

今复有"中医药古籍保护与利用能力建设"之工程，集九省市专家，历经五载，董理出版自唐迄清医籍，都400余种，凡中医之基础医理、伤寒、温病及各科诊治、医案医话、推拿本草，俱涵盖之。

噫！璐既知此，能不胜其悦乎？汇集刻印医籍，自古有之，然孰与今世之盛且精也！自今而后，中国医家及患者，得览斯典，当于前人益敬而畏之矣。中华民族之屡经灾难而益蕃，乃至未来之永续，端赖之也，自今以往岂可不后出转精乎？典籍既蜂出矣，余则有望于来者。

谨序。

第九届、十届全国人大常委会副委员长

许嘉璐

二〇一四年冬

王　序

　　中医学是中华民族在长期生产生活实践中，在与疾病作斗争中逐步形成并不断丰富发展的医学科学，是中国古代科学的瑰宝，为中华民族的繁衍昌盛作出了巨大贡献，对世界文明进步产生了积极影响。时至今日，中医学作为我国医学的特色和重要医药卫生资源，与西医学相互补充、相互促进、协调发展，共同担负着维护和促进人民健康的任务，已成为我国医药卫生事业的重要特征和显著优势。

　　中医药古籍在存世的中华古籍中占有相当重要的比重，不仅是中医学术传承数千年最为重要的知识载体，也是中医为中华民族繁衍昌盛发挥重要作用的历史见证。中医药典籍不仅承载着中医的学术经验，而且蕴含着中华民族优秀的思想文化，凝聚着中华民族的聪明智慧，是祖先留给我们的宝贵物质财富和精神财富。加强对中医药古籍的保护与利用，既是中医学发展的需要，也是传承中华文化的迫切要求，更是历史赋予我们的责任。

　　2010 年，国家中医药管理局启动了中医药古籍保护与利用能力建设项目。这既是传承中医药的重要工程，也是弘扬优秀民族文化的重要举措，不仅能够全面推进中医药的有效继承和创新发展，为维护人民健康做出贡献，也能够彰显中华民族的璀璨文化，为实现中华民族伟大复兴的中国梦作出贡献。

　　相信这项工作一定能造福当今，嘉惠后世，福泽绵长。

国家卫生与计划生育委员会副主任

国家中医药管理局局长

中华中医药学会会长

王国强

二〇一四年十二月

马 序

新中国成立以来，党和国家高度重视中医药事业发展，重视古籍的保护、整理和研究工作。自1958年始，国务院先后成立了三届古籍整理出版规划小组，分别由齐燕铭、李一氓、匡亚明担任组长，主持制订了《整理和出版古籍十年规划（1962—1972）》《古籍整理出版规划（1982—1990）》《中国古籍整理出版十年规划和"八五"计划（1991—2000）》等，而第三次规划中医药古籍整理即纳入其中。1982年9月，卫生部下发《1982—1990年中医古籍整理出版规划》，1983年1月，保证了中医古籍整理出版办公室正式成立，中医古籍整理出版规划的实施。2002年2月，《国家古籍整理出版"十五"（2001—2005）重点规划》经新闻出版署和全国古籍整理出版规划领导小组批准，颁布实施。其后，又陆续制定了国家古籍整理出版"十一五"和"十二五"重点规划。国家财政多次立项支持中国中医科学院开展针对性中医药古籍抢救保护工作，文化部在中国中医科学院图书馆专门设立全国唯一的行业古籍保护中心，国家先后投入中医药古籍保护专项经费超过3000万元，影印抢救濒危珍、善、孤本中医古籍1640余种，开展了海外中医古籍目录调研和孤本回归工作。2010年，国家财政部、国家中医药管理局安排国家公共卫生专项资金，设立了"中医药古籍保护与利用能力建设项目"，这是继1982～1986年第一批、第二批重要中医药古籍整理之后的又一次大规模古籍整理工程，重点整理新中国成立后未曾出版的重要古籍，目标是形成并普及规范的通行本、传世本。

为保证项目的顺利实施，项目组特别成立了专家组，承担咨询和技术指导，以及古籍出版之前的审定工作。专家组中的许多成员虽逾古稀之年，但老骥伏枥，孜孜不倦，不仅对项目进行宏观指导和质量把关，更重要的是通过古籍整理，以老带新，言传身教，培养一批中医药古籍整理研究的后备人才，促进了中医药古籍保护和研究机构建设，全面提升了我国中医药古籍保护与利用能力。

作为项目组顾问之一，我深感中医药古籍保护、抢救与整理工作的重要性和紧迫性，也深知传承中医药古籍整理经验任重而道远。令人欣慰的是，在项目实施过程中，我看到了老中青三代的紧密衔接，看到了大家的坚持和努力，看到了年轻一代的成长。相信中医药古籍整理工作的将来会越来越好，中医药学的发展会越来越好。

欣喜之余，以是为序。

中国中医科学院研究员

马继兴

二〇一四年十二月

校注说明

《伤寒分经》，清·吴仪洛著，刊行于乾隆丙戌年（1766）。吴氏以喻嘉言《尚论篇》为基础，重订补注其文，串解详释《伤寒论》条文，以冬春夏秋四时之序主病大纲统领伤寒外感热病之旨，条理清晰，文辞简练，易于初学者理解和掌握《伤寒论》原文精神，是学习《伤寒论》之入门参考书和通俗读本。

一、作者及著述

吴仪洛，字遵程，浙江澉浦（即今浙江省海盐县澉浦镇）人。生于清康熙四十三年（1704），卒于乾隆三十一年（1766）。是清代著名的医药学家。

《伤寒分经》一书，为《吴氏医学述》之第五种，刊行于乾隆丙戌年（1766）。该书共十卷二十篇。卷一至卷四，分十一篇，依次论述了六经病变；卷五分上、中、下三篇，主论春温；卷六论夏热；卷七分上、下篇论脉法；卷八为诸方全篇；卷九为补卒病论大意；卷十为秋燥全篇。该书特点是将喻嘉言《尚论篇》予以重订和补注，以冬春夏秋四时之序主病大纲总括伤寒外感热病之旨；并在《伤寒论》条文、字句之间小字注释，阐其蕴义，串解语句，畅通文意，使条文含义得到阐发解释。

吴氏摘编喻氏宏论，篇中以概括性简述、问难答疑、医案举例等形式通解、释义伤寒外感病症之医理和诊治体验，文字简练，案例独特，有点睛之效，从中可窥其灼见一斑。

二、版本介绍

《伤寒分经》自刊刻以来，流传虽广，但现存版本只有该书初刻本乾隆丙戌年（1766）新镌硖川利济堂藏板《吴氏医学述》刻本（简称利济堂本）一种。

本次校注，以利济堂本为底本。因无其他版本作对校，故选择与原著内容关联度较高的书目作为他校之用。他校本有：

《尚论篇》　清·喻昌撰，文渊阁四库全书本。

《仲景全书·伤寒论》　明万历二十七年（1599）海虞赵开美校刻本，简称"《伤寒论》"。

《仲景全书·金匮要略》　明万历二十七年（1599）海虞赵开美校刻本，简称"《金匮要略》"。

《脉经》　晋·王叔和，清·阮元辑《宛委别藏》本。

三、校注体例和方法

按照"有校必记"的校注原则，相关的校注体例和有关事项一并说明如下：

1. 底本为繁体竖排本，今整理为简体横排。

2. 原著底本有句读，今按文义予以标点。段落划分，按照底本之行列起止分段。

3. 原著引用《内经》《难经》《针灸甲乙经》诸家典籍文句，悉检核原书，校其异同。文句虽有不同，但不碍医理、文义者，不作改动，不出校记。义理殊异，出注说明。

4. 底本中的小字，多为作者注释说明或引录文字，今以仿宋字体与正文宋体字体相区别，并严格对应原文内容。

5. 底本中表示文字前后的"右""左"一律改作"上""下"。

6. 底本中之异体字、俗写字，统一以规范字律齐，不出校记。

7. 底本中的通假字、古体字，首次出现时出注示例，原字不作改动。原书中藏、府、脏、腑同见，今一并保留原貌不作改动。

8. 底本中明显错讹之文字，径改并出注说明。脱文、衍文、倒文、异文者出校说明，或提出存疑。

9. 底本之避讳字，如"玄"字缺末笔，避康熙"玄烨"之讳，"眩""玄""弦""纱""炫"等字也皆缺笔，予以径改。"圆"字系"丸"的避讳字，乃避宋钦宗赵桓之讳，今予以径改为"丸"。

10. 底本中字形属形近之误，如日、曰混淆，人、入不辨，七、匕不分，己、巳杂陈，木、术相乱者，予以径改。

11. 原著所引之经史典籍、成语典故、部分医学术语以及冷僻字词，简作训释，以便阅读。

12. 底本凡例中各段首之"一"字符统一删除。

13. 目录依底本之总目整理而成，原题"吴氏医学述第五种伤寒分经总目"今改称"目录"，原本总目中凡标题文字与正文有出入者均按正文修改，以使目录和正文保持一致。底本总目于篇目后有小字"某证，法若干条"均为正文内容之提炼，今一并予以保留。

14. 底本十卷计二十篇的篇题为"吴氏医学述第五种"，今整理时一并删除，增改为"卷某"；又篇题的订参人名后有"伤寒分经"字样，今整理时一并删除。由于各篇之订参人名不尽相同，故均予保留，供参阅。

15. 底本卷十之末原题"乾隆丙戌三月上巳日潏水吴仪洛遵程又书于硖川之利济堂"，今整理时删除。

序

儒不通经，不可以称儒；医不通经，不可以称医。《灵》《素》诸经，犹儒者之六经①也；仲景诸书，犹儒者之四书也。今之医无论不能熟玩《灵》《素》，甚且并仲景之书而忽易之。噫！医道之不明，尚可言哉。夫仲景生于汉季②，悯民夭枉，昭揭病源，同于日月；所著《伤寒论》，实为众法之宗，群方之祖。昔朱子③有言：天不生孔子，万古如长夜。天生仲景，是亦医门之孔子也。惜其书早已散失，仅得诸晋世读者口授，故篇目先后错乱为多。惟时太医令王叔和，取三百九十七法，一百一十三方，编集成书，厥功甚伟。第其编述，潦草糊涂，加以妄入序例，缪戾滋多，大为后世病。至宋时林亿、成无己不特校注多差，且将叔和纬翼仲景之词混编为仲景之书，于是已歧又歧，一误再误。学者研穷，无所从入，虽有英贤辈出，如庞安常、朱肱、许叔微、韩祗和、王实④之流，究莫能舍叔和之疆畛⑤，追溯仲景渊源。近代王肯堂、张景岳之书，皆脍炙

---

① 六经：六部儒家经典，即《诗经》《尚书》《仪礼》《乐经》《周易》《春秋》。

② 汉季：指汉代末期，即东汉末年、三国时期。季，末了，末期。

③ 朱子：指朱熹。历史上著名的理学家、新儒家，北宋以来理学之集大成者，中国封建社会后期影响最大的思想家，被后人尊为儒学宗师。

④ 王实：宋代医家，字仲弓，曾任信阳太守、监丞、外郎等职。著有《伤寒证治》《局方续添伤寒证治》《伤寒治要》等，均佚。

⑤ 疆畛（zhěn 诊）：地界，界限。《新唐书·元载传》"膏腴别墅，疆畛相望，且数十区。"畛，田地间的小路，引申义作"界限"。

人口，其所称引，尚不免承讹袭陋，况其他乎？嗟乎，七篇①不作，杨墨②之横流不息也；濂洛关闽③之传注不出，尧舜周孔之道，家殊而户异也。是故义利之辨，图象性命之问难，其所以为不得已者，易地则皆然也。慨自叔和而后，《伤寒》一书，沉沦羊肠鸟道中者几千余年，天意未丧，有明方中行出，著《伤寒条辨》，澄儿研理，卓识超越前人，即其注未尽达仲景立言之旨，而叔和序例独首削去，可谓辟尽榛芜④矣。至西昌喻嘉言踵而增之，尤为完美，所著前后《尚论篇》，编次则纲举目张，阐发则独开生面。《春温》一篇，理解尤属创辟⑤，究不于仲景论外旁溢一词，此真张氏之功臣，而吾徒之先觉也已。洛不揣，取其书重订之，间有白璧微瑕，稍为更易，期大畅作者宗旨而后已。至于仲景原文，词约旨远，体认不精，谬以千里，窃为添注脚于其中，俾有志斯道者藉为筌蹄⑥焉。盖自有晋以

---

① 七篇：特指《孟子》。因该书共七篇，故称。

② 杨墨：指战国时期杨朱与墨翟的学说。杨朱主张"为我"，墨翟主张"兼爱"，是战国时期与儒家对立的两个重要学派。

③ 濂洛关闽：指宋朝理学的四个重要学派。濂指周敦颐，因其原居道州营道濂溪，世称濂溪先生，为宋代理学之祖，程颐、程颢的老师；洛指程颐、程颢兄弟，因其家居洛阳，世称其学为洛学；关指张载，张家居关中，世称横渠先生，张载之学称关学；闽指朱熹，朱熹曾讲学于福建考亭，故称闽学，又称"考亭派"。

④ 辟尽榛芜（zhēnwú 真吴）：祛除阻碍道路的草木。喻指方有执删削王叔和之《伤寒例》如辟除阻塞道路的草木，使《伤寒论》文理豁然通达。辟，开辟，驱除；榛芜，丛杂的草木，引申指道路梗塞、阻碍。

⑤ 创辟：即"创新"。清·章学诚《文史通义·原道下》："是篇题目虽似迂阔，而意义实多创辟。"

⑥ 筌蹄（quántí 全提）：亦作"筌蹏"，比喻达到目的的手段或工具。《庄子·外物》："筌者所以在鱼，得鱼而忘筌；蹄者所以在兔，得兔而忘蹄。"筌，一本作"荃"，捕鱼竹器；蹄，捕兔网。

迄今兹①，医门著作林立，其能发挥《素问》之蕴奥者，首推王氏；而能发挥仲景之蕴奥者，则首推喻氏，非洛一人之私言云尔也。读其书，当有见其概者。

乾隆丙戌年上元②前五日潋水吴仪洛遵程

书于硖川之利济堂

---

① 今兹：今此，今时，现在。《左传·昭公三年》："今兹吾又将来贺。"

② 上元：又称上元节、元宵节、灯节，指农历正月十五日。

凡 例

冬月之伤寒，春月之病温，夏月、秋月之伤于暑湿热，乃四序中主病之大纲也。仲景立法，独详于冬寒者，以春夏秋时令虽有不同，其受外感则一。倘其中法有未备，自可取治伤寒之法而错综用之尔。

仲景原文，文义深奥，其中自有层次转折。因窃效程子说诗法①，为之句栉字比②，添细注以联贯而疏明之，务使经义了然，不敢妄为穿凿。

仲景书，一语可当千百言，每令人阐发不尽。读者须沉潜反复，必于言外透出神髓，斯为能读仲景之书耳。

方中行之《伤寒条辨》，澄几研理，亦甚有关于医道，其间并有先得喻嘉言之所同然者，如削序例、辟惊风之类是也。但方氏有晦滞处，而喻氏则明显矣；方氏有迂远处，而喻氏则切要矣。此则青出于蓝，后来居上，亦从古作述之大凡，岂得谓方氏之书，竟可废而不览乎？周禹载《伤寒论三注》、程郊倩《伤寒后条辨》，俱有发明，亦可参阅。

王叔和编次，大纲混于节目之中，无可寻绎。喻氏则先振举其大纲，次详其节目，将三百九十七法，分隶于大纲之下，极得分经之妙，因名之曰《分经》。

王叔和编次之乱、序例之误，及林亿、成无己校注之多差，

---

① 程子说诗法：指程子解说古文的方法。程子，宋代理学家程颢、程颐的尊称；说，注释、解说之义；诗，指《诗经》，泛指古文。

② 句栉（zhì 制）字比：亦作"句比字栉"。犹言逐字逐句仔细推敲。栉，本义是梳子、篦子的总称，引申作梳理解。

《尚论篇》中辨之甚详且明，兹集俱不重录。

拙著医学第六种《杂证条律》、第七种《女科宜今》等书，俱嗣刻问世。

拙刻数种，同人所赐瑶序甚多，其言皆未免过誉，故一概不敢付梓。

目录

---

① 五十九条：原作"五十八条"，据正文内容改。
② 二十条：原作"二十一条"，据正文内容改。
③ 八条：原作"九条"，据正文内容改。

① 二条：原作"三条"，据正文内容改。

② 一十七条：原作"一十六条"，据正文内容改。

①燥门诸方：此下原有"法共二十七"，因正文中无，故删之。

②医案：此下原有"四则"，因正文中无，故删之。

南阳　张　机　仲景　著
西昌　喻　昌　嘉言　注
武原　吴仪洛　遵程　订
赟湖　周学江　襟三　参
海昌　周广业　勤补　参 ②

太阳经上篇

凡风伤卫之证，列于此篇，法五十三条。

足太阳膀胱经，病主表也。而表有营卫之不同，病有风寒之各异。风则伤卫，寒则伤营；风寒兼受，则营卫两伤。三者之病，各分疆界。仲景立桂枝汤、麻黄汤、大青龙汤，鼎足三大纲，分治三证。风伤卫则用桂枝汤，寒伤营则用麻黄汤，风寒两伤营卫则用大青龙汤。用之得当，风寒立时解散，不劳余力矣。乃有病在卫而治营，病在营而治卫；病在营卫，而治其一，遗其一；与夫病已去营卫而复汗，病未去营卫而误下，以致经传错乱，展转不已。源头一差，末流百出。于是更出种种节目，辅三法而行，正如八卦之有六十四卦，八阵之有六十四阵，参伍错综，以尽病之变态。其统于桂枝、麻黄、青龙三法，无疑也。第从来编次者，潦草糊涂，不察来意，悠悠忽忽，沿习至今。今于太阳经中，仍分风伤卫、寒伤营、风寒两伤营卫为上中下三篇。而剖文晰义，要归至当。其温病、热病等名，逐段清出，

---

① 卷一上：原无，今据底本之版心补。以下各卷同。
② 参：原本无此字。为方便读者阅读理解，据文义增补。下同。

另立篇目，俾①业医者得其门而入，庶足以窥其富美也。

太阳经受病之初，有定脉、定证一法

一、太阳之为病，不论中风伤寒，脉则俱浮，证则俱头项强痛而恶寒。

太阳膀胱经，乃六经之首，主皮肤而统营卫，所以为受病之始。仲景列恶风、恶寒证，惟下第七条风寒并举，余则云恶风即不云恶寒，云恶寒即不云恶风，正以恶寒未有不恶风、恶风亦未有不恶寒也。以后凡首称太阳病者，皆该②脉浮、头项强痛诸证而言。

太阳受病有风寒不同，宜辨阴阳而定愈日，通计五法

二、天地之气，风为阳，寒为阴。人身之气，卫为阳，营为阴。太阳受病有发热恶寒者，此风伤卫之证，发于阳也；无热恶寒者，此寒伤营之证，发于阴也。发于阳者七日愈，发于阴者六日愈，以阳数③七主进，阴数④六主退，其病其愈，各从其类也。

无热恶寒，指寒邪初受，未郁为热而言。少顷郁勃于营间，则仍发热矣。中篇第一条云：或未发热，正互明其义。病之始终，各从阴阳之类，此道之所以本乎自然，而人身与天地同撰⑤也。

三、太阳病头痛，至七日以上，其病犹在太阳，若自愈者，以风寒横行于其经脉之中，至此衰尽，不传他经故也。若欲再作于

---

① 俾（bǐ彼）：使。
② 该：通"赅"。包括，完备。《楚辞·招魂》："招具该备。"
③ 阳数：指奇数。在此是对阴阳病证寒热愈期的日数预测。阳数、阴数之词与伏羲氏河图生成之数相对应，但有存疑之处。
④ 阴数：指偶数。
⑤ 撰：指天地阴阳等自然现象的变化规律。

他经者，必在足阳明，宜针足阳明经穴，以竭其邪，使经不传则愈。

七日而云以上者，该六日而言也。病若自愈，则邪已去尽，不别传矣。设不愈则传阳明，故针足阳明，在他经则不然。盖阳明中土，万物所归，无所复传之地，邪易解散故耳。然必针以竭其邪，使得归并阳明，不犯他界也。旧谓夺其传路而遏之，则经经皆可遏矣，何独取阳明也哉？此即《内经》"七日太阳病衰，头痛少愈"① 之旨，可见太阳一经，有行之七日以上者矣。其欲再作经者，针足阳明，使经不传则愈。以太阳既羁留多日，则阳明少阳亦可羁留过经，漫无解期矣。所以早从阳明中土而夺之，此捷法也。

四、太阳病欲解时，从巳至未上。

凡病欲解之时，必从其经气之王②。太阳者，盛阳也，故从巳午未之三时而病解。

五、欲自解者，必当先烦，乃有汗而解。何以知之？以其脉浮，故知邪还于表，汗出而解也。

天地郁蒸而雨作，人身烦闷而汗作，气机之动也。气机一动，其脉必与证相应。邪还于表，脉必先浮，乃汗出而解。设脉不以浮应，则不能作汗，邪不外解，其烦即为内入之候矣。

以上四条，先挈太阳经始病终愈风寒之总法。

太阳受病，风寒不同，先辨中风定脉定证一法

六、太阳病，发热，汗出，恶风，脉缓者，名为中风。

既有第一条脉浮、头项强痛诸总证，更加发热、汗出、恶

---

① 七日……少愈：《素问·热论》谓："七日巨阳病衰，头痛少愈。"
② 王：同"旺"。

风、脉缓，则其病乃是触冒于风所致，即名中风。中与伤无别，即谓伤风亦可。风为阳邪，卫为阳气，风伤卫，从其类也。后凡云中风者，皆该发热、汗出、恶风、脉缓而言。

中风病，主用桂枝汤解肌大纲一法

七、太阳中风，卫为邪气所充，故阳脉浮于外，而营无邪气之充，故阴脉微弱于内。阳浮者不待闭郁，而**热自发**，阴弱者不能内守，而**汗自出**，内气馁而**啬啬**①**恶寒**，外体疏而**淅淅**②**恶风**，气蒸湿润而**翕翕发热**③，比伤寒之干热不同，阳邪壅逆于上，而**息鸣**④**干呕**如是者，宜解散其肌表之风邪，**桂枝汤主之**。

阳浮阴弱，与下文卫强营弱义同。

服已，须臾**歠**⑤热稀粥一升余，以助药力。衣被温覆身体令一时许，遍身**漐漐**⑥但微似有汗者益佳，不可令大汗如水流漓，病必不除。每剂分作三次服。若一服汗出病差⑦，停后服，不必尽剂。若不汗，重进一服，依前歠粥温覆之法。又不汗，速进后服，比前第二服与第一服相去时候，小促役其间。总要在半日许，令三次服尽一剂。若病重不胜药力者，一昼一夜内，三次服尽一剂，每周一时辄往观之，以察其有汗与否。服一剂尽，病证犹在者，更作一剂与服。若汗不出者，乃服至二三剂。禁食生冷、黏

---

① 啬啬（sè 色）：形容畏缩怕冷之状。啬，畏怯貌。

② 淅淅（xī 息）：冷水洒身不禁其寒之状，形容恶寒怕风貌。

③ 翕翕（xī 息）发热：形容发热而致面部红润温和。翕，火炙、炽热貌。

④ 息鸣：《伤寒论》及《尚论篇》作"鼻鸣。"

⑤ 歠（chuò 辍）：饮，喝。

⑥ 漐漐（zhí 执）：形容微汗不断，皮肤潮润。漐漐，小雨不辍也。

⑦ 差：同"瘥"。病愈。

滑、肉面、五辛①、酒酪、臭恶等物。

桂枝汤有禁用三法

八、桂枝汤本为解肌，若其人脉浮紧，发热，汗不出者，此寒伤营之证，与之则寒邪无由而出，留连为害，不可与也。

九、桂枝辛甘，本胃所爱，凡服桂枝汤反吐者，其湿热素盛可知，与桂枝，则两热相合，其后必吐脓血也。切须慎之。

两热相合，满而不行，势必上逆而吐，吐逆则其热愈淫，溢于上焦，蒸为败浊，故必吐脓血，此一大禁也。其误服未至于吐者，上焦清气未伤，热虽渐消，亦蹈险②矣。

十、酒客病，不可与桂枝汤，得汤则呕，以酒客不喜甘故也。

酒为湿热之最，故即于上条文意重引酒客以示戒。呕吐乃互词，勿泥。辛甘发散为阳，乃《内经》之旨也。仲景遵之制方，重申辛甘之戒，可谓虑周千变矣。如酒客平素湿与热搏结胸中，才挟外邪，必增满逆，所以辛甘之法，遇此辈即不可用。辛甘不可用，则宜用辛凉以撒其热，辛苦以消其满矣。后人不察，偏诋桂枝为难用，即不遇酒客，无端变乱《内经》定法，可胜诛哉。葛根虽酒客所宜，然犯太阳经禁，又不可用。

汗后水气上逆，有禁更汗增满一法

十一、发汗后，水药俱不得入口者，为中满水逆，治当导水下行。若更用发汗诸药，必致吐下不止。

此条从来诸家错会，扯入桂枝四禁，谓已用桂枝致逆，若

① 五辛：《本草纲目》以大蒜、小蒜、韭、胡荽、芸苔为五辛，此指有香窜刺激性的食物。

② 蹈险：犹历险。《三国志·管宁传》："经危蹈险，不易其节。"

更用桂枝则其变愈大，粗疏极矣。盖"为逆"，是言水逆，未尝说到其变愈大，为凶逆也。且原文不云更与桂枝，而云更发汗者，见水药俱不得入，则中满已极，更发汗以动其满。凡属表药，皆可令吐下不止，不独桂枝当禁。所以仲景于太阳水逆之证，全不用表药，惟用五苓以导水，服后随溉热汤以取汗，正与此条互相发明也。设但知禁桂枝，而于麻黄、葛根、柴胡等一概误用，以致吐下不止，恬不知怪，惜哉！

中风病，主用桂枝汤解肌、和营卫七法

十二、太阳病，头痛，发热，汗出，恶风者，桂枝汤主之。

头痛见第一条，发热、汗出、恶风见第六条，重互其文，以叮咛辨证，用法首宜识此也。

十三、太阳病，外证未解，脉见浮弱者，其证初不在里，虽日久必当以汗出而解，但无紧脉，知非寒伤于营，不可大发其汗。宜用桂枝汤解肌和卫而已。

浮弱，即阳浮阴弱之谓，宜桂枝汤，见不可行发汗之法也。至于不可下，更不待言矣。

十四、人身之汗，内出于营。太阳病，发热汗出者，此为营无邪助，其气弱，卫得邪热，其势强，营不能当其蒸逼，故使汗出，欲救卫之邪风①者，宜桂枝汤主之。

须知营弱与血虚无涉，邪风即风邪，勿凿看。

十五、病人藏②无他病，时发热，有时不热，自汗出而不愈者，此为风邪在卫，其气强盛不和也，先其热未发时，略为发汗

---

① 欲救邪风：指治疗风邪引起的太阳病。救，解除、治疗之意；邪风，即风邪。

② 藏：同"臟"，即"脏"。但"藏"偏重于指代内脏藏象之功能；"脏"则偏重于指代内脏有形之实体器官。

则愈，宜桂枝汤主之。

藏无他病四字，隐括人身宿病，即动气不可发汗亦在内。见里无病，而但表中风邪，乃有汗出不愈者，必是卫气不和也。设入于营，则里已近灾，未可晏然称无病矣。

十六、病常自汗出者，何也？凡汗出于营，营行脉中，卫行脉外，二气皆治①，何以有汗？今营气本和，但风邪在卫作热，其气强盛，蒸逼于营，而不共营气和谐，故津液之在营者，不安其宅，时越出而为汗尔。但复微发其汗，使邪散热止，营卫和，则汗出之病自愈，宜桂枝汤。此段旧本多衍文，今删正。

此明中风病所以卫受风邪、营反出汗之理，见营气本和，但卫强不与营和，复发其汗，俾风邪从肌表外出，斯卫不强而与营和，正如中酒发狂，酒醒即帖然②矣。营受寒邪，不与卫和，宜麻黄汤亦然。

十七、太阳病，初服桂枝汤，反烦不解者，乃服药时不如法，未得微汗也，先刺风池、风府，泄其风热，却再与桂枝汤则愈。

中风病，凡未传变者，舍解肌并无别法。然服桂枝汤以解肌，而反加热闷者，乃服药时不如法也，其法维何？即歠稀热粥以助药力，不使其不及，但取周身漐漐微汗，亦不使其太过之谓也。此云服汤反烦者，必微汗亦未得，肌窍未开，徒用药力引动风邪，漫无出路，势必入内而生烦也。刺风池风府，以泻风热之暴甚，后风不继，庶前风可息，更与桂枝汤，引之外出则愈。可见解肌当如法也。风池二穴，在耳后陷者中，按之引于

---

① 治：平和，正常。与"乱"相对。
② 帖然：顺从服气、安定收敛的样子。帖，顺从、安定之义。

耳中，手足少阳脉之会，刺可入同身寸之四分。风府，在项上入发际，同身寸之一寸，大筋内宛宛中，督脉阳维二经之会，刺可入同身寸之四分。

十八、风家，服桂枝汤，表已解，而神气不即了了①者，盖阳气扰攘，未能遽宁也，不宜妄行施治，但当静以俟之。至十二日再经之候，余邪尽出，正气平复，自然清爽而愈。

以上七条，曲尽用桂枝汤妙义：一条辨用桂枝之证；二条辨用桂枝之脉；三条辨卫强营弱，宜用桂枝两和营卫；四条辨卫气不和，宜在未发热前用桂枝和卫；五条辨卫气不共营气和谐，宜仍用桂枝和卫；六条辨阳邪炽盛，服桂枝转烦者，先刺风穴，再行桂枝；七条辨用桂枝表已解，宜俟勿药。何等深切著明也！经中凡勿药而俟其自愈之条甚多，今人凡有诊视，无不与药，致自愈之证，反多不愈矣。

不解肌，指第一节，**或误汗**，指第二节，**病邪入里，用五苓散两解表里二法**

十九、中风病发热，六七日不解，因之热邪内逼而心烦，不但有表证，而兼有里证；又渴欲饮水，水入则吐者，乃热邪挟积饮上逆，故外水格而不入也，名曰水逆。治当以五苓散主之，导水下行，又多服暖水，复得汗出则表里俱解而愈。

伤风证原有汗，以其有汗，延至日久，不行解肌之法，汗出虽多，徒伤津液，表终不解，而里亦大困。膀胱为津液之府，五苓通调水道则热自化，而津液得全矣。服五苓，溉热汤，表里俱解者，正缘表者阳也，里之属府者，亦阳也，所以一举两得。然亦以未经误治，邪不内陷，故易为力耳。

---

① 不了了：指病证绝大部分已经消除，但仍留有不清爽的感觉。了，完毕，结束，清楚之意。

二十、太阳病误服发汗药，遂大汗出，津液内耗，胃中干，烦躁①不得眠，欲饮水者，少少与饮之，令胃气和则愈。若一等饮水后，虽未即愈，而热邪得水，势亦衰其大半。观其脉转单浮，是邪渐还于表也。但下则小便不利，身则微热，而口则喜于饮水，证成消渴者，则邪热犹盛于里也。然里热虽盛，而表邪亦未尽解，但当导湿而兼清热，两解表里之邪，宜与以五苓散。

不解肌而误发大汗，其变逆有救亡阳、漏风二法

二一、太阳病误服发汗药，汗虽大出而病不解，其人仍发热，更觉心下悸，头眩，身瞤动，振振欲擗地②者，此汗多亡阳之候也。急当收摄真阳，不使散越，真武汤主之。

此本为误服大青龙因而致变者立法，然阳虚之人，才发其汗，便出不止，即用麻黄、火劫等法，多有见此证者。所以仲景于桂枝汤中垂戒云"不可令如水流漓"，诚见解肌中且有逼汗亡阳之事矣。下篇大青龙证中垂戒云"若脉微弱，汗出恶风者，不可服。服之则厥逆，筋惕肉瞤"，正与此段互发。"振振欲擗地"五字，形容亡阳之状如绘。盖擗者，辟也，避也。汗出过多，卫气解散，似乎全无外郭③，故振振然四顾彷徨，无可置身，思欲辟地而避处其内也。阴证似阳者，欲坐井中，避热就冷也；汗多亡阳者，欲入土中，避虚就实也。试观婴孩出汗过多，神虚畏怯，尝合面偎入母怀者，岂非振振欲擗地之一

---

① 烦躁：原作"烦燥"，据《伤寒论·辨太阳病脉证并治中》及文义改。

② 振振欲擗（pì 僻）地：身体振摇，站立不稳，欲仆倒于地。擗，跌倒。

③ 外郭：指外周或外壳。郭，通"廓"，如轮郭。《后汉书·董卓传》："又钱无轮郭文章，不便人用。"

验乎？从来皆以为惊风误治，实由未透伤寒证中之大关耳。

二二、太阳病误服发汗药，汗遂漏不止，其人表疏风袭益恶风，津耗下燥而小便难，筋脉失养，风入增劲，而四肢微急，难以屈伸者，当固表驱风，复阳敛液，以桂枝加附子汤主之。

大发其汗，致阳气不能卫外为固，而汗漏不止，风本有汗湿润未干也，阳气与阴津两虚，更加外风复入，与前条亡阳一证，微细有别。故止用桂枝加附子也。

不解肌而以火劫汗，伤阴致变四法

一法辨阴未尽亡；一法辨邪所由解；一法不得汗反躁，必圊血[1]；一法辨脉微而数者不可灸。

二三、太阳病中风者，宜解肌以取汗。若不行解肌法，以火劫发其汗，汗不可得，徒令邪风被火热之助，扰乱经脉，致血气流溢，失其常度。风火两阳之邪热，相为熏灼于内，而其身发黄。若阳邪但盛于阳位，则迫血上奔而欲衄，亦可从衄解；若阳邪深入阴分，煎熬阴津而虚之，则小便难。是其阴津与阳邪俱处[2]而至于竭绝，其身体则必不能润泽而枯燥，诚为不可治矣。若但是头上受阳气蒸遍者，尚有汗出，亦不过剂颈而还[3]，不复能出于其下，且邪热在中，腹为之满而气为之喘，口干咽烂，或不大便，久之则谵语，甚者至哕，手足躁扰，捻衣摸床[4]，此火邪炽极，真阴立尽之势也。幸而小便尚利而不难者，则身体未至枯燥，其人真阴未尽亡，犹可施治也。

---

① 圊血：即"大便下血"。圊者，厕也。

② 处：原著天头有释"处，旧作虚"字样。

③ 剂颈而还：指头部汗出，到颈部而止，颈部以下无汗。剂，通"齐"。《说文》："剂，齐也。"

④ 捻衣摸床：病人神识不清时，两手不自主地捻弄衣被或抚摸床边。

仲景以小便之利否，辨真阴之亡与未亡最细。盖水出高源，小便利则津液不枯，肺气不逆可知。肾以膀胱为府，小便利则膀胱之气化行，肾水不枯可知。注家谓小便利者，阴未甚虚，则阳犹可回，是认可治为回其阳，大失经旨，不知此证阳邪挟火，深入于里，明是失汗所致，失汗则阳必内入，何反外亡耶？治宜急驱其阳，以存阴气之一线尚恐不得，况可回阳以更劫其阴乎？且头汗乃阳邪上壅，不下通于阴，所以颈以下不能得汗。设见衄血，则邪从衄解，头间且无汗矣；设有汗，则邪从汗解，又不衄矣。后条火邪深入必圊血一证，亦谓不得汗而躁扰不宁，阳邪深入血室，必致圊血。设有汗，更不圊血矣。读古人书，全要会意，岂有得汗而加衄血、圊血之理哉！又岂有遍身无汗，而头汗为亡阳之理哉！

二四、太阳病，甫①二日，浮脉不改而反躁烦者，将欲作汗解也，宜解肌以助其欲解。医者不知，反火熨②其背，而使之大汗出，火热入胃，胃中立时水竭，躁烦，必发谵语。至十余日，忽振栗，自下利者，此火邪从大肠下奔，又为欲解也。止以不得汗，故未能即解。然其势已衰，故其汗惟从腰以下不得而已，与前之剂颈而还者不同；故欲小便不得，则反逆而呕，邪又欲从上越也；又欲失溲，邪又欲从前阴出也；而且足下恶风，病在下也。前者火势急迫，则下利，今火少衰，而大便仍硬，此时胃少和，小便当数，而反不数，则津回肠润而大便行矣，及多③，大便已，则小便必利，腰以下必汗，阴分之阳邪尽出矣。然后阴气得上，头反卓然而痛；

---

① 甫（fǔ辅）：刚刚，才。
② 熨：指将药物炒热或用砖瓦等物烧热，以布帛包裹温熨身体某一部位以祛寒镇痛的一种疗法，属火热疗法之一。
③ 多：《伤寒论》作"不多"。

阳气得下，其人足心必热。种种欲解之状，尚类病状，火邪之助虐如此。所以卒能自解者，止幸胃中津液仍多，能使谷气下流，故先从下解也。

此条言胃气有权，能驱邪外出。始本欲作汗而解，误用火攻入内，卒能自解，与阳明上篇二十三条胃强脉健得病易愈同意。

二五、太阳病兼受火邪，卒能自解者，胃中津液多也。若津液素乏之人，以火熏之，不但不得汗，且火势漫无可御，其人必躁扰不宁，而阳邪行到受邪之经不解，必深入血室而病圊血，此非血之有病，惟火迫之使然。名为火邪，治此者但当治火，而不必治血也。

圊血者，阳邪不从汗解，得以袭入阴中，动其阴血。倘阳邪不尽，其阴血必无止期，故申之曰名为火邪。

二六、微而且数之脉，阴虚多热之征也，慎不可灸，此而灸之，因火为邪，则心胸为之烦逆，以其追阴之虚而益虚，逐热之实①而益热，则血不能支，耗散脉中，盖一炷之火气虽微，内攻有力，久之焦骨伤筋，虽欲补血而复之，血难复也。

脉微且数而灸之，虚虚热热，不至伤残不止。凡病皆然，不独伤寒，宜戒也。针灸家亦识此义否？

不解肌而用烧针取汗，寒入核起，灸核止变一法

二七、中风病不行解肌之法，而用烧针劫之令其出汗，病人针处被寒，块核纷起而色赤②者，因寒气内侵，必发动其肾气，而将作奔豚之兆也。奔豚之状，有气从少腹上冲于心者，治宜先灸其核

---

① 追虚逐实：损伤已虚的正气，增助有余的病邪。亦即"虚虚实实"之意。

② 核起而赤：指针处因寒闭阳郁而见局部红肿如核。

上各一壮，以攻散寒邪，然后与桂枝加桂汤，更加桂服之。庶风邪外解，阴气内平而愈也。

奔豚者，肾邪也。自少腹上冲心，状若豕突；又北方亥位属猪，故云奔豚。北方肾邪，惟桂能伐之，所以用桂三倍，加入桂枝汤中，外解风邪，内泄阴气也。尝即此例推之，凡发表误入寒药，服后反加壮热、肌肤起赤块、畏寒腹痛、气逆而喘者，或汗时盖覆未周，被风寒复侵，红肿喘逆，其证同者，用此法良验。一妇病外感，服表药后，忽面若装朱，散发叫喘，双手上扬，余知其腹作奔豚也，用此方顷之即定。

不解肌而用吐药，虽得汗，内伤脾胃，名为小逆二法

二八、桂枝汤解肌，全不动伤脾胃，此不易之法也。有如太阳病，本当恶寒发热，今但自汗出，不恶寒发热，惟关上则得虚热之脉而细以数者，以医者不为解肌，而用药吐之，吐中亦有发散，故恶寒发热皆止，然大伤脾胃以致虚热，功不敌过也。一二日病大约在太阳，吐之者，腹中饥，口不能食；三四日病大约在阳明，吐之者，不喜糜粥，欲食冷食，其甚者，脾不能消谷，朝食暮吐，以医吐之所致。若此者，外感虽除，脾胃内伤，卒难平复，亦为小逆。

二九、太阳病，当恶寒，今反不恶寒，不欲近衣，此为医者吐之，伤其胃中真阴，而使之内烦也。

此以吐而伤胃阴，较上条两伤脾胃之阴阳者稍轻，故内烦、不欲近衣。虽显虚热之证，比关上脉细数，已成虚热之证者，亦自不同。然以吐而伤其津液，虽幸病不致逆，医者能无过乎？可见用吐法时，亦当相人之津液矣。

中风肌未解，不可下，宜用桂枝汤解外一法

三十、太阳病，外证未解者，虽显有可下之证，亦不可下也，下之则外邪乘虚内陷而为种种变逆，故必先解外邪。欲解外邪者，宜桂枝汤主之。使外邪解后，然后下之可也。

中风肌未解，误汗下无他变者，仍当用桂枝汤一法

三一、太阳病，医者先误投发汗药，见其病不解而复下之，设脉浮如故者，外证犹在而不愈也。凡脉浮为病在外，而反下之，非其治矣，故令不愈。然误下者，热邪往往内陷，脉浮不可得，今幸脉浮如故，故知邪不内陷，而犹在外，当须解其外邪则愈。然但可解肌，不可发汗，宜桂枝汤主之。

不解肌，反误下，邪不服者，于前药内更加桂枝一法

三二、太阳病，误下之，阳邪必致下陷，而其气仍上冲阳位者，是阳邪未尽陷也，可先与桂枝汤，使表邪外出。服后方用前下之之法，使里邪内出。若不上冲者，则表里两解，漫无取义，此法不可与之。

与桂枝汤方用前法，谓以桂枝汤，加于前所误用下药之内，即用桂枝大黄汤之互词也。

不解肌，反误下，心下痞，用桂枝汤加温补药，两解表里一法

三三、太阳病，外证未除，而数下之，则里虚而外热乘之，遂协热而变为利，利下不止，正虚邪实，中成滞碍。于是心下痞硬，表里不解者，治当解表兼和中，以桂枝人参汤主之。

以表未除，故用桂枝解之；以里适虚，故用理中和之。此方即理中加桂枝而易其名，治虚痞下利之圣法也。问：此证解表用桂枝汤可也，协热利而用理中，人所不敢，仲景神明，必有妙义与①？曰：太阳经表邪未解而误下，以致协热而利，心下痞硬。设腹中利止，而里邪已从里解；乃利下不止，是里邪漫无解期也。设胸中结开，则表邪已从表解；乃心下痞硬，是表邪漫无解期也。此际欲解表里之邪，全藉中气为敷布。夫既上下交征，不已，中气且有立断之势，其能解邪开结乎？故舍桂枝人参汤无他法也。若以协热之故，更清其热，殆矣！余每用此法，病者得药，腹中即响若雷奔，顷之痞硬开，下利止，捷于反掌。可见握枢而运，真无为之上理矣。按：泻心汤中，治痞硬下利，用甘草干姜人参，各有其义，从未有用术之法也。此因下利不止，恐五藏气绝于内，不得已而用术，故不曰桂枝理中汤，而更其名曰桂枝人参汤，岂非为表邪未尽，不可以用术立法耶？后来陶节庵用疏邪实表汤以代桂枝汤，竟推重白术为君主，坐令外感内伤混同论治矣。此等微细关头，不可不辨。

不解肌，反误下，邪入阳明，变用太阳两解表里一法

三四、**太阳病**，本是桂枝证，医反下之，利遂不止，而浮缓之脉变为**促急**者，表未解而里已病也，所以气逆喘急而汗越出于外，若此者，太阳之邪未传阳明之经，先入阳明之府，宜**葛根黄连黄芩汤**主之，以解表清热，不治喘利而喘利自止矣。

不解肌，反误下，宜辨阳实阳虚，加减桂枝汤一法

三五、**太阳病误下之后**，若无下利之变，但脉促胸满者，此阳邪上盛于阳位，而胸则未结也，治宜散邪为急，**桂枝去芍药汤**主之。若脉促胸满，又微恶寒者，则阳虚已著，非复上盛者比，治以回阳为急，**去芍药方中加附子汤**主之。

误下脉促，与上条同，以无下利不止之证，但见胸满，则

---

① 与：通"欤"。句末语气词，表示疑问。《论语·学而》："求之与？抑与之与？"

阳邪仍盛于阳位，几与结胸同变。然满而不痛，且诸证未具，胸未结也，故取用桂枝之芳甘，以嘔散太阳之邪。其去芍药之意，非徒畏其酸收，实以误下之后，恐其复领阳邪，下入腹中也。设微见恶寒，则阳虚已著，而非阳邪上盛之比。去芍药方中，即当加附子以回其阳。此条虽不言汗出，然实蒙上条言之，盖脉促胸满，喘而汗出，而又见微恶寒，斯为阳虚畏寒之候，故仲景于此，特发其义，与汗不出而恶寒者，固大不侔①矣。伤寒证中，多有下后魄汗②不止，而酿亡阳之变者，必于此等处，参合以求神髓，庶可进于道耳。

不解肌，反误下，阳邪作喘，有用桂枝汤加行气药一法

三六、太阳病，误下之而微喘者，表未解故也。治之当解表而兼利气，以桂枝加厚朴杏仁汤主之。若平素惯喘家，即未经误下，每作，桂枝汤亦加厚朴杏仁以利其气为佳。

凡下后利不止，而加上气喘急者，乃是上争下夺之象，危候也。但骤病之人，中气足供上下之用，邪尽而喘与利自止；若中气素馁，加以上下交征，立尽之数矣。此证不云下利，但云微喘表未解，则是表邪因误下上逆，与虚证不同，故仍用桂枝以解表，加厚朴杏仁以利下其气，亦微里之意也。此诀风邪误下作喘治法之大要。其寒邪误下作喘，当用麻黄石膏，即此可推。故中篇不复赘也。

不解肌，反误下，有凭脉定变一法

三七、太阳病，不解肌而误下之，其脉变缓为促，阳邪上盛，

① 侔（móu谋）：相等、齐等之义。
② 魄汗：指汗液。肺藏魄，外与皮毛相合，而汗液又由皮表透发，和肺气有关，故称为"魄汗"。汗孔亦称为"魄门"。

宜为结胸之候，乃反不结胸者，此阳邪不陷，将从表散，为欲解也。若脉促而**浮者**，邪气弥满于阳位，**必结胸也**。盖浮为太阳本脉，故其主病多在太阳之位，如脉浮而**紧者**，**必咽痛**；脉浮而**弦者**，**必两胁拘急**；脉浮而**细数者**，头痛未止。设脉见**沉紧者**，则阳邪已入阴分，但入之未深，**必仍欲上冲而作呕**；脉沉而**滑者**，阳邪已入阴分，当**协热**而为利；脉浮而**滑者**，阳邪正在营分，扰动其血，**必下血**。种种误下之变，惟凭脉以定之而已。

脉浮者必结胸，即指脉促而申之。浮字乃贯下四句，只因论中省用一促字、三浮字，读者遂谓紧为下焦，属在少阴，惑之甚矣！观本文下句，即指出沉紧者必欲呕一语，正见前紧字，指浮紧言也。沉紧方是阳邪入阴，上逆作呕，岂有浮紧咽痛反为少阴寒邪上冲之理？明明太阳误下之脉证，何缘插入少阴，爚乱①后人耶？至于滑脉居浮沉之间，亦与紧脉同推，故沉滑下利，浮滑下血，皆阳邪为害于阴分也。夫太阳误下之脉，主病皆在阳、在表，即有沉紧、沉滑之殊，亦不得以里阴名之。仲景辨析之精，讵②可杂以赘庞③哉？

中风病不解，热结膀胱，下血，有宜先表后里一法

三八、太阳病不解，热结膀胱，其人如狂，血自下者愈。若其不下，法宜攻之使下。然其外邪不解者，尚未可攻，当先解外邪，外邪解已，但少腹急结者，乃可攻之，宜桃仁承气汤。

热邪搏血，结于膀胱寒水之经，水得邪热，必沸腾而上侮心火，故其人如狂。血自下者，邪热不留故愈。若少腹急结，

---

① 爚（yuè 月）乱：指炫惑扰乱。《庄子·胠箧》："皆外立其德而以爚乱天下者也。"爚，指火光。

② 讵：副词。表示反问，岂，怎，难道。

③ 赘庞：累赘臃肿。庞，杂乱。

则膀胱之血，蓄而不行，先解外，乃可攻。其攻法亦自不同，必用桃仁增入承气，以达血所；仍加桂枝分解外邪，正恐余邪少有未解，其血得以留恋不下耳。

中风病不解，热瘀下焦蓄血，明辨脉证，用抵当汤二法

三九、太阳病六七日，表证仍在，脉微而沉，似病入内，为结胸之候。乃反不结胸，而其人发狂者，以邪热在下焦，少腹当硬满也。硬满有瘀热发黄之候，若小便自利者，则膀胱气行，其满非无形之热，乃蓄血之候，必下血乃愈。所以然者，以太阳随经之血，瘀热在里①故也，抵当汤主之。峻攻其血，血去而邪自不留矣。

此条之证，较前条更重。且六七日表证仍在，曷②为不先解其外耶？又曷为攻药中不兼加桂枝耶？以脉微而沉，反不结胸，知邪不在上焦，而在下焦。若少腹硬满，小便自利，则其发狂，为血蓄下焦无疑矣，故下其血自愈。然蓄血而至于发狂，则热势攻心，桃仁承气不足以动其血，桂枝不足以散其邪，非用单刀直入之将，必不能斩关取胜。盖邪结于胸，则用陷胸以涤饮；邪结少腹，则用抵当以逐血。设非此一法，少腹中所结之血，既不附气而行，更有何药可破其坚垒哉？

四十、太阳病，身黄，脉沉结，少腹硬，本下焦蓄血之证，然或小便不利，而兼现此三证者，又为发黄之候，实无血③也，不可妄投攻血之药，必如前所云小便自利，其人如狂，而现此三证者，方为血证之谛④也，宜急治其血，抵当汤主之。

---

① 太阳随经瘀热在里：指太阳表证未解，邪热随经入腑，由表及里，与血结于下焦之证。瘀热，即邪热郁积。

② 曷：何，什么。

③ 无血：无蓄血证候。

④ 谛（dì 帝）：审也，明辨事实，真实无疑。

此条乃法中之法，见血证为重证，抵当为重药，恐人辨认不清，不当用而误用，与当用而不敢用，故重申其义。小便不利，乃热瘀膀胱，无形之气病，为发黄之候也；小便自利，则膀胱之气化行，然复小腹满者，允为有形之蓄血矣。

中风病，以小便利否，定里证一法

四一、太阳病，小便利者，邪不在里，膀胱无热故也。或小便之利，但以饮水过多之故，而未必里无邪热，则水与热争，必心下悸，若饮水多而小便仍少者，必苦热邪在内，消烁津液，其里证为已急也。

小便少者，即小便短赤，里证已具之意。饮水多而小便少者，邪热足以消水，故直指为里证已急也。以饮水多三字贯下，其旨跃然。

中风病，汗吐下后，小便不利，宜俟津回自愈一法

四二、大下之后，复发汗，小便不利者，亡其津液故也。勿治之，徐俟其津回，但得小便利，必自愈。

又四二、凡病，若发汗、若吐、若下、若亡血，亡其津液，以致不解，第脉之而阴阳自和者，此津液复生之候，必自愈。皆不可妄投汤剂。

泉之竭矣，不云自中，古今通弊。人或已亡津液，复强责其小便，必令膀胱之气化不行，转增满、硬、胀、喘，故宜以不治治之。于此见汗下恰当，津液不伤，为措于不倾、藏于不竭之良图矣。

中风病，下后复汗，因虚致冒，先汗解后议下一法

四三、太阳病，下之而不愈，因复发汗，以此表里俱虚，其人因致冒，冒家①汗出自愈。所以然者，汗出表和故也。但得表和矣，而里未和，然后下之。

冒者，神识不清，似有物蒙蔽其外也，所以必须得汗。俾外邪先从外彻，然后察其二便之和否，再一分解其邪也。然表里俱虚之证，其两解之法，宜轻而且活，所以说汗出自愈，未尝指定服何药也。又说得里未和，然后下之，但示其意，并不出方，后人孰察其虚者责之之义乎？若论用药，表无过桂枝、里无过大柴胡五苓矣。

中风病，表里已虚，余邪未解，辨脉用治，迥异初病一法

四四、太阳病，久而不解，不过入阴入阳之两途。幸而脉阴阳俱停，无有偏胜，可以解矣。然病久而虚，故必先振栗，汗出而解。若不能解，脉必有偏胜，可以识阴阳之偏虚，而知病之所在也。为视其脉，但阳脉微②者，病必在阳位，先使之汗出而解；但阴脉微③者，病必在阴位，当下之而解。汗之无过桂枝，若欲下之，宜调胃承气汤主之。

病久不解，辨脉用法，要与初病不同。盖初病皆"邪气胜则实"之脉，久病皆"正气夺则虚"之脉，所以最虚之处，便是容邪之处。故阳脉微者，邪乘其阳，汗之而解；阴脉微者，邪乘其阴，下之而解。必须透此一关，始得用药与邪相当，邪去则正自复，不补虚而自补耳。至于虚者责之之意，前条已露

---

① 冒家：指头目昏蒙的病人。

② 阳脉微：寸部脉微浮。阳脉，指寸部诊脉部位。

③ 阴脉微：尺部脉微沉。《脉经·病可下证》注云："阴微，一作尺实。"可从。

一班①，此云若欲下之，宜调胃承气汤，意更轻活，其无取于大汗大下明矣。

中风病，呕利痞满，表解可攻，与攻胃实迥异一法

四五、太阳中风，下利呕逆，表解者，乃可攻之。但看其人絷絷汗出，发作有时，便是表解之征，虽有头痛，心下痞硬满，引胁下痛，干呕短气诸证，而汗出不恶寒者，此为表已解，特邪结于里而未和也，法当攻之。但攻法与攻胃实迥异，以十枣汤主之。

此证与结胸颇同，但结胸则邪结于胸，其位高；此在心下及胁，其位卑。然必表解乃可攻之，亦与攻结胸之戒不殊也。絷絷汗出，发作有时，而非昼夜俱笃，便是表解之征。其头痛、心下痞硬满、引胁下痛、干呕、短气诸证，乃邪结本证，不得以表证名之。若必待本证尽除，而后攻之，不坐误时日乎？故复申其义，见汗出不恶寒，便是表解可攻之候。盖外邪挟饮，两相搏结，设外邪不解，汗必不可得出也。攻药取十枣，正与结胸之陷胸相仿。因伤寒门中，种种下法，多为胃实而设，胃实邪热烁干津液，肠胃俱结，不得不用苦寒以荡涤之。今证在胸胁，则胃中津液未经热耗，而荡涤肠胃之药，无所取矣。故取逐水于胸胁之间，以为下法也。

中风病，本痰标热，误下，有结胸及协热利之变一法

四六、太阳病，二三日，风热炽盛，扰乱不宁，不能卧，但欲起者，知其阳邪遍处阳位，心下必有欲结之象，若脉微弱者，此本有寒痰积于心膈之分也。此时外邪方盛，本不宜下，而反下之使

---

① 班：通"斑"。杂色，斑点。《晏子春秋·外篇》："有妇人出于室者，发班白，衣缁布之衣。"

利，若利遂止，则邪势乘虚者无从出，向之欲结者，**必作结胸**；其未止者，利至四日，不妨复下之①，以此时未止之利，已作协热利，故当因势利导，使有止期也。

心下必结，但显欲结之象，尚未结也。寒痰在膈，适与外邪相召，外邪方炽而下之，邪既乘虚矣，而利遂止，则无从出，欲结者愈益上结；利未止而复下之，俾阳邪不复上结，亦将错就错，因势利导之法。然热邪从里解，非若表解之易；协热下利，热不尽，其利漫无止期，亦危道也。合上条外邪搏饮之证，反复提诲，深切著明，从来疑是阙文，可为太息。

中风病，误下，热邪内陷而成结胸六法

一法论结胸及痞之源；一法论脉证所以结胸之故；一法论结胸兼涉阳明；一法论结胸似涉柔痉；一法论脉浮大者下之死；一法论证加烦躁不下亦死。

四七、中风病发于阳，未从外解而反下之，热势乘虚陷入，因作结胸；伤寒病发于阴，未从外解而反下之，热势乘虚陷入，因作痞。所以成结胸与痞者，皆以下之太早故也。

四八、太阳病，其初脉浮而动数，浮则为风，数则为热，动则为痛，数则为虚，虚故邪持日久，头痛发热不衰，又微盗汗出，而其外反恶寒者，表未解不可下也。医不知其邪持太阳，未传他经，而反下之，致使气衰于内，向者**动数**欲传经之脉，今变而为迟而力绵势缓，但有难开之象，不能传经，致令膈内之气，与外邪格斗，相拒而痛。胃中因下后水谷空虚，不能冲开外邪，而当**客气**②

---

① 四日复下之：《医宗金鉴》注云："四日复下之'之'字，当是'利'字。上文利未止，岂有复下之理乎？"可从。

② 客气：即"邪气"。因邪从外来，故称"客气"。

之动膈，于是正气往来于邪逼之界，踽踽①短气而不足以布息，更加躁烦神明不安，心中但觉剥肤近灾，时生懊恼②，盖因阳邪之气③乘虚内陷，心下因之而硬，则是热结于上，而为结胸之证也，大陷胸汤主之。若不结胸，但头汗出，余无汗，剂颈而还，小便不利，则是热结于下，而无所泄，身必发黄也。

动数变迟三十六字，形容结胸之状殆尽，非化工之笔，安能点缀病情若此哉！

四九、太阳病，重发汗而复下之，不大便五六日，舌上燥而渴，日晡所④小有潮热，从心下⑤至少腹，硬满而痛不可近⑥者，大陷胸汤主之。

不大便、燥渴、日晡潮热、少腹硬满，证与阳明颇同，但小有潮热，则不似阳明大热；从心下⑦至少腹，手不可近，则阳明又不似此大痛，因是辨其为太阳结胸兼阳明内实也。缘误汗复误下，重伤津液，不大便而燥渴潮热，虽太阳阳明，亦属下证。但太阳痰饮内结，必用大陷胸，由胸胁以及胃肠，荡涤始无余。若但下肠胃结热，反遗胸上痰饮，则非法矣。

五十、结胸甚者，上至项亦强而强，如柔痉状，但身手不张⑧，

---

① 踽踽（jújí 局急）：即"局踽"，拘束不敢放纵。

② 懊恼（àonáo 奥恼）：即"懊恼"，指烦乱郁闷，心绪不宁。懊，烦恼郁闷；恼，繁体作"憹"，同"恼"，心乱不安，《集韵》："乃老切，音脑，与㛠同。"其注曰："㛠，或作恼、恼。"

③ 阳气：此处指属阳之表邪。

④ 日晡所：指申时，约下午3至5时。又指黄昏时分，杜甫《徐步》诗"荒庭日欲晡"。

⑤ 心下：原本作"心上"，据《伤寒论·辨太阳病脉证并治下》改。

⑥ 痛不可近：指疼痛拒按，不可触近。

⑦ 心下：原本作"心上"，据《伤寒论·辨太阳病脉证并治下》改。

⑧ 身手不张：指身体四肢不僵直紧张。

下之则和，宜以大陷胸丸煮服之。

结胸而至颈项亦强，证愈笃矣，盖胸间邪结紧实，项势尝昂，有似柔痉之状。然痉病手足俱张，此但项强，原非痉也。借此以验胸邪十分紧逼耳。胸邪紧逼，以大陷胸汤下之，恐过而不留，即以大陷胸丸下之，又恐滞而不行，故煮而连滓服之，然后与邪相当，而可施战胜攻取之略。观方中用大黄、芒硝、甘遂，可谓峻矣，乃更加葶苈、杏仁以射肺邪，而上行其急；煮时又倍加白蜜，以留恋而润导之，而下行其缓。必识此意，始得用法之妙。

五一、结胸证，本当下以开之，若其脉浮大者，表邪未尽陷也，不可下。下之则结而又结，必死。

五二、结胸证已具，更加烦躁者，此津液内竭，胃气垂绝之征，即不误下，亦死。

邪结于胸，藉药力以开之，而所以载药力上行者，胃气也。胃气充溢于津液之内，汗之津液一伤，下之津液再伤，至热邪搏饮结于当膺，而津液又急奔以应上征，有不尽不已之势，故烦躁者，胃绝而死，譬如坚敌在前，营中士卒，化为乌有，能无败乎！此陷胸诸法，见几于早，兢兢以涤饮为先务，则津液自安，如寇退而百姓复为良民也。噫，微矣！

不解肌，误汗下，成痞，复误烧针，合色脉以定死生一法

五三、太阳病，医误发其汗，而终不解，发热恶寒如故，因复下之，以致心下成痞。夫痞者，阴气闭塞也。病发于阳，而亦为痞，其故何哉？盖汗下两误之后，病者津液大伤，表里俱虚，一身阴阳清淑之气并竭矣。人身阴阳停配，所以流通无滞，而心胸之间，正清阳所治之位，既无阳以治之，则惟浊阴独盛，充塞其间，而为痞也。医见阴之为病，复加烧针以劫逼之，因而热气内攻，至于心烦，证诚危矣。若面色青黄、肤瞤者，是正衰邪盛也，难治。今色微黄，手足温者，则阴阳正气渐复，为易愈也。

凡表里差误，证变危笃，有阴已亡而阳邪尚不尽者，有阳邪尽而阳气亦随亡者，有外邪将尽未尽，而阴阳未致全亏者，此可愈、不可愈所由分也。大率心下痞与胸间结，虽有上下之分，究竟皆是阳气所治之位，观"无阳则阴独"一语，正是所以成痞之故。虽曰阴阳气并竭，由心下无阳，故阴独痞塞也。无阳阴独，早已括伤寒误下成痞大义，安得草草读过？无阳亦与亡阳有别，无阳不过阳气不治，复加烧针以逼劫其阴阳，乃成危候。其用药逼劫，即可同推。中风误下而结胸，伤寒误下而成痞者，证之常也。然中风误下，间有成痞；伤寒误下，间有结胸。故次此条于结胸证后，中篇亦次结胸于痞证后，以求合作者之圆神也。

太阳上篇论列方正用方十四　借用方二

桂枝汤

五苓散

真武汤借用太阳下篇方

桂枝加附子汤

桂枝加桂汤

桂枝人参汤

葛根黄连黄芩汤

桂枝去芍药汤

桂枝去芍药加附子汤

桂枝加厚朴杏仁汤

桃仁承气汤

抵当汤

卷一中

南阳　张　机　仲景　著
西昌　喻　昌　嘉言　注
武原　吴仪洛　遵程　订
贵湖　周学江　襟三　参
海昌　周广业　勤补　参

太阳经中篇

凡寒伤营之证，列于此篇，法五十九条①。

上篇风伤卫之证，用桂枝汤解肌者，乃不欲发汗以扰动其营也。不扰其营，但治其卫，常有不及之弊。不及则邪不尽去，势必传入于里，故两解表里之法居多。此篇寒伤营之证，用麻黄汤发汗者，乃亟驱其邪，尽从表出，不使停留之法，常有太过之弊。太过则未免因邪伤正，而虚候易生，设有余邪不尽者，多未敢再汗，但可和其营卫，或俟其津回，自然得汗，故两解表里之法差少。其误下之证，亦不比上篇之阳邪多变，但发汗之后，津液已虚，更加误下，则津液重虚，所以或邪少虚多而伤其阳，或邪盛热炽而伤其阴，源同流异，各造其偏，以故治法亦错出不一。必先会其大意，然后一展卷而了然于心目也。

辨寒伤营有定脉定证，总称伤寒一法

一、太阳病，或已发热，或初时未发热，必恶寒，体重②呕

---

① 五十九条：原作"五十八条"，据正文内容改。
② 体重：《伤寒论》作"体痛"，《尚论篇》作"体重"，义理存疑。

逆，脉阴阳俱紧①者，名曰伤寒。

或未发热，寒邪初入，尚未郁而为热，顷之即热矣。多有服表药后反增发热者，病必易解。盖热郁未久，药即领邪外出，无里证故也。仲景恐人见恶寒体重呕逆，又未发热，认为直中阴经之证，故蚤②于辨证之先，揭此一语，虑何周耶！寒为阴邪，营为阴血，寒伤营，从其类也。后凡称伤寒者，皆该发热恶寒、体重呕逆、脉阴阳俱紧而言。

辨伤寒证用麻黄汤大纲一法

二、太阳病，头痛发热，身疼腰痛，骨节疼痛，恶风，无汗而喘者，此寒伤营之证，宜发其汗而愈，麻黄汤主之。

上条已言伤寒之脉证矣，此复以头痛发热、身疼腰痛、骨节疼痛、恶风、无汗而喘，互发其义。盖头身腰节疼痛，即体重之应；无汗而喘，亦即呕逆、脉阴阳俱紧之应也。汗乃血之液，血为营，营有邪助则强，营强则腠理闭密，虽热汗不出也。

辨伤寒传经不传经一法

三、伤寒一日，太阳受之，脉若静者，为邪气不盛，不传他经；若颇欲吐，若烦躁，脉数急者，此为外邪内搏，寒邪变热，必传经也。伤寒二三日，阳明少阳证不见者，虽误治亦止留连本经，为不传也。

辨伤寒欲传不传，心悸而烦，宜用建中一法

四、伤寒二三日，欲传未传之际，若阳虚而心中悸，阴虚而心

---

① 脉阴阳俱紧：指三部脉都见紧象。阴阳指部位，即寸关尺三部；紧与缓相对，乃脉来紧束、紧张之象。

② 蚤：通"早"。《史记·扁鹊仓公列传》："使圣人预知微，能使良医得蚤从事，则疾可已。"

内烦者，必先为建立其中气，则邪不易入。即入亦易以御，小建中汤主之。惟呕家不可用建中，以甜故也。

辨寒伤营证，当汗不汗，反行针灸致变二法

五、太阳伤寒者，不服麻黄汤发汗，反加温针，引热邪以内逼神明，其人必惊也。

温针以火攻寒，营血得之，反增其热，营气通于心，引邪内逼，扰乱神明，其惊必矣。

六、伤寒脉浮，病在表，本宜以麻黄汤发汗而解，乃用火灸之，邪逼于火，既无从出，反因火而盛，其势上炎，必不下通，故从腰以下必重而痹①，名火逆②也。

辨脉浮及浮数，宜用麻黄汤发汗一法

七、伤寒之脉阴阳俱紧，设或但浮而不紧者，似可不汗，然浮则病在表，正可发汗，以托出其邪，宜麻黄汤。即其脉不紧，但浮而数者，是邪热有传经之势，亦可发汗，乘势以驱出其邪，宜麻黄汤。盖麻黄汤治伤寒表证，如桂枝汤治中风表证，乃一定之法，不可废也。

服麻黄汤，得汗后，察脉辨证，有次第不同三法

一法汗解后复感复烦，脉浮数者，宜更药解散；一法脉浮数而烦加渴者，宜两解表里；一法具两解证，不渴者，用药宜里少表多。

八、伤寒服麻黄汤发汗，解半日许复烦，脉浮数者，明系表疏风袭，可更变发汗之法以散之，宜桂枝汤。盖此时邪止犯卫，且营虚不能复任麻黄汤也。

---

① 痹：此作麻痹解。
② 火逆：指误用烧针、艾灸、熏、熨等火法治疗而产生的变证。

九、发汗已，脉浮数而烦且渴者，则热邪内入，里证具矣。宜两解表里，五苓散主之。

用五苓清内而解外，比上更用桂枝之法，又大不同者，以无复感故也。然两解表里之邪热，则五苓散中，术用苍，桂用枝，从可知矣。五苓散两解表里之法，风伤卫、寒伤营俱用之。

十、伤寒汗出后，不烦而渴者，仍宜两解表里，五苓散主之。若汗出而并不渴者，里证本轻，但以茯苓甘草汤主之。盖用桂枝汤中之三，五苓散中之一，示三表一里之意也。

伤寒以无汗故烦，汗出则不烦可知矣。但渴与不渴，治法不同，似此消息病情，而分解微邪①，如璋判圭合②，允为宝符。

辨脉浮紧、浮数，尺脉反迟、反微，不可发汗二法

一法脉浮紧，身疼痛，宜以汗解，但尺迟则不可汗；一法脉浮数，即误下仍当发汗，但尺微则不可汗。

十一、脉浮紧者，法当身疼痛，宜以麻黄汤发汗解之。假令尺中迟者，则宜先服建中汤，使尺中不迟，然后发汗，切不可骤然发汗。何以知之？以凡尺迟者，必营气不足，血素少根本未固故也。

十二、脉浮数者，法当表里两解，令汗出而愈。虽误下，不可废此法也。若误下之后，身重心悸见虚证者，则又不可发汗，但宜静调，当自汗出乃解。所以然者，以其尺中脉微，此里阴甚

① 分解微邪：区分明了细微之处。解，明了；邪，语气词"耶"。
② 璋判圭合：即"半璋合圭"，指纹理对应，相符相合。此处意指辨证精对，表里合参。圭、璋，古代两种贵重的玉制礼器，"剡上为圭，半圭为璋"。判，半也，分开为半。

伤寒分经

三
〇

虚，正与心悸相应，须俟表里俱实①，至津液自和之后，便自汗出而愈。不可亟亟发汗，以竭其津液也。

此亦先建中而后发汗之变法。要知既云尺微不可发汗，又云尺微不可下，无非相人津液之奥旨。所以误下之脉，虽浮数不改，亟宜发汗者，亦必审谛其尺脉，不当率意径情②也。

凡用发汗药，宜审病人有无宿疾，不可径汗六法

十三、咽喉干燥者，平日津液素亏可知，不可发汗，以重夺其津液也。

叔和重集不可发汗篇，有咽中闭塞者不可发汗，发汗则吐血、气欲绝、手足厥冷、欲得蜷卧、不能自温一条，与此似同而实大异。此戒发汗以夺阳明之津液，彼戒发汗以夺少阴之血也。又咽中闭塞不可下一条，亦指少阴立说。成氏俱以咽门为胃之系混释之，谬矣。

十四、淋家热闭膀胱，不可发汗。发汗则膀胱愈扰，必主小便出血。

十五、疮家肌表素虚，营血暗耗，虽寒伤营而身疼痛，不可发汗。汗出则血愈虚，外风袭之，必至颈项强、身手张而为痉病也。

十六、衄家清阳之气素伤，不可发汗。汗出则上焦枯竭，必额上陷且筋脉紧急③，目直视而不能眴④合，不得眠。

伤寒发烦，目瞑者必衄，宜用麻黄汤发汗。此言素惯衄血

---

① 表里实：指人体表里正气充实。表里，指表气与里气；实，指正气恢复。
② 径情：任性，任意。语本《鹖冠子·著希》："夫义，节欲而治；礼，反情而辨者也，故君子弗径情而行也。"
③ 额上陷脉紧急：指额部两旁凹陷处（太阳穴）的动脉拘急。
④ 眴（shùn 顺）：目动也，即目睛转动。

之人，戒发汗以虚其虚，宜两谛之也。

十七、亡血家阴气耗而阳孤无偶，不可发汗。发汗则孤阳从汗尽越，必至寒栗而振，阴阳两竭而莫救也。

亡血阴虚之人，而发其汗，本当生热，乃反寒栗而振，则孤阳从汗尽越之故也。

十八、心主血，汗乃心之液。平素多汗家，重发其汗，必使心脏血伤，神魂不安，恍惚心乱[1]，心与小肠相表里，心脏血伤，则小肠之脐血亦伤，故小便已阴必疼，当与禹余粮丸，以生心血、滋水道也。

服麻黄汤，汗后病不解，有恶寒、恶热不同治一法

十九、发汗，病不解，反恶寒者，营卫气虚故也，法当收阴固阳，以和其营卫，芍药甘草附子汤主之。其汗后不恶寒但恶热者，津干而胃实也，法当泄实调中，以和胃气，与调胃承气汤。

"与"字大有酌量，不当径行攻下，以重虚津液，从可识矣。

服麻黄汤，汗后身痛、脉迟者，宜行补散一法

二十、发汗后，身反疼痛，六部脉皆沉迟者，此阳气暴虚，寒邪不能外出也，当用桂枝加芍药生姜各一两，以去外邪，更用人参三两，以辅正气，名为新加汤主之。

门人问：相传仲景全方，止得一百十二道，因有新加汤，故为一百十三方，其说然与？答曰：此后人之呓语也。仲景意中，明明桂枝汤不欲与人参同用，以桂枝能解肌表之邪，人参反固肌表之邪故也。然在误汗误下后，表里参错，正气虚微，余邪不解，则有不得不并用之证。如上篇太阳病，外证未除而数下之，遂协热而利下痞硬，表里

① 恍惚心乱：神识昏惑模糊，心中慌乱不安。

不解，用桂枝理中汤，乃革去理中之名，但曰人参桂枝汤者，即此意也。人参汤尚主半表，故曰新加；理中则全不主表，故革其名。凡此皆仲景精微之蕴也。然桂枝人参汤中，去芍药者，以误下而邪入于阴，芍药主阴，不能散阳邪也；桂枝新加汤中，倍芍药者，以误汗而阳虚邪凑，恐阳孤无偶，用芍药以和之，俾不至散乱也。故用法必识立法之意，斯用之各当矣。

服麻黄汤后，不可误用桂枝汤，及饮水灌水过多一法

二一、麻黄主伤寒，桂枝主中风，各有至当之理。易而用之，则无功有害。故既用麻黄汤发汗后，虽病未即解，不可认作伤风有汗，而更行桂枝汤。盖桂枝解肌实而固卫气，误用则汗出后，寒不得泄，必气逆而作喘，治喘者，或用大青龙汤，以有大热，恐兼里证也。若喘而无大热者，不过表邪实盛，非兼里证，不须重剂，可与麻黄杏仁甘草石膏汤主之。然伤寒作喘，不但桂枝能为病端。盖喘，寒病也，气寒者莫如水；饮水多者，内有大热，则能消之。若发汗后，内无大热可消，而饮水过多者，水之寒气，必逆而作喘；即以水灌之于外，冷气侵肤，与内邪相搏，亦能作喘。治之之法，要不出麻杏甘石而已。

服桂枝气逆变喘，意合下条观之，止是说汗下后不可更行桂枝汤，即使汗出而喘，无大热者，但宜麻杏甘石而已。不得认作伤风有汗，而用桂枝也。汗出跟发汗二字来，至其致喘之故，则不越饮水、灌水二者，故下文复言之，盖喘兼汗出，迹似中风，但既的系伤寒，则仍从麻黄加减，而不从桂枝也。

本麻黄汤证，误下，表邪未尽，气逆变喘一法

二二、以麻杏甘石治伤寒之变喘善矣，然不特此也，凡伤寒误下之后，亦有汗出而喘者，亦不可认作伤风有汗，而更行桂枝汤。彼喘兼里证，必有大热。若汗出而喘，无大热者，虽误下而里证未

具，邪仍属表也，可仍依前法施治，**与麻黄杏仁甘草石膏汤**，总统于麻黄之治也。

　　中风与伤寒，一从桂枝，一从麻黄，分途异治。由中风之误下而喘者，用厚朴杏仁加入桂枝汤中观之，则伤寒之误下而喘者，用石膏加入麻黄汤中，乃天造地设、两不移易之定法。仲景所以谆谆告诫者，恐人以伤寒已得汗之证，认为伤风有汗，而误用桂枝，故拈出误汗、误下两条，示以同归麻黄一治之要，益见营卫分途，而成法不可混施矣。问：发汗后不可更行桂枝汤，汗出而喘，无大热者，可与麻黄杏仁甘草石膏汤。发汗后桂枝既不可行，麻黄可行耶？无大热，石膏可行耶？义不可知也。答曰：治伤寒先分营卫受邪，桂枝汤与麻黄汤，一彼一此，划然中分。果真为麻黄证，断无混用桂枝之理，故发汗以后，得汗而热少除，但喘尚未除者，更与麻杏甘石汤治之则愈，此中颇有奥义。盖太阳之邪，虽从汗解，其热邪袭入肺中者，无由得解，所以热虽少止，喘仍不止，故用麻黄发肺邪，杏仁下肺气，甘草缓肺急，石膏清肺热，即以治足太阳膀胱经药，通治手太阴肺经，亦为天造地设之良法也。倘更误行桂枝，宁不壅塞肺气而吐痈脓乎！必识此意，然后不可行桂枝之戒，愈觉深切著明耳。

　　赵太史媳患伤寒，渐至危笃，先日进白虎汤，其势稍缓，次日进人参白虎汤，其势转重。诊其脉数无力，咳声窘迫，壮热不退，肌肤枯涩，沉困不食，疏方用麻杏甘石汤。病家疑麻黄僭汗①，因问钱宗伯，郎服西河柳、犀角而疾瘳，今可用乎？答曰：论太阳阳明两经合病，其证颇似，但彼病秋热，此病冬寒，安得比而同治？况病中委曲多端，河柳犀角，原非正法，唯麻杏甘石汤，允为此病天造地设，有一无二之良法。病家不以为然，乃至服河柳而表终不解，服犀角而里

---

　　① 僭（jiàn 建）汗：指过分发汗。僭，过分。

终不解，且引热邪直攻心藏，其颠悖无伦，较胃实谵语，更增十倍。医者始辞心偏，不可救药。吁嗟！人心位正中央，皇建有极①，而何以忽偏耶？伤寒膀胱蓄血有如狂一证，其最剧者，间一发狂，旋复自定；即心脏最虚、元神飞越者，间有惊狂、卧起不安一证，未闻有心偏之说也。而病者何以得此乎？未几阳反独留，形如烟熏，发直头摇，竟成心绝之候。此段疑案，直若千古不决，孰知有麻杏甘石为持危扶颠之大药也哉！门人请曰：麻杏甘石汤，不过一发表药耳，何以见其能起危困耶？答曰：伤寒一证，足经而兼手经者恒多，医者每遇足经六传之证，尚尔分证模糊，至遇兼手经十二传之证，鲜不五色无主矣。足经譬西北也，手经譬东南也，道里之远近不同，势自不能以飞渡。然乘衅召邪，险阻割据，岂曰无之。今为足太阳膀胱、足阳明胃两经合病，既已难任，更加两经之邪，袭入手太阴肺经，所以其重莫支。手太阴肺者，主统一身之气者也。气通则汗出，气闭则汗壅。从前发汗而不得汗，驯至②肌肤枯涩，岂非肺主皮毛，肺气壅闭，津液不通，漫无润泽耶？任用柴胡、葛根、河柳辛凉解肌，如以水投石，有拒无纳，识此故耳。病者为昆邑开府王澄川之女，澄川素患鼻齄③，诸女禀之，咸苦肺气不清，鼻间窒塞，所以邪易凑入，才病外感，便当早为足经传手之虑，通其肺气之壅，俾得汗出邪散，始称哲医。况为足太阳膀胱、足阳明胃两经合病，则足太阳之邪由背而贯胸，足阳明之邪由胸而彻背，肺为华盖覆于胸背之上，如钱孝廉素无肺患者，病时尚且咳嗽紧逼，岂居恒肺气不清之体，可堪两经之邪交射乎？其用白虎汤，为秋金清肃之药，肺金所喜，故其势稍缓，才加

---

① 皇建有极：意指君王建立政事要有中道，基本是不偏不倚，取中庸之意。极是指中道，法则。

② 驯至：逐渐达到，或逐渐招致之义。亦作"驯致"。驯，逐渐地，循序渐进。

③ 鼻齄（zhā 渣）：亦作"齄鼻"。即酒糟鼻。

人参，即转沉重，岂非肺热反伤之左券①乎？至于犀角，乃手少阴心经之药，夏月心火亢甚，间有可用；冬月水盛火衰，断非所宜。又况手少阴心经，与手太阴肺经，膜经相联，以手经而传手经，其事最便，所以才用犀角，随领注肺之邪，直攻心脏，正如足太阳误用葛根，即领其邪传入阳明之例耳。不然伤寒之邪，蕴崇日久，不过袭入厥阴心包络已耳，岂有直攻心藏之理哉！吾用麻黄发肺邪，杏仁下肺气，石膏清肺热，甘草缓肺急，盖深识仲景制方之妙，颛②主足经太阳者，复可施于手经大阴③，用之一举而解手足两经之危，游刃空虚，恢恢有余，宁致手复传手，而蹈凶祸乎！乃知肺藏连心，正如三辅接壤王畿④，误用犀角，领邪攻心，无异献门迎贼也。

服麻黄汤后，有阳气暴虚，叉手冒心二法

一法心下悸欲得按；一法耳聋无闻。

二三、服麻黄汤发汗过多，其人或叉手冒心者，缘心下悸，欲得手按以镇之，胃中阳气不足之故也。若是者，宜固表缓中，桂枝甘草汤主之。

发汗过多，阳气虚衰，阳本受气于胸中，阳气不足，故叉手冒心，不说到阴血上。方用桂枝甘草，固表缓中，亦未说到阴血上。方氏谓汗多则血伤，血伤则心虚，反置阳虚不理，所谓迂阔⑤而远于事情也。

---

① 左券：古代称契约为券，用竹做成，分左右两片，左片叫左券，是债权人索取偿还的凭证。此意指白虎加人参汤的误施，如契约之左券，是外邪索偿、肺热反伤的凭证。

② 颛：通"专"。专门之义。《汉书·儒林严彭祖传》："彭祖安乐各颛门教授。"

③ 大阴：即"太阴"。大，通"太"。《周易·系辞上》："是故《易》有大极，是生两仪。"

④ 王畿（jī 几）：指京都王城。

⑤ 迂（yū 淤）阔：迂远而空泛。迂，曲折，绕远。

二四、未持脉①时，病人叉手自冒心，师因教试令咳，而不咳者，此非不肯咳，必两耳聋，于师言若无闻也。所以然者，以重发汗，阳气虚故如此。

此示人推测阳虚之一端也。阳虚耳聋，宜亟固其阳，与少阳传经邪盛之耳聋迥别矣。

服麻黄汤后，有阳气暴虚，阴邪上逆，脐下悸，腹胀满二法

一法欲作奔豚，预伐其邪；一法行气补虚，以除其满。

二五、发汗后，其人脐下悸者，盖因夺心之液，心气虚而肾气发动，欲作奔豚之兆也，治宜早伐肾邪，茯苓桂枝甘草大枣汤主之。

二六、发汗后，外邪已解，腹胀满者，盖因脾胃气虚，津液与痰饮搏结也，治宜益胃和脾，降气涤饮，厚朴生姜甘草半夏人参汤主之。

服麻黄汤汗后，不由误下，津干饮结，胃困变痞一法

二七、伤寒汗出邪解之后，必得胃气安和，方能脱然无恙，以胃主津液故也。胃中不和，则伏饮结聚，无以开之，而心下痞硬矣。于是食入嗳酸，则为干噫②食臭，汤饮旁渗胁下而有水气，腹中水谷不行，则为雷鸣，清浊不分，而为下利者，皆胃之为病也，生姜泻心汤主之。

上篇论结胸及痞之源，云胃中空虚，此云胃中不和互意，以其未经误下而致空虚，故但言不和。然不和已足成痞，设误下空虚，其痞更当何如？甚哉，胃气所关之大也。

---

① 持脉：即切脉、把脉之意。
② 干噫（yī壹）：即"嗳气"。

误下成痞，用泻心汤诸方，次第不同四法

一法误下后，再误下，客热虚痞，用甘草泻心汤。一法误下后，复发汗，恶寒，先解表，后用大黄黄连泻心汤。一法阴气挟热邪作痞，用大黄黄连泻心汤；阴气乘阳虚作痞，用附子泻心汤。一法心下满而不痛者，用半夏泻心汤。

二八、伤寒中风，医不发汗解肌而反下之，其人乃下利，日数十行，完谷不化，腹中雷鸣，心下痞硬而满，干呕，心烦不得安，此皆误下胃中空虚之故。医见心下痞，谓病为热结不尽，复下之，其痞益甚，不知此非结热，但以胃中虚，客气上逆，故使硬也，甘草泻心汤主之。

客邪乘虚，结于心下，本当用参，以屡误而痞满已极，人参仁柔，无刚决之力，故不用；生姜辛温，最宜用者，然以气薄主散，恐其领津液上升，客邪从之犯上，故倍用干姜代之以开痞；而用甘草为君，坐镇中州，心下与腹中，渐致泰宁耳。人但知以生姜代干姜之僭，孰知以干姜代生姜之散哉！但知甘草能增满，孰知甘草能去满哉！

二九、伤寒大下后，复发汗，治法颠倒，徒使已陷之寒邪固结于内，而心下作痞，其外仍恶寒者，表邪未因发汗而解也。不可攻痞，当先解表，表解乃可攻痞。解表止宜桂枝汤，攻痞宜大黄黄连泻心汤。

三十、脉浮而紧，寒邪在表，不可下也。而复下之，使脉之浮紧者，不从外解，而反入里而不见，则寒邪内陷而作痞，虽痞而按之自濡，不至满硬，则证不挟饮，但阴气上逆，而为心下痞尔。治者当审察脉证，若按之濡，其脉独于关上仍独见浮者，但泻以苦寒之品，大黄黄连泻心汤主之。若心下痞而复恶寒汗出者，此阳虚也，附子泻心汤主之。

否者，乾往居外，坤往居内，所以宜切阴盛阳微之虑。今恶寒汗出，其事著矣，故三黄汤内另煎附子汁和服，以合各行其事，而共成倾痞之功。即一泻心方中，其法度森森若此。

三一、伤寒五六日，呕而发热者，病果专属少阳，柴胡汤证已具，而误以他药下之，其柴胡证仍在者，当照证治之，复与柴胡汤。盖此虽已误下之，幸而不为变逆，令服柴胡汤后，必蒸蒸而振①，却②发热汗出而解也。若系太阳证误下之后，心下满而硬痛者，此为结胸也，大陷胸汤主之。但满而不痛者，此为痞，虽证属柴胡汤，其实太阳未罢误下所致，此汤不中与之，宜半夏泻心汤。前半段当节入少阳篇中，因有半夏泻心汤之法，不便分析，故录全文。

上篇论结胸，有阳明之兼证；此复论结胸及痞，有少阳之兼证。见五六日呕而发热，为少阳本证。然太阳未罢，亦间有之，所以阳明致戒云：呕多，虽有阳明证，不可攻，以呕属太阳也。且发热而非往来寒热，尤难辨识。果系少阳证，则太阳证将罢，不似阳明之不可攻。若系太阳未罢，误下即成痞结，其为逆更大矣。半夏泻心汤，即生姜泻心去生姜而君半夏也。去生姜者，恶其辛散，引津液上奔也；君半夏者，泻心诸方，原用以涤饮，此因证起于呕，故推之为君主耳。

服泻心汤，痞不解，烦渴，小便不利，用五苓散两解表里一法

三二、本以下之，故心下痞，与泻心汤，开结荡热宜也。而痞不解，其人更加渴而口燥烦，小便不利者，再当导饮以滋燥，

---

① 蒸蒸而振：高热寒战。蒸蒸，兴盛貌，此指高热；振，寒战。
② 却：然后。

荡热以除烦，五苓散主之。

服泻心汤后，复误下，利不止，宜治下焦一法

三三、**伤寒**误服攻下之**汤药**，以荡涤肠胃，遂下利不止，心下痞硬，服泻心汤为合法矣，已而**复**以他药下之，以荡涤下焦，与心下之痞，全不相涉，于是关闸尽撤，而利不止，医乃以理中汤与之，开痞止利，而利益甚，何也？盖理中者理中焦，此所为利在于下焦滑脱，故理中无效，则当固下焦之脱，而修其关闸，以赤石脂禹余粮汤主之。倘复利不止者，则当开支河水道，舒谷奔迫，但利其小便，而下利自止矣。

痞证汗出，呕吐下利，用大柴胡汤两解表里一法

三四、**伤寒**发热，汗出不解，转入于里，心下痞硬，呕吐而下利者，此表证未衰，而里证已迫，攻与不攻，俱为未便，当用大柴胡汤主之，合表里而两为之解也。

汗吐下后，余邪挟饮作痞，用旋覆代赭石汤一法

三五、**伤寒**发汗，若吐、若下，解后，而心下痞硬，噫气不除者，此胃气亏损，伏饮为逆，当养正以镇安其逆气，微加散邪涤饮，旋覆代赭石汤主之。

病人素有痞，连脐胁，更加痛引阴筋，名为脏结一证

三六、病人胁下素有痞，连在脐旁，今病伤寒，痛引少腹入阴筋①者，此阴寒类聚，邪结下焦，名曰脏结，主死。凡脏结者，无在表之阳证，又不往来寒热，无半表半里之证，其人反静，而无里证，观其舌上胎②却有滑腻之象者，此外感寒邪，结于下焦阴

① 阴筋：指外生殖器。
② 胎：同"苔"。

分，作热于丹田，而其标在舌也。彼胁下痞，介乎胸中阳分，是热在阴，寒在阳，阴阳悖乱，相结不解，攻之是速其痛引阴筋而死，故不可攻也。

病人素有动气，在当脐上下左右，则不可汗下；素有痞气，在胁下连脐旁，则不可汗下。医工不细询，病家不明告，因而贻误者多矣。凡下见结胸及本有可攻，而气虚者，宜用理中法，以渐而开通之。若脏结，乃阳虚而阴邪内凝之证，攻之必死。

设问，借结胸以明脏结之脉证一法

三七、问曰：病有结胸，有脏结，其状何如？答曰：按之痛，寸脉浮，关脉沉，名曰结胸也。何谓脏结？曰：如结胸状，按之腹中亦自拒痛，诊之亦不甚相远，寸脉浮，关脉小细沉紧，名曰脏结。舌上白胎滑者，难治。此段旧本有"饮食如故，时时下利"之衍文。

脏结证最难辨识，复设问答，借结胸以详其脉证，而明外邪炽盛者为难治。结胸者，阳邪结于阳也；脏结者，阴邪结于阴也。然胸位高，脏位卑，其脉之寸浮关沉，两俱无异；乃脏结之关脉，更加细小紧者，以关脉居上下二焦之界，外邪由此下结，积气由此上干，实往来之要冲，所以病在上下，而脉反困于中也。此证全以外受之邪定轻重，若舌上有胎滑，则所感深重，其互结之势方炽，单表单里，及两解表里之法，俱不可用，故难治。惟温中散邪，俾阴气渐下而内消，客邪渐上而外散，两相开解，此则良工之为其所难也。惟温中兼温下，以托散其邪；理中兼理下，以分解其邪，或可以渐而收神功于万一。

伤寒下早，亦成结胸之证四法

一法辨大结胸用大陷胸汤；一法辨小结胸用小陷胸汤；一法辨热结在里，与结胸异治；一法辨邪热在表，心下支结，但治其表。太阳结胸证，有少阳兼证，附本篇第三十一条后。

三八、**伤寒六七日**，或误下之，有不成痞而成**结胸**者，其状胸间热邪填实，而不散漫，**脉沉紧**，而不浮缓，心下痛，按之石硬者，大陷胸汤主之。

伤寒误下多成痞，亦时有结胸之候。痞者十之七八，结胸者十之二三，故次①伤寒结胸于痞之后。上条言寸脉浮，关脉沉，此言脉沉紧更明，盖紧脉有浮沉之别，浮紧主伤寒无汗，沉紧主伤寒结胸，与中风之阳邪结胸迥殊，此所以不言浮也，精矣精矣！

三九、小结胸病，其结略卑，不在胸，正在心下，按之则痛，而不必石硬，脉浮滑而不沉紧者，此其外邪之陷原微，但痰饮挟邪内结耳，小陷胸汤主之。

四十、结胸者，外邪挟饮结于胸次，未全入于里也。若伤寒十余日，但系无形邪热结在于里，而不定在胸间，又复往来寒热者，此仍兼半表之证，当与大柴胡汤，以分解表里之邪，无取于陷胸汤也。惟但结胸胁而表里无大热者，此为水饮结在胸胁坚实之至，真大结胸也。其结颇高，而阳气不能下达，故但头微汗出者，则以大陷胸汤主之。岂可混施于热结耶！

四一、**伤寒至六七日**，犹发热微恶寒，肢节烦疼，微呕，心下不过偏旁**支结**②，而不正中，其外发热等证未去者，此其邪尚在三阳之界，陷入原少，当合用**柴胡桂枝汤主之**，以治其表，表邪去而支结自开矣。

此条又纬③上三条而明其意。

---

① 次：次序、编次之义。
② 心下支结：证名，胃脘部似有物支撑的症候。心下，即胃脘部。
③ 纬：织物的横线，与"经"相对。此有编织、系束之意。

辨下后胸满烦惊，身重困笃一法

四二、有一等伏饮素积者，伤寒至八九日，下之，因其津液素结，未尽之表邪，乘虚陷入，积饮挟之，填塞胸中，内乱神明，故不惟胸满而心亦烦惊，遂致小便不利，谵语，一身尽重，不可转侧者，诸证皆因心惊而致，治当急救心危，并导痰散邪，柴胡加龙骨牡蛎汤主之。

病久脉结代，心动悸，宜补胃生津兼散邪一法

四三、伤寒脉结代，心动悸者，真阴已亡，邪聚而不能散也，当以炙甘草汤主之。为之补胃生津润燥，以复其脉。故一名复脉汤。脉之结代者，其象何如？按之来缓，而时一止复来者，名曰结。又脉来动而中止，更来小数，中有还者反动，名曰结阴也。脉来动而中止，不能自还，因而复动，名曰代阴也。得此脉者必难治。

脉结代，心动悸，真阴已亡，邪聚不散，故立炙甘草汤以复其脉，少加桂枝以和营卫，少加清酒以助药力，内充胃气，外达肌表，不驱邪而邪自无可容矣。后段本为结代二脉下注脚，后人不解，疑为阙文，但以虚多实少混说。殊不知脉者，血气之先，仲景于津液内亡之脉，名之为结阴、代阴，又名无阳，原有至理，何得懵然不识？聊为四言俚句，以明其义：胃藏津液，水谷之海，内充脏腑，外灌形骸。津多脉盛，津少脉衰，津结病至，津竭祸来。脉见微弱，宜先建中。汗则津越，下则津空。津耗脉和，不可妄攻。小便渐减，大便自通。阳明内实，急下救焚；少缓须臾，津液无存。阳明似实，少用调承；驱热存津，此法若神。肾中真阳，阴精所栽；胃中真阳，津液所胎。

津枯精盛，冽泉①可溉；阴精衰薄，瓶罄罍哀②。何谓结阴？无阳脉阖；何谓代阴？无阳脉夺。经揭无阳，津液所括，较彼亡阳，天地悬阔。

误下，下利不止，身疼痛，宜先救里、后救表一法

四四、**伤寒，医误下之，续得下利清**寒而出不化之**谷不止，身疼痛者**，此阳微阴盛，凶危立至之兆，**急当救里**；既救之后身虽疼痛，如清谷下利之证已自调治者，则脾阳已复。其身之疼，明是表邪未尽、营卫不和所致，**急当救表**。救里宜四逆汤，救表宜桂枝汤。

下利清谷者，脾中之阳气微，而饮食不能腐化也；身疼痛者，在里之阴邪盛，而筋脉为其阻滞也。救里与攻里天渊，若攻里，必须先表后里，必无倒行逆施之法；惟在里之阴寒极盛，恐阳气暴脱，不得不急救其里，俟里证少定，仍救其表。初不敢以一时之权宜，更一定之正法也。厥阴篇下利腹胀，身体疼痛者，先温其里，乃攻其表，曰先温，曰乃攻，形容不得已之次第，足以互明此意。

辨误下引邪入内，用栀子汤取吐三法

一法下后烦满不安，用栀子厚朴汤；一法误用丸药大下，身热微烦，用栀子干姜汤；一法大下后，身热，心中结痛，用栀子豉汤。

四五、**伤寒误下后**，表证未罢，而里证已具，是以表之心烦、里之腹满，若合而有之，而**卧起不安者**，盖邪凑胸腹之间，无可奈何之象也，治宜上涌其邪，下泄其满，表里两解，以**栀子厚朴汤**

① 冽泉：指清泉。
② 瓶罄罍（léi雷）哀：指容器空、酒涸竭。瓶罄，指容器已空；罍，古代一种盛酒的器具；罍哀，指酒已涸竭。

主之。

四六、伤寒，医以丸药①大下之，身热不去，微烦者，不能荡涤其邪，徒伤其中也，当温中散邪，以栀子干姜汤主之。

四七、伤寒五六日，大下之后，身热不去，心中结痛者，表邪方盛，势未欲解而邪热已陷入也，此时汗下俱不可施，当上涌其邪，使吐而出之，以栀子豉汤主之。然此汤主病不一，凡发汗，若下之，而烦热，胸中窒塞者，亦以栀子豉汤主之。即发汗吐下后，虚烦不得眠，若剧者，必反复颠倒，心中懊憹者，亦以栀子豉汤主之。若虚而少气者，宜兼补其中，则以栀子甘草豉汤主之。若呕者，宜兼治其呕，以栀子生姜豉汤主之。凡用栀子汤，皆以病在上，因其高而越之也，若使病人旧微溏，则大腑易动，此汤不能上涌，反为下泄，不可与服之。

香豉主寒热恶毒，烦躁满闷，下后身热不去，心中结痛，则表邪昭著，与前条之微烦不同，故以栀子合香豉，解散余邪，又主表而不主里之法也。凡汗下后烦证，原有虚实之不同，胸中窒塞，即名实烦；窒比心中结痛，则较轻也，身热既除，心中不窒，止是虚热内壅，即名虚烦。虚烦不得眠，亦即卧起不安之互词。反复颠倒，心中懊憹，热邪逼处，无法可除，故用栀豉汤，以涌其余热，乃因汗吐下后，胸中阳气不足，最虚之处便是容邪之处，正宜因其高而越之尔。若虑津液内竭，正气暴虚，余邪不尽，则原有炙甘草汤一法，宁敢妄涌以犯虚虚之戒耶？旧微溏，不可与服者，缘《内经》有"先泄而后生他病者治其本"，必先调之，后乃治其他病，故特于此示戒。

---

① 丸药：指当时通用的具有泻下作用的丸药。王肯堂曰："丸药，所谓神丹、甘遂之类也。"

辨下后复发汗之脉证，及昼夜静躁二法

四八、误下之后，外邪未尽，不得已而**复发汗**，外邪虽去，必振寒，脉微细，所以然者，汗下次第，一误再误，以致内外俱虚故也。

治伤寒先汗后下，原不得已之法，良工于汗下之际，已不可无集木临谷之惧，况以误治致虚，更可再误而犯虚虚之戒乎？注以振寒属误汗，脉微细属误下，且牵入亡阳亡阴蔓语，殊失仲景叮咛之意。

四九、误下之后，**复发汗**，以致振寒脉微细，阳虚之征也。若昼日烦躁不得眠，夜而安静，则诚虚阳扰乱，将为亡阳之候矣。而又不呕不渴，无表证，脉但沉微，而身无大热者，是阳虚而不兼外邪，不可不急救其阳也，干姜附子汤主之。

昼烦躁而夜安静，虚阳扰乱，为亡阳之候①。即此而推，日中安静，夜多烦躁，则阳不病而阴病可知矣。然阴病乃伤寒后之本证，自有阳邪入阴，及阴气内亏津液未复之条，故不复互言之也。

辨吐下后复汗，身为振摇动惕，久成痿废二法

一法胸高、头眩、脉沉紧，加误汗动经，宜亟通津液；一法饮搏胸胁，经脉动惕，久成痿废。

五十、人身筋脉养于津液，津液凝则为饮，出则为汗。**伤寒若吐若下后**，津液伤矣，而病者或心下逆满，气上冲胸，此寒邪搏津为饮，上涌于膈也，所以起则头眩，脉则沉紧，明系饮中留结外邪，治之者能使邪自去，而津液自行，乃为善治。若但**发汗**以解其外，则

---

① 候：原作"侯"，据文义改。

外虽解，而津液之未结者，尽竭于外，至动伤经脉，身为振振动摇者，当散邪涤饮并施，茯苓桂枝术甘草汤主之。

下篇用小青龙汤，以证兼风寒两受，不得不重在表；此证外邪已散，止存饮中之邪，故以桂枝加入制饮药内，俾饮中之邪尽散，津液得以四布，而滋养其经脉也。

五一、伤寒吐下后，加以发汗，津愈伤而证愈重，所以虚烦不安，前此脉之沉紧者，今变而为甚微，八九日之间，内焉心下逆满，至于痞硬，并胁下亦痛，前此气之冲胸者，今且上冲咽喉，而眩冒①有加；外焉一身之经脉动惕而振摇无已时者，元气渐消，上盛下虚，久之津液虽生，只供饮结，不能复荣经脉，而两足先成痿废。

此即上条之证，而明其增重者，必致废也。汗吐下三法差误，阴阳并竭，变证蜂起，如心悸、头眩、身润动、面色青黄、四肢难以屈伸等证，本篇言之不一，皆是教人对证急治，不可因循以贻祸患。如此证心下痞硬，太阳之邪挟饮上逆也；胁下痛，少阳之邪挟饮上逆也；逆而不已，上冲咽喉，且过颈项而上冲头目，因而眩冒有加，则不但身为振摇，其颈项间且阳虚而阴凑之矣；阴气剂颈，反不得还，乃至上入高巅，则头愈重而益振摇矣。夫人身之经脉，全赖元气与津液为充养，元气以动而渐消，津液以结而不布，上盛下虚，两足必先痿废，此仲景苓桂术甘汤于心下逆满、气上冲胸之日，早已用力乎！

辨伤寒热瘀，小便反利，为蓄血，用抵当丸一法

五二、伤寒下焦有热，而少腹满，若热瘀膀胱者，应小便不

---

① 眩冒：证名。目眩头晕，甚至昏厥之证。眩，眼前发黑；冒，头脑昏蒙，甚至昏厥。

利，今反利者，则膀胱气行，知其腹满为有血也，当下之，但较中风之蓄血更为凝滞，当以全力攻之，不可稍余药力，宜用抵当丸服之。不然药虽对病，未能必胜也。

变上篇之抵当汤为丸，与结胸项强似柔痉用大陷胸丸同意。盖汤者，荡也，阳邪入阴，一荡涤之即散；丸者，缓也，阴邪入阴，恐荡涤之不尽，故缓而攻之，所以求功于必胜也。其曰不可余药，即本汤不变为丸不可得矣。

辨伤寒风湿相搏，身体烦疼脉证二法

五三、伤寒八九日，或受风湿之气两相搏结，流入关节之中，身体烦疼极重，而不能自转侧，但上无表邪，故不呕不渴，内非热炽，故脉浮虚而加之以涩者，风湿搏于躯壳无疑，治宜疾驰经络水道，以迅扫而分竭之，当与桂枝附子汤主之。若其人大便硬，小便自利者，但当理脾胜湿，不可外散其津，去桂枝加术汤主之。

湿土，地气也，地气之中人也，下先受之。其与风相搏结，止流入关节，身疼极重，而无头疼呕渴等证，故虽浸淫于周身躯壳，自难犯高巅脏腑之界耳。

五四、其或风湿相搏，比前加重，一身骨节烦疼，至于掣痛，而不得屈伸，或以手近之则痛剧难忍。而且汗出短气，小便不利，搏于内也；恶风不欲去衣，或身微肿者，搏于外也，治当外泄其风，内去其湿，以甘草附子汤主之。

此条复互上条之意，而辨其证之较重者，故于前方加术，以理脾而内去其湿，减姜枣之和中，以外泄其风，要皆藉附子之大力负之而走耳。

辨伤寒发黄，有寒湿相搏四法

五五、伤寒发汗已，邪热解矣，乃复身目为黄，所以然者，

以寒湿搏聚，留在躯壳之里不能解散，故外蒸为黄也。以其与脏腑无关，为不可下也，治之之法，但于寒湿中求之而已。

在里谓在躯壳之里，宜浅看，盖身目正属躯壳，与脏腑无关。于寒湿中求之，即下文三法也。

五六、所谓于寒湿中求之，其法有三，有如**伤寒**之邪得湿而不行，**瘀热在躯壳之里，身必发黄**，宜用外解之法，麻黄连轺赤小豆汤主之。此一法也。

观此益知里字真躯壳之里，非脏腑之里，否则岂有邪在里而反治其表之理哉！

五七、或**伤寒**七八日，身黄鲜明如栀子色，此三阳湿热盛也，必小便不利，因而**腹微满**者，宜驱湿胜热，茵陈蒿汤主之。此又一法也。

黄色鲜明，其为三阳之热邪无疑。小便不利，腹微满，乃湿家之本证，不得因此指为伤寒之里证也。方中用大黄者，取佐茵陈栀子，建驱湿除热之功，以利小便，非用下也。

五八、又或**伤寒身黄却已发热**者，便与内瘀者不同，当随热势清解其黄，俾不留于肌表，以栀子柏皮汤主之。此又一法也。

前条热瘀，故用麻黄。此条发热，反不用麻黄者，盖寒湿之证，难于得热，热则其势外出而不内入矣。所谓于寒湿中求之，不尽泥伤寒定法，此其明征也。

用三法以驱伤寒发黄，与寒湿中求之，能事毕矣。设不知此，妄行攻下，其邪乘虚陷入阳明中土，与水谷相蒸，身目之黄，有加无已，渐致沉锢，不返者多矣。此仲景所为叮咛不可下之意与？同一湿也，与风相搏，则为掣痛；与寒相结，则发黄，以俱系太阳表邪，故戒不可下。叔和不察，将寒湿编入阳明之末，未免与不可下之旨相悖。今悉归太阳，求不违先圣之

卷一中

矩矱①云。

辨太阳病，有兼带少阳，及已罢、未罢，细察脉证、用药一法

五九、太阳伤寒病，十日已去，脉浮细而嗜卧者，太阳之外邪已解也。设尚见胸满胁痛之柴胡证者，当与小柴胡汤，以提出少阳。设脉但浮而不细者，必有麻黄证，与浮脉符合，仍当与麻黄汤，开发腠理，使太阳之邪，从营分而散也。

少阴证，有嗜卧，脉则沉而不浮；阳明中风证，有嗜卧，脉则大而不细。今脉浮细，而神恬嗜卧，可知太阳之外邪解散而不传里矣。设尚见胸满胁痛之少阳证，则其嗜卧乃胆热神昏也，又当用小柴胡汤矣。若脉但浮而不细，又不胸满胁痛，必有寒伤营之证，与浮脉相合，虽在十日之外，仍当用麻黄汤矣。阳明篇云：病过十日，脉续浮者，与小柴胡汤；脉但浮，无余证者，与麻黄汤。少阳篇云：伤寒五六日，头汗出，微恶寒，手足冷，心下满，口不欲食，大便硬，脉细者，此为阳微结，必有表复有里也，可与小柴胡汤。太阴篇云：太阴病，脉浮者，可发汗，宜桂枝汤。三条虽表里阴阳不同，而谛审其脉证，乘机以提出太阳少阳，皆足以互明此条之义。

太阳中篇论列方正用方三十五　借用方六②

麻黄汤

小建中汤

桂枝汤借用太阳上篇方

五苓散

---

① 矩矱（jǔyuē 举约）：规则，法度。

② 六：原作"五"，据正文内容改。

卷一下

南阳　张　机　仲景　著

西昌　喻　昌　嘉言　注

武原　吴仪洛　遵程　订

贲湖　周学江　襟三　参

海昌　周广业　勤补　参

太阳经下篇

凡风寒两伤营卫之证，列于此篇。法二十四条。

上篇中风，乃卫病而营不病之证；中篇伤寒，乃营病而卫不病之证。然天气之风寒每相因，人身之营卫非两截，病则俱病者恒多，俱病则邪势孔炽①，其人必增烦躁，非发汗不解，故仲景取用青龙之法，乃《内经》阳之汗以天地之雨名之之义也。但青龙为神物，最难驾驭，必审其无少阴脉证，乃可用之，以少阴亦主烦躁故也。于是更立真武汤以救青龙之误投，白虎汤以匡青龙之不逮，神方毕用，所为神乎其神者矣！有志精义入神之学者，请自兹篇证入！

用大青龙汤，详辨脉证大纲二法

一、太阳中风，脉当浮缓，今则浮而且紧，是兼中寒也，故不但发热恶寒，又因寒束于外，而周身疼痛，营气不和而汗不能出，因风而烦因寒而躁者，邪势亦孔炽矣，治非大发其汗，必不能解，宜以大青龙汤主之。若脉微弱，汗出恶风而仍烦躁者，恐是少阴

---

① 孔炽：很猖獗，很嚣张。孔，很也；炽，盛也。

亡阳之证，此汤不可服。服之则阴竭阳孤，必厥逆，筋惕肉瞤①，以蹈亡阳之祸，**此为用药之逆也。**犯此者，速宜收摄其阴，以真武汤救之。

"太阳中风"四字，括上篇而言。解肌兼发汗，而取义于青龙者，龙升而云兴，云兴而雨降，郁热顿除，烦躁乃解，匪龙之为灵，何以得此？观仲景制方之意，本是桂枝麻黄二汤合用，但因芍药酸收，为兴云致雨所不宜，故易以石膏之辛甘大寒，以胜寒郁之邪热，且能助青龙之势，所以为至当、至神之法也。然而去芍药之酸收，则麻桂之辛散外攻，其力猛而无制，在寒多风少及风寒两停之证，则用当而通神。其有风无寒之证及微弱之脉，若不知辨而概用之，有厥逆惕瞤而亡阳耳。此疏庸之辈，所以望而畏之也。孰知仲景于风多寒少之证，而见微弱之脉，有用桂枝二越婢一之法：桂枝全方，不去芍药，取用其二，全是不欲发汗之意；复改麻黄一汤为越婢一者，略用麻黄石膏，示微发于不发之中耳。夫越者，过也；婢，女子之卑者也。女子固以顺为止，况于婢，则惟所指使，更无专擅矣。以大青龙之升腾变化，不可驾驭之物，约略用之，乃至性过女婢之卑柔，此仲景通天手眼也。只一方中，忽焉去芍药为大青龙，而升天兴云雨；忽焉存芍药为小青龙，而蟠泥润江海；忽焉用桂枝二越婢一，而细雨湿泥沙。精义入神之道，比仙经较著矣。后人不窥作者之藩，安望其能用之也哉！

二、伤寒者脉紧身疼，今脉浮缓，身不疼而但重，是兼中风也。须视其身重何若，如乍有轻时②，而无少阴昼夜俱重及欲寐等

---

① 筋惕肉瞤（shùn 顺）：即筋肉跳动。惕、瞤，皆指抽动。
② 乍有轻时：指证情时有减轻。

证者，则当力驱其在表之风寒，以大青龙汤主之。

"伤寒"二字，括中篇而言。二条反复互明大青龙汤，允为风寒两兼的对之药也。细玩文意，伤风脉本浮缓，反见浮紧，伤寒脉本浮紧，反见浮缓，是为伤风见寒、伤寒见风，两无疑矣。既无可疑，又当辨无少阴证相杂，则用青龙，万举万当矣。故脉见微弱，即不可用大青龙，以少阴病脉必微细也。方注泥"弱"字，牵入中风之脉"阳浮阴弱"为解，大失仲景叮咛垂戒之意。不思中风之脉以及误汗等证，上篇已悉，此处但归重分别少阴，以太阳膀胱经与少阴肾经合为表里，膀胱邪胜，肾切震邻，其在阴精素虚之人，表邪不俟传经，蚤从膀胱之府袭入肾脏者有之。况两感夹阴等证，临病尤当细察。设少阴不亏，表邪安能飞渡，而见身重、欲寐等证耶？故有少阴证者，不得已而行表散，自有温经散邪、两相绾照之法，岂可轻用青龙之猛，立铲孤阳之根乎？仲景竖此一义，用法之妙，已竭尽无余。后人颠倒无传，妄行注释，致令察脉辨证之际，懵然不识要妙，只觉仲景之堂，无阶可升，其治虚劳发热骨蒸等证，每遵东垣升阳散火，轻用升柴，乃至百不救一。可慨也夫！

青龙项中，脉见浮紧，日久致衄，用麻黄汤次第三法

三、有太阳头痛恶风之病，而脉但浮紧，无汗，发热，身疼痛，是风多寒少之证也。至于八九日不解，表证仍在，此当发其汗则解。如服药已，病虽微除，其人仍发烦热，目暝①，此药不胜病也。其剧者热邪在经，必迫血妄行而为衄，衄则热随血散乃解。所以然者，风之病于阳者，兼以寒气挟持，而其气加重②故也，当

---

① 目暝：指闭目懒睁，有畏光感。
② 阳气重：此指阳气郁遏较重。

再逐其不尽之寒，**麻黄汤**主之。

风多寒少之证，虽得衄解，仍主麻黄汤以发其未尽之沉滞，此大变乎中风之例也。问：太阳病脉浮紧、无汗发热身疼痛云云，剧者必衄，衄乃解，所以然者，阳气重故也，麻黄汤主之；衄家不可发汗，衄而已解，不用麻黄可也，何复用之耶？答曰：衄家不可发汗者，乃未病伤寒，平素惯衄；及病伤寒，不可发汗，所谓夺血者无汗，强发其汗，徒动其血，如下厥上竭之类也。伤寒之人，寒气深重，其热亦重，热迫血行，因而致衄；衄乃解者，不过少解其烦瞑，未能解深重之寒也。故必再用麻黄汤，以发其未尽之沉滞，一以尽彻其邪，一以免其再衄，此定法也。仲景复申二法，其一云：太阳病，脉浮紧，身无汗，自衄者愈，此则不用麻黄汤也。曰：身无汗，必系已用麻黄汤，而未得汗，然亦足以推发其势，而致自衄也。以其既无发烦、目瞑之证，则一衄而邪从外解矣，何苦复用麻黄汤耶？其一云：伤寒脉浮紧，不发汗，因致衄者，麻黄汤主之。此因全不发其汗，因而致衄，是一衄不能尽彻其邪，仍当用麻黄汤以发之，邪始彻也。参二条以会用法之意，了无疑惑矣。至于审邪势之微甚，以分用剂之大小，更不待言矣。

四、太阳风多寒少之病，脉浮紧，发热，身虽无汗，而不疼痛，则寒证较轻，又不发烦目瞑，则阳气不重，但能自衄者愈。不必更服麻黄汤也。

此即前条之证，证较轻，故愈较易。

五、病**伤寒**多于中风，则脉浮紧，不发其汗，热邪不散，因迫血妄行而**致衄**者，此时风已随衄而解，但当发其未散之寒，**麻黄汤**主之。

寒多风少之证，衄则风邪得解，惟用麻黄汤以发其未散之寒，但从伤寒之例也。

青龙项中，状如疟，表里虚，禁汗吐下，用各半汤一法

六、太阳病，得之八九日，忽往来寒热如疟状①，虽发热恶寒，而热多寒少，其人不呕，清便欲自可②，一日二三度发。脉微缓③者，此热邪渐衰于内，其候为欲愈也。虽为欲愈，然脉微而恶寒者，此阴阳俱虚④，不可更大发汗、更吐、更下也。乃其面色反有怫郁之热色者，以风持于寒，虽欲愈而卒未欲解也，以其不能得小汗出，身必痒，宜用桂枝麻黄各半汤，总风寒而两解之。

此亦风多寒少之证。

青龙项中，脉微弱为无阳，用桂枝二越婢一汤一法

七、太阳病，发热恶寒，热多寒少，脉微弱者，此津液衰少，为无阳⑤也，不可更大发其汗，止宜用桂枝二越婢一汤。治之使热化津生，不特风散而寒邪亦解矣。

问：既曰脉微弱者，此无阳也，不可发汗，方中桂枝麻黄石膏生姜，能不发汗耶？答曰：太阳病，风伤卫，则用桂枝汤解肌；寒伤营，则用麻黄汤发汗；风寒两伤营卫，则用大青龙汤峻发其汗，此定法也。于中复有最难用法一证，如太阳病，发热恶寒，热多寒少，谓风多寒少也。风多则麻黄汤为不可用，寒虽少而桂枝汤又不能去寒，加以脉见微弱，其人胃中复无津液，是汗之固万万不可，欲不汗，其微寒终不外散，虽有桂枝二麻黄一之法，施于此证，尚不中窾⑥，何者桂枝二麻黄一，但可治热多寒少，而不可治脉微弱故耳？于是更改

---

① 如疟状：指发热恶寒呈阵发性，发无定时，似疟非疟。

② 清便欲自可：指大小便尚属正常。清，通"圊"，厕所之古名，此处作动词用；自可，如常之意。

③ 脉微缓：指脉不浮紧，而趋于和缓。微，非指脉象微弱，乃稍微、略微之意。

④ 阴阳俱虚：即"表里皆虚"。此处阴阳，指表里而言。

⑤ 无阳：指阳气虚。

⑥ 窾（kuǎn 款）：法则，规矩。《淮南子·俶真训》："神农黄帝，剖判大宗，窃领天地，袭九窾。"高诱注曰："窾，法也。"

麻黄一为越婢一，示微发于不发之中。越婢者，形容其发散之柔缓，较女婢犹为过之，正可胜微寒之任耳。所以然者，以石膏能解阳明之热，热解则津液复生，而不名无阳，此天然妙合之法，仲景之精义也。

青龙项中，汗出不解，用桂枝二麻黄一汤一法

八、本风多寒少之证，但服桂枝汤，治风而遗其寒，病必欲解而未解，此时或大汗出，脉洪大者，则其未解，必因风邪再袭之故，但与桂枝汤如前法，可立解矣。若形如疟，日再发者，则其未解也，持为微寒所持耳，但略兼治寒，使之汗出必解，宜桂枝二麻黄一汤。

青龙项中，辨表里，用桂枝汤单解风邪一法

九、伤寒不大便六七日，虽见头痛表证，而小便不清，里有邪热者，可与承气汤下之。其不大便而小便清者，则内非有热，知不在里，仍在表也，不可下，当须发汗，以解外邪。若头痛有热者，势必热邪上壅而衄，此无身痛目瞑之证，盖六七日寒邪已尽，但宜桂枝汤解散其风邪而已。

青龙项中，风寒挟饮微结，桂枝合五苓加减一法

十、风寒两受，但服桂枝汤，治风而遗其寒，或以其不解，复误下之，寒邪乘虚入里，表证未除而水饮内逆，其外仍头项强痛，翕翕发热，而无汗，其内心下满，微痛，小便不利误治之变如此者，当于桂枝汤中去桂枝一味，加茯苓术汤以主之。先治其虚，而邪自退也。

青龙项中，火迫亡阳，用桂枝汤加减救逆一法

十一、伤寒脉浮，医以无汗用火迫劫之，火气内逼，元阳之神因飞越而亡阳，必惊狂，起卧不安者，元神散越，而邪滞仍在上

焦，当于桂枝汤中，去芍药之阴降，加蜀漆以发散上焦之邪滞，龙骨牡蛎为之舟楫，以载神而反①其宅，谓之救逆汤主之。

篇首误服大青龙汤，厥逆、筋惕肉瞤而亡阳者，乃汗多所致，故以真武汤救之。此以火迫劫而亡阳者，乃方寸元阳之神，被火迫劫而飞腾散乱，其邪滞仍留连上焦而不能出，以致惊狂、起卧不安如此，故用此汤救之。盖阳神飞越，当求之于阳，桂枝汤，阳药也，然必去芍药之阴降，始得疾趋以达于阳位。既达阳位矣，其神之惊狂者，漫难安定，所以加蜀漆以发散上焦之邪滞。而重加龙骨牡蛎有形之骨属，为之舟楫，以载神而反其宅，亦于重以镇怯、涩以固脱之外，行其妙用，如是而后天君复辟，聿追②晋重耳、越勾践返国之良图③矣。仲景制方，岂易识哉。

卷 一 下 五 九

青龙项中，火逆烦躁，用桂枝甘草龙骨牡蛎汤一法

十二、病者既火逆矣，治者从而下之，于是真阴重伤，益因烧针余毒使人烦躁不安者，外邪未尽，而真阳欲亡，桂枝甘草龙骨牡蛎汤主之。

此证误而又误，虽无惊狂等变，然烦躁仍外邪未尽之候，亦真阳欲亡之机，故但用桂枝以解外，龙骨牡蛎以安内，甘草以温补元气而散表寒也。

青龙项中，误用桂枝，治风遗寒，治表遗里，救变一法

① 反：同"返"。返回，回归。
② 聿（yù玉）追：追述先人德业。《隋书·炀帝纪上》："聿追孝飨，德莫至焉，崇建寝庙，礼之大者。"聿，句首文言助词，此作"述"解。
③ 晋重耳越勾践返国之良图：指春秋时期的晋文公重耳、越国国王勾践历经颠沛流亡，返回祖国后，卧薪尝胆，励精图治，终成强国霸业。此喻桂枝救逆汤可承载君主返宅、使元神归位，以救火迫亡阳之逆。

十三、**伤寒脉浮，自汗出，**本寒而兼风之病，乃又**小便数，心烦，微恶寒，脚挛急，**则寒邪已在于里而且重矣。阴寒内凝，无攻表之理，医反**与桂枝汤，**是但欲攻其在表之风邪，而全不温经以散寒，致令阳气愈虚，而阴邪愈无所制，**此药之误也。**于是病者**得之便厥，咽中干，烦躁吐逆，**阴邪猖狂如此者，急作甘草干姜汤与之，温经以复其阳。若阳回而**厥愈足温者，**是寒邪已散，但恐辛热之药，有伤真阴，则足挛转锢，**更作芍药甘草汤与之**和阴，而其**脚即伸。若胃气不和，**致**谵语者，**则胃中津液，亦为辛热所耗，宜少与调胃承气汤，以和胃而止其谵语。盖此证之误治，在于发汗，若不知其不可汗，而重发其汗，**复加烧针者，**则阳之虚者，必造于亡，阴之无制者，必至犯上无等，此时惟有**四逆汤主之，**以回阳制阴于万一而已。

桂枝且误，麻黄可知，大青龙更可知，阴寒内凝，总无攻表之理也。调胃承气和胃止谵，但可少与，多与则为下而非和矣。

又十三、问曰：**证象桂枝阳旦**①，宜加寒凉者，乃**按法治之而增剧，手足厥逆，咽中干，两胫拘急而谵语。师治之言夜半手足当温，两脚当伸，后如师言，何以知此？**答曰：寸口脉浮而大，浮则为风，大则为阳气虚。风则生微热，而实无大热，阳气虚则阴气盛而两胫挛。其病证实象桂枝阴旦，用寒凉作阳旦治，误也。予因即桂枝汤加附子参其间，又增桂令汗出，用附子者所以温经，以其厥逆亡阳故也。此时厥逆未已，虽有咽中干，烦躁，阳明内结，谵语烦乱诸热证，所不暇顾，于是更饮甘草干姜汤，

---

① 阳旦：此指病证名，即桂枝汤证。成无己注："阳旦，桂枝汤别名也"。《金匮要略·妇人产后病脉证治》："阳旦证续在耳，可与阳旦汤"，旁注"即桂枝汤"。

以俟夜半阳气还，两足当热。既热而胫尚微拘急，此辛热损阴也，重与芍药甘草汤，和阴尔乃胫伸。少与以调胃承气汤和胃，使之微溏，则止其谵语，予反阳旦之误，作阴旦治，故知病可愈。

仲景之圆机妙法，在阳旦、阴旦二汤。阳旦者，天日晴暖，以及春夏温热之称也；阴旦者，风雨晦冥，以及秋冬寒凉之称也。只一桂枝汤，遇时令温热，则加黄芩，名阳旦汤；遇时令寒凉，则加桂，名阴旦汤。后世失传，纷纷谓桂枝不宜于春夏者，皆由不识此义耳。即如此证，既象阳旦，又云按法治之，即是按用桂枝加黄芩之法也，所以病人得之便厥，明明误在黄芩，助其阴寒。若单服桂枝汤，何至是耶？故仲景即行阴旦之法以救其失，观"增桂令汗出"一语，岂不昭昭耶？阴旦不足，更加附子温经，即咽中干；阳明内结，谵语烦乱，浑不为意。且重饮甘草干姜汤，以俟夜半阳回足热，后果如其言，岂非早有所见乎？唯黄芩入口而便厥，未几即以桂附干姜尾其后，固知其厥必不久，所以可断云：夜半手足当温。况咽干谵语，热证相错，其非重阴沍寒①可知，故才得足温，即便以和阴为务，何其审哉！

青龙项中，汗下后烦躁，将欲亡阳，宜补虚回阳一法

十四、发汗，若下之，病仍不解，转增烦躁者，此真阳欲亡之机，风寒之邪所不暇治，急当默杜②其危，以茯苓四逆汤主之。不可因其烦躁，而更行发散也。

烦躁本大青龙证，然脉弱、汗出、恶风者，误服之则厥逆，筋惕肉𥆧，首条已谆谆致戒矣。此条复申其辨，用参苓姜附，

---

① 沍（hù互）寒：寒冷凝结。
② 默杜：暗暗防止。默，暗中，静默；杜，闭塞，阻绝。

温补兼行，以安和其欲越之阳，俾虚热自退，烦躁自止，乃为合法。若因烦躁，更加散邪，则立毙矣。夫不汗出之烦躁，与发汗后之烦躁，毫厘千里。不汗出之烦躁，不辨脉而误投大青龙，尚有亡阳之变；是则发汗后之烦躁，即不误在药，已误在汗矣。此仲景所以见微知著，仿真武之例，更加人参之补，以默杜其危也。下后烦躁，较未下之烦躁亦殊。

青龙项中，风寒兼见，寒热两壅，宜分解阴阳一法

十五、伤寒，有风中乎上而胸中有热，寒中乎下而胃中有邪气，则腹中阴盛，阳邪欲下而不得下，但痛而已；胸中阳盛，阴邪欲上而不得上，时欲呕吐如此者，阴阳不相入，失其升降之恒，必以黄连汤主之，乃可分理阴阳而两解也。

尝因此法而推及中篇脏结之证，舌上有胎者，又为寒反在上，热反在下，阴阳悖逆，既成危候，仲景但戒以不可攻，未言治法。然非先之以和解，将立视其死乎！学者请于黄连汤着眼。详见中篇脏结条。

青龙项中，辨脉证之纵横，而刺其经穴二法

十六、伤寒有腹满兼谵语之证，而诊其寸口脾胃脉失其和缓之体，变为浮而兼紧之弦脉，此肝木之气过盛乘其脾土也，木克土亦理之顺，病名曰纵，当刺肝募之期门穴，以泻木气之亢，则脾土自安而病愈。期门二穴，在不容①两旁，各去同身寸之一寸五分，肝之募也。

十七、伤寒兼中风之证，外则发热，啬啬恶寒；内则热炽，大渴欲饮水，水势泛溢，其腹必满。但见自汗出，小便利，则热

---

① 不容：足阳明胃经穴。在上腹部，当脐中上 6 寸，距前正中线 2 寸。

邪亦从此少泄，**其病为欲解**也。所以如**此**者，缘肝木之气过盛，并**乘**其所不胜之**肺也**，木乘金乃势之逆，病名曰横，亦刺期门穴，以泻木可也。

发热、啬啬恶寒者，太阳之本证也。大渴饮水者，木盛则热炽，而求水以润之也。木得水助，其势益横，反侮所不胜，而上乘乎肺。水势泛溢，其腹必满。然肺金素无他病者，必能时为运布，或自汗而水得外渗，或小便利而水得下行，其病欲解也。亦由但腹满而不谵语，故其病易解耳。木本克土，而乘乎土，其事直，故曰纵；木受制于金，而反乘金，其事不直，故曰横。直则难愈，不直则易安，理之常也。然纵横之证不同，而同刺期门者，以贼土、侮金，皆由木盛，腹满谵语，证涉危疑，故亟以泻木为主治也。

用小青龙汤，外散风寒，内涤水饮二法

十八、伤寒兼风表不解，心下有水气①，干呕，发热而咳，或渴，或利，或噎，或小便不利，小腹满②，或喘者，此水寒相搏之应也，治当散邪而兼涤饮，以小青龙汤主之。

风寒不解，心下有水气，水寒相搏，必伤其肺。多列证者，人身所积之饮，或上或下或中，或冷或热，各不相同，而肺则为总司，但有一二证见，即水逆之应也。于散风寒、涤水饮药中，加五味子之酸，以收肺气之逆；干姜之辛，以泻肺气之满。名曰小青龙，盖取其翻波逐浪以归江海，不欲其兴云升天而为

① 心下有水气：胃脘部有水饮之邪。心下，即胃脘部；水气，病理概念，即水饮之邪。

② 小腹满：《伤寒论》作"少腹满"，指小腹或下腹部胀满。

淫雨之意也。后人谓小青龙为发汗之轻剂，毋乃昧其旨乎？

十九、**伤寒，心下有水气者**，风寒挟津液上逆也。上逆故咳而微喘，上逆不下行，故虽**发热**而**不渴**。乃服汤已反作**渴者**，此津液下行，不复上逆，**寒去欲解**之候也，再当以轻剂助其欲解之势，**小青龙汤主之**。分两①减之又减可也。

寒去欲解，仍用小青龙汤，与上篇脉见单浮用桂枝汤、中篇脉见单浮用麻黄汤同意。问曰：此条既寒去欲解，不用药可矣，必用小青龙汤何也？答曰：伤寒心下有水气，咳而微喘，此水寒相搏，而伤其肺金也。伤寒，故发热，水停心下，故不渴，内水与外寒相得益彰矣。今服汤已而渴，明是表药之甘温，克胜其外袭之寒，所以知其证为欲解也。然尚未解者，外寒为内水所持，开解最难，故必仍用小青龙以逐之，令寒从外出，水从下出，斯一举而开解无余耳。不然，纵外寒渐散，其水气之射肺中者，无由得出，异日宁不为喘咳之人乎！

按：桂枝、麻黄汤无大小，而青龙汤有大小者，以桂枝、麻黄之变法多，大青龙之变法，不过于麻桂二汤内，施其化裁，或增或去，或饶②或减，其中神化，莫可端倪。又立小青龙一法，散邪之功，兼乎涤饮，取义山泽小龙养成头角，乘雷雨而翻江搅海，直奔龙门之意。用以代大青龙，而擅江河行水之力，立法诚大备也。今编次于分篇之际，特以大青龙为纲，于中麻桂诸法，悉统于青龙项下，拟为龙背、龙腰、龙腹，然后以小青龙尾之，或飞或潜，可弭可伏，用大用小，曲畅无遗矣。乃于青龙尾后，复缀白虎一方，为之对待，俾观者知神用无方，爽然有会焉尔。

---

① 分两：即"份量"，指药量。

② 饶：增添。

或问：青龙自为一队，即白虎且剔出另峙其后，然则脉证之纵横，何与青龙事耶？答曰：此等奥义，惟作者知之。伤寒多有忽然自汗、突尔亡阳之候，虽不用青龙之药，盖已犯青龙之逆者矣。况腹满则阴盛可知，谵语则阳虚可虑，仲景特挈纵横以名之者，岂无说耶？盖屈蠖①者，龙之所以伏也；纵横者，龙之所以飞也。纵横之脉证不同，刺穴同用期门。期门乃肝木所主，东方青龙之位也。刺其穴者，正所以制龙木而预弭亡阳之变耳。故一青龙方中，张大其施，则天行而为霖雨；狭小其制，则鼓浪而奔江海；驯其性能，则逾越女婢之卑柔；刺其经穴，则消弭灵幻于寂若。仲景于其奋然升天、万难把捉之时，尚以真武汤坐镇北方之水，俾地气不上，天气不下，所谓其②雨其雨，杲杲③日出。龙之既升于天者，且不得不复返于渊，况未及升腾，可驯可抚，顾④无法以制伏之耶？此余所为有会于纵横之义也。倘不其然，匪但无与青龙，亦并无与伤寒之事矣。凡人夙苦痰饮为恙，夏月地气上升，痰即内动。设小有外感，膈间痰即不行。惟膀胱之气化大行，地气不升，则天气常朗，其偶受外感，则仲景之小青龙，无以易也。盖无形之感，挟有形之痰，互为胶漆，其当胸窟宅，适在太阳经位，惟于麻桂方中，倍加半夏五味，以涤饮而收阴；加干姜细辛，以散结而分邪。合而用之，令药力适在痰邪绾结⑤之处，攻击片时，则无形之感，从肌肤出，有形之痰，从谷道出，顷刻分解无余，而膺胸空旷矣。若疑麻桂甘温，减去不用，则不成其为龙矣。将恃何物以为翻波鼓浪之具乎？

---

　　① 屈蠖（huò 获）：指身体屈曲的尺蠖幼虫。比喻委屈不得志。蠖，指尺蠖，幼虫生长在树上，颜色像树皮，行动时身体一屈一伸，故有"屈蠖求伸"之成语。
　　② 其：表示祈求语气。
　　③ 杲杲（gǎo 搞）：为日出之容，即明亮的样子。
　　④ 顾：文言连词。却，反而。
　　⑤ 绾（wǎn 晚）结：系结，聚结。

变青龙汤经制，改用白虎汤权宜五法

二十、服桂枝汤，大汗出，津液外亡，而燥热内极，大烦渴不解，**脉洪大者**，凶变将起，非青龙所治，当以**白虎加人参汤**主之。所以两解表里之热，以润燥而止渴也。

二一、**伤寒兼风之病，其脉不浮紧而浮滑，此表有风邪而壮热，里有寒邪传入而作热**，亦当两解表里之热，**白虎汤**主之。

伤寒之脉，阴阳俱紧，此云浮滑，则兼风可知。滑为里热，浮滑则表亦热，所以白虎汤证又云"热结在里，表里俱热"，可以互证。里有寒者，伤寒传入于里，更增里热，但因证起于寒，故推本而曰"里有寒"，实则表里俱为热极也。

二二、上用白虎汤者，以表里热极也。究竟白虎汤，但能解热，不能解表，故**伤寒脉浮，发热无汗，其表不解者，不可与白虎汤**。必其热渴欲饮水，已无头痛恶寒之表证者，则为之除热解渴，以**白虎加人参汤**主之，方为合宜也。

二三、白虎汤治热不治表，固已。乃有**伤寒外无大热**，热盛于内，而**口燥渴，心烦，脉浮滑，其背不过微恶寒若是者**，虽带表证，其势将退，而在里之热方炽，仍可以**白虎加人参汤**主之。不可牵泥也。

表里热极，燥渴心烦，全无恶寒、头疼、身痛诸表证者，固当行白虎矣。若脉浮滑，背微恶寒，此为表热少、里热多之证，仍可与之。盖以脉滑，明系里热，而背为至阴之地，虽表退尚有余寒，不当牵泥也。设脉但浮而不滑，证见头疼身痛，则虽表里俱热，而在表之邪浑未退，白虎汤即不可用，以白虎辛凉，不能解表故也。此条辨证最细，脉滑而带浮，浑身无大热，又不恶寒，但背间微觉恶寒，是表邪已将罢；其人口燥渴、心烦，是里热已大炽，更不可姑待，而当急为清解，恐迟则热深津竭，无救于事耳！门人问：用白虎则表热不解，用青龙则里热转增，试拟议于二者之间，不识当用何法？答曰：惟于大青龙汤中，倍增石膏，少减麻桂，或见寒多风少，则用麻杏甘石汤，亦倍增石膏，少减麻黄，斯固圆机，然亦即可为定法矣。

二四、伤寒病，若吐若下后，七八日不解，热结在里，于是表里俱热，时时恶风，大渴，舌上干燥而烦，欲饮水数升者，里热已极，不可不为之清也，白虎加人参汤主之。

此条表证比前较重，何以亦用白虎耶？本文热结在里、表里俱热二句，已自酌量，惟热结在里，所以表热不除，况加大渴饮水，安得不以清里为急耶？

白虎五证，得隶青龙后者，以风寒俱有故也。寒与风皆伤，宜从辛甘发散，而表与里又俱热，则温热为不可用，欲并风寒表里之热而俱解之，不其难乎？故立白虎一法，以辅青龙之不逮，其药乃石膏知母，辛凉之二物也。辛者西方金也，凉者秋令也，酷热之时，欲求金风荐爽，万不可得，计惟虎啸，则山谷间习习风生，风生则热解耳。所以取辛凉二物，偶而成方，以象白虎之阴也。夫青龙变化莫测，方无定体，故各用制伏之法。若白虎，则地兽之灵，得风从而其威愈震，亦不易制伏之物。况里热已极，津液垂亡，元气所存无几，而领西方之肃杀以入胃中，能无虑乎？于是以甘草之甘缓，和其猛性；而入米同煎，以助胃中水谷之气；虚者更加人参，以助胃中天真之气，乃可用之而无患。制之之法，早具于一方之内矣。道家降龙伏虎之能，仲景有焉！按：石膏一物之微，入甘温队中，则为青龙；从清凉同气，则为白虎。惟文武圣神①之哲，乃能用之恰

---

① 文武圣神：又谓"圣神文武"，称颂帝王或杰出人物之词。《尚书·大禹谟》："帝德广运，乃圣乃神，乃武乃文。"

当，此龙虎庆风云之会也。设在表之风寒未除，当用青龙而反用白虎，在里之热渴已逼，当用白虎而反用青龙，则用者之误，究与倒行逆施者同类①，宁不败乃公事乎？伤心哉！千古兴亡之际，同一医辙矣！

太阳下篇论列方正用方十五　　借用方四

大青龙汤

真武汤

麻黄汤借用太阳中篇方

桂枝麻黄各半汤

桂枝二越婢一汤

桂枝汤借用太阳上篇方

桂枝二麻黄一汤

桂枝去桂加茯苓术汤

桂枝去芍药加蜀漆龙骨牡蛎汤

桂枝甘草龙骨牡蛎汤

甘草干姜汤

芍药甘草汤

调胃承气汤借用阳明上篇方

四逆汤借用阴经方

茯苓四逆汤

黄连汤

小青龙汤

白虎加人参汤

白虎汤

---

① 类：原作"颣"，据《尚论篇·太阳经下篇》及文义改。颣，同"膢"或"蝼"，系"类"字之讹刻。

卷二上

南 阳　张　机　仲景　著
西 昌　喻　昌　嘉言　注
武 原　吴仪洛　遵程　订
贲 湖　周学江　襟三　参
海 昌　周广业　勤补　参

卷
二
上

六
九

阳明经上篇

凡外邪初入阳明地界，未离太阳净尽者，谓之太阳阳明，列于此篇。法三十九条。

阳明者胃也，阳明以胃实为正，胃实则皆下证也。然阳明之邪，其来路则由太阳，凡阳明证见八九，而太阳证有一二未罢，即从太阳而不从阳明，可汗而不可下也；其去路，则趋少阳，凡阳明证，纵见八九而少阳证略见一二，即从少阳而不从阳明，汗下两不可用也。惟风寒之邪，已离太阳，未接少阳，恰好在阳明界内之时，用药亟为攻下，则涣然冰释，津液元气，两无亏损，何快如之！此等机会，间不容发①。庸愚无识，妄守颛门，必俟七日传经已尽，方敢言下，纵不危殆，而津液元气所丧滋多矣。况太阳一经，尝有十余日不解者，若不辨经，而但记日，其误下仍在太阳经。至阳明二三日内即显下证，反以计日，坐失机宜。及阳明已趋少阳，又以计日，妄行攻下，乃至

---

① 间不容发：中间空隙容不下一根头发，比喻时间紧迫或事物精确、精密。语出汉·枚乘《上书谏吴王》："系绝于天，不可复结，坠入深渊，难以复出，其出不出，间不容发。"间，中间，空隙；发，头发。

少阳复转阳明，更全不识其证，以至热邪在胃，烁尽津液而死。吁！可叹也。谨将阳明之证，亦比太阳之例，分为三篇，俾读者了无疑惑于心，庶临病不致差误耳！

一、中风初传阳明病，脉仍迟，汗出多，微恶寒者，在表之风邪未解也。可解肌以发汗，使风邪仍从卫分而出，宜桂枝汤。

二、伤寒初传阳明病，脉尚浮，无汗而喘者，在表之寒邪未解也，宜再发其汗，使寒邪仍从营分而出则愈，宜麻黄汤。

前条云风未解，后条不云寒未解者，互文也；前条云可发汗，后条云发汗则愈，亦互文也。盖营分之邪，深于卫分，且从外出而愈，则卫分更不待言矣。论中每用互文处，其妙义大率若此。

三、同属阳明病，能食者，阳盛能消谷也，为中风；不能食者，阴盛不能消谷也，为中寒。

风则伤卫，寒则伤营，一定之理。是则足三阳经，太阳行身之背，阳明行身之前，少阳行身之侧，皆可言营卫受邪，何仲景于阳明经，但以能食、不能食分风寒，而不以营卫分风寒耶？盖营卫交会于中焦，论其分出之名，则营为水谷之精气，卫为水谷之悍气；论其同出之源，浑然一气，何由分其孰为营、孰为卫哉？惟风为阳，阳能消谷，故能食；寒为阴，阴不能消谷，故不能食。以此辨风寒之邪，不确然有据乎？

四、发阳明胃经之汗，先当顾虑津液，故凡中风证，其脉阳部微①缓而汗出少者，为阴阳自和即将解也；若汗出多者，为太过，不能无变。凡伤寒阳脉紧实②，固宜发汗，因用麻黄汤发其汗，而汗出多者，亦为太过而有变。所以为太过者，为汗后阳和之气将绝

---

① 脉阳微：指脉浮取时微弱和缓。
② 阳脉实：指脉浮取时充实有力。

于里①，亡胃中之津液，大便因硬也。

阳微者，中风之阳脉微缓也；阳实者，伤寒之阳脉紧实也。阳绝，即亡津液之互辞，仲景每于亡津液者，悉名无阳。本文阳绝于里，亡津液，大便因硬，甚明。注家认作汗多而阳亡于外，大谬。伤寒发太阳膀胱经之汗，即当顾虑阳气，以膀胱主气化故也。发阳明胃经之汗，即当顾虑阴气，以胃中藏津液故也。所以阳明多有热越之证，谓胃中津液随热而尽越于外，汗出不止耳。然则阳明证，不论中风伤寒，脉微脉实，汗出少而邪将自解，汗出多则阴津易致竭绝。业医者可不谨持其柄，而妄用重剂发汗，以劫人之津液耶？观太阳发汗之重剂，以青龙名之，可见亢旱得之，则为甘霖；若淫雨用之，则沉灶产蛙②，伤禾害稼，有载胥及溺③已耳！此阳明所以有桂枝、麻黄汤证而无大青龙汤证也。噫，微矣哉！

五、问曰：阳明中风病，外证未解者，其状云何？答曰：身热，而非潮热，汗自出，而非盗汗，不恶寒，反恶热也。此所谓太阳未罢之阳明病，仍宜服桂枝汤者也。

以此辨阳明中风之外证，正兼太阳也。

六、问曰：太阳中风在经之病，何缘又得阳明府病？答曰：太阳病，若发汗，若下，若利小便，此治之太过太杂，病不去而徒亡津液，胃中干燥，邪热乘之，因转属阳明胃腑，其人久不更

① 阳绝于里：指阳气盛极于里。绝，极度之意。
② 沉灶产蛙：灶台淹没在水中，久而生蛙，形容水患之甚。此喻大青龙汤过汗之害。语本《国语·晋语》。西晋·成公绥《阴霖赋》谓："百川泛滥，潢潦横流，沉灶生蛙，中庭运舟。"
③ 载胥及溺：相继被淹沉没，此指误用青龙劫汗亡阳，危及性命。语出《诗经·大雅·桑柔》："其何能淑，载胥及溺。"载，句首语气助词；胥，相；及，与；溺，淹没。

衣，内实，大便难者，此风邪正聚胃中，名正阳阳明腑病，可下之候也。此本属正阳阳明腑病可下之证，当置之中篇。以全文不便分剖，故录于此。读者识之可也。下第八条同此。

以此辨阳明中风之里证。

七、问曰：病在阳明，宜乎发热，乃有得之一日，不发热而恶寒者，何也？答曰：此初时寒邪在表者未罢，尚兼太阳，故恶寒也，虽得之一日，表证尚在，至第二日，寒邪传里，恶寒将自罢，即自汗出而恶热也。

以此辨阳明伤寒之外证，正兼太阳也。

八、问曰：阳明腑证，寒邪自在，恶寒何故自罢？答曰：阳明之腑居中土也，万物所归，无所复传，故其始表证未罢，虽尚恶寒，至第二日传于胃腑，表证罢而恶寒自止，此为正阳阳明在腑之病，乃可下之候也。

以此辨阳明伤寒之里证。

以上八条，见仲景于太阳传入阳明之证。其辨认之法，即少变太阳之定例矣。盖太阳有营卫之两途，风则伤卫，寒则伤营，而阳明则营卫难以辨别，辨之全在于脉与证。风邪之脉，传至阳明，则缓去而迟在；寒邪之脉，传至阳明，则紧去而浮在。风邪之脉，轻高而上前者，风邪本微，殊无内向之意，虽汗出少而不为过也；寒邪之脉，已至于实，则将去太阳，而成可下之证，故发其汗太多，反为过也。如此辨别，读者犹不心花开朗耶！至其辨证，则以能食、不能食为谛，盖阳邪能化谷，阴邪不能化谷之义也。又设四问，以辨风寒之在表在里，而定汗下之权衡，何其明且尽耶！由是推之，病已传经，而太阳邪有未尽，其用桂枝、麻黄二汤，即当狭小其制，不可使太过明矣。太阳邪已尽，其用承气诸汤，即当竭蹶①从事，不可使不及又明矣。

九、本太阳病，初得时，或中风，则用桂枝汤；或伤寒，则用麻黄汤。发其汗，汗虽先出而不尽彻，热邪不服，因而转属阳明也。

又九、阳明病，自汗出，其热常在日晡时，谓之潮热，可与承气汤者也。若汗出多，而微发热恶寒者，则太阳之外邪未解也。其热不潮，此时止宜解表，未可便与承气汤。若腹大满不通者，则里证已急，虽外未解，亦可与小承气汤，以去热存津，但微和其胃气，勿令大泄下以伤阴致变为善耳。此节文也，全文见中篇。

十、太阳病，若吐，若下，若发汗，微烦，小便数，大便因硬者，此皆是邪传入里之机，然止可与小承气汤和之而愈。不得大下，以里犹未实也。

用小承气汤，少变不可下之例。然曰和，则与用下之意不同矣。

十一、凡伤寒病在胸胁，则吐之。胃腑热实，则腹满而痛，乃有吐后，但腹胀满而不至于痛者，此阳明将实而未实也，但与调胃承气汤，和其津液而止，不宜用急下之法也。

吐后而腹胀满，则邪不在胸，其为里实可知。然但胀满而不痛，自不宜用急下之法，少与调胃承气可耳。此亦和法，非下法也。观中篇腹满不减、减不足言，如是之急者，止言当下，自可类推。

十二、阳明病，心下硬满者，正兼太阳结胸痞满之证，当从

---

① 竭蹶（jué juě）：尽力。明·张煌言《与某书》："苟有利于国家，有益于桑梓，无弗竭蹶以告当事。"

太阳治法，不可攻之下行。或攻之而利遂不止者，则邪气未尽，真气先脱，主死；幸而利止者，真气尚存，犹可愈也。

十三、凡呕属太阳，伤寒呕多，是太阳证未除也，即有阳明证，不可攻之。

十四、呕虽属太阳，然或食谷欲呕者，此胃寒不能安谷，又属阳明也，不可以寒药治，当以吴茱萸汤主之。若得此汤呕反剧者，仍属上焦太阳热邪，不可与胃寒同治也。

此条复辨呕有太阳，亦有阳明，寒热不同，不可误治也。

十五、阳明中风，兼伤寒之病，口苦咽干，腹满微喘，发热恶寒，脉浮而紧，皆太阳未除之候。若以其腹满而用治阳明之法下之，则外邪乘虚内陷，其腹益满，且津液耗亡，而小便难也。

诸证俱太阳未除之候，但以腹满一端，知为热入阳明。然终非大实大满，岂可误下召变耶！

十六、阳明病，脉浮而紧，咽燥口苦，腹满而喘，发热，是太阳之证未解也，而汗出，不恶寒，反恶热，身重，则已有如许①阳明之证，热已深矣。此时若发其汗，则内热益甚，津液大耗，必口燥而心中愦愦②，反发谵语。若再加烧针，则火气内攻，津液干竭，向之愦愦、谵语者，必更怵惕③，烦躁不得眠。若再下之，则胃中原未曾实，徒伤正气，而益其空虚，客邪之气乘虚而上动于膈中，心中为之懊侬，盖阳明尚兼太阳，故汗下烧针，俱不可也。其膈热甚，而舌上胎者，宜上涌其热，栀子豉汤主之，庶治太阳而无碍阳明也。若有身重以上等证，加以渴欲饮水，口干舌燥者，宜解热生津，白虎加人参汤主之。若其证同是口干舌燥，渴欲饮水，

---

① 如许：如此。

② 心愦愦（kuì 溃）：形容心中烦乱不安之状。愦，糊涂，昏乱。

③ 怵惕（chùtì 触替）：恐惧不安之状。怵，害怕，恐惧。

伤寒分经

七四

加以小便不利者，宜利水以导热，猪苓汤主之。

十七、猪苓汤解渴导热，惟汗不多者宜之。若阳明病，汗出多而渴者，不可与猪苓汤，以汗多夺津，胃中方燥，而又服猪苓汤复利其小便，是使津液上下两竭，故不可也。

十八、太阳病，寸缓，关浮，尺弱，其人发热汗出，复恶寒，不呕，犹是太阳未罢之证，其内亦无他苦，但心下痞结者，此以医误下之而内陷也。如其不曾误下，心下不痞者，太阳必渐传经，乃至病人不恶寒而渴者，此传经转属阳明也。其小便数者，则津液渗去，大便必硬，然其硬但因津少之故，而非内有大热，故虽不更衣，至于十日之久无所苦也。上二条，旧本多衍文，今删之。

寸缓，风伤卫也；关浮，邪犹在经，未入府也；尺弱，其人阴精素亏也。此条津液虽重亏，而传邪不重，且小便数，则热邪已渐从膀胱出矣。当俟其津回自愈，不可妄行施治，以劫夺其津液也。

十九、阳明病，脉浮而紧者，太阳寒伤营之证未罢也；伤寒原发热，已传阳明，必日晡潮热，发作有时，在于阳明旺时也；脉但浮者，太阳风伤卫之证未罢也；伤风原有汗，已传阳明，必兼盗汗出，热在肌肉也。以此认太阳阳明之证较然①矣。

二十、有阳明中风兼寒之病，太阳未罢，而已带少阳证者，其脉则见少阳之弦、太阳之浮、阳明之大，而证之所见，上则为太阳之短气，下则为阳明之腹都满，中则为少阳之胁下连及于心而作痛，其痛处虽久按摩之而气不通利。且风寒在本经，既有鼻干，不

---

① 较然：明显貌。较，通"皎"，明也。《广雅》："较，明也。"《汉书·谷永传》："白气较然。"

得汗，嗜卧，一身及面目悉黄之证，而又太阳膀胱不利，**小便则难**；既有**潮热**，时时哕之证，而且少阳脉过处，**耳前后皆肿**，困连三经，乃阳明极重之证也。然其中亦有可治者，有不可治者。可治者，真气内固，病趋于外也，或用**刺法**治之，病则**小差**。其太阳之**外邪反不即解**，**病过十日**，诊其脉若增续其上浮，比前更**浮者**，是则病趋太阳，而阳明少阳渐减之候，为可治也。宜先用和解法，**与小柴胡汤**，引阳明之邪从少阳而出。既服之后，视其**脉**或但有浮象，并无阳明少阳**余证者**，则风寒尽返太阳，尤为易治，便与服**麻黄汤**收功可也。**若**或病在阳明，牢固不拔，至于**不尿**，**腹满**，且加哕者，则真气垂尽，何所凭藉以送出病邪乎？虽有良药，亦不治。

此阳明中风之证居八九，而中寒之证亦居一二。观本文不得汗及用麻黄汤，其义自见，其证为阳明第一重证。太阳证既未罢，而少阳证亦兼见，是阳明所主之位，前后皆邪，而本经之邪，更弥漫流连矣。盖阳明脉本大，兼以少阳之弦、太阳之浮，则阳明之大，正未易衰；阳明诸证，正未易除也。所以病过十日，外证未解，必审其脉证，或可引阳明之邪，从少阳出，则用小柴胡汤；或可引阳明之邪，从太阳出，则用麻黄汤，方为合法。若不尿，腹满加哕，则真气垂尽，无力可送出其邪，故知药不能治也。

二一、风寒在经则脉紧，今阳明既病，而脉迟，似乎表证将除，而可下矣。然其人**食难用饱，饱则微烦**，仍是外邪助其内热也。热蒸食而上攻，故为头眩，湿热充塞，水道不顺，**必小便难**，此水谷气蒸，无所发泄，乃**欲作谷瘅**①，而为遍身发黄之候。其时腹

---

① 谷瘅（dàn旦）：病名。因饮食失节、饥饱不匀、湿热食滞阻遏中焦所致，主要症状有寒热不食、食即头眩、腹满烦闷、身面发黄、大便溏泄、小便不利等。

中胀满，虽下之，腹满如故，所以然者，以其脉迟，则胃气不实，但下其糟粕，故无益也。治此者当复其脉，使膀胱气行，则湿热除而谷瘅退矣。

二二、阳明病，若中气虚寒，不能食，小便不利，手足濈然汗出，此欲作久固之瘕①泄，必大便初硬后溏。所以然者，以胃中冷，水谷不别故也。

注谓：固为坚固，瘕为积聚，大谬。盖大便初硬后溏，因成瘕泄。瘕泄即溏泄，久而不止，曰固瘕也。

二三、阳明病，初欲食，小便反不利，大便自调，其人骨节疼，翕然如有热状，本湿热交胜之病也，既乃奄然发狂，濈然汗出而解者，此胃气有权与邪格斗，阳明之水热不能胜谷气，遂与汗共并而出也，必其脉紧疾，则胃气强盛而易愈。脉迟者，则不能透而为汗解矣。

上二条，一以小便少而成谷瘅，是湿热由胃上攻胸脑，则头眩而身发黄；一以小便不利而成固瘕，是湿热由胃下渗大肠，则手足汗出而成溏泄。此条小便反不利，本当成谷瘅及瘕泄之证，况骨节疼，湿胜也；翕然如有热状，热胜也；湿热交胜，非胃气有权，焉能驱之与汗并出？奄然发狂者，湿热凭陵②阳明，邪正交斗之故也。醉酒发狂者，亦是此理。脉紧则愈，言不迟也；脉紧疾，则胃气强盛，所以肌肉开而濈然大汗。若脉迟，则胃中虚冷，偏渗之水，不能透而为汗；即手足多汗，而周身之湿与热，又未能共并而出。此胃强能食、脉健之人，所以得病易愈也。

---

① 固瘕（jiǎ 假）：病名。指胃中虚寒，水谷不消而结积的病证，临床表现为大便初头硬，后溏薄，且日久不愈。

② 凭陵：倚靠欺凌。陵，侵犯，欺侮。

二四、有阳明热病，不能食，此表热里寒，不可攻也。若用寒下之药，攻其热必哕，所以然者，胃中虚冷故也。以其人本虚，故攻其热必哕。

二五、脉浮而迟，虽有太阳表热而里则虚寒，下利清寒而出不化之谷者，不可攻热，当先救里，四逆汤主之。若胃中虚冷，下利清谷，加以不能食者，饮水则寒动而哕。不但不可攻热已也。

表热里寒，法当先救其里。太阳经中，下利不止，身疼痛者，已用四逆汤不为过。其在阳明之表热，不当牵制，更可知矣。此证比前条虚寒更甚，故不但攻其热必哕，即饮以水而亦哕矣。

前云：能食者为中风，不能食者为中寒矣。此上五条，一云食难用饱；一云欲食，似乎指中风为言；一云中寒不能食；及后二条之不能食，又明指中寒为言。所以后人拘执其说，而误为注释也。不知此五条，重举风寒证中之能食、不能食，辨胃气之强弱，非辨外邪也，故五证中，惟水不胜谷气、脉紧则愈一证，为胃气胜；其四条，俱是脉迟胃冷、反为水热所胜之证。夫伤寒虽为热证，而胃中虚冷者，未可一例而推。盖胃既虚冷，则水谷浑然无别，热邪传入，必不能遽变为实也。胃不实则不可下，而热邪既入，转蒸水谷之气，蕴崇为病，即下之而水热不去，徒令胃气垂绝而作哕耳。仲景一一挈出，而于后条下利清谷一证，主之以四逆汤，则前条之较轻者，宜主之以温胃，更不待言。惟合五条而总会其立言之意，始不至于传讹耳。门人问：濈然汗出而病解，乃手足濈然汗出者，反做固瘕，何手足不宜于汗耶？答曰：前代之业医者，皆极大聪明学问之人，故仲景书为中人以上，举一隅能以三隅反者设也。胃气虚寒之人，外邪入之，必转增其热；胃热故膀胱亦热，气化不行，小便因之不利，小便不利，而尽注于大肠，则为洞泄，即末条之下利清谷者是也。小便不利，乘胃热而渗于脾，则四肢先见色黄，乃至遍身发黄，而成谷瘅者是也。今手足濈然得汗，则脾中之湿热行，而色黄谷瘅之患可免。但汗从手足而出，水热之气未得遍泄于周身，不过少分大肠奔迫之势，故不为洞泄，而为癃泄耳。无病之人，小便不行，尚渍为他病，况伤寒证极赤极热之小便，停蓄不行，能无此三种之变耶？一溯其源，而轻重自分矣。

二六、阳明中风病，但头眩，不恶寒，故能食而咳，其人必咽痛，以胃热挟风邪而上攻也。若不咳者，咽不痛。

二七、阳明伤寒病，法多汗，反无汗，其身如虫行皮中状者，此胃热挟寒邪而郁于肌肤，以其久虚正气不振，故不能透达使出于外也。

言久虚者，但明不能透出于肌表之故，非谓当补也。

二八、阳明病，本不头痛，然常自汗出，今反无汗，而小便利，二三日呕而咳，手足厥者，则邪热不在内而在外，不在下而在上，必苦头痛。若不咳、不呕、手足不厥而小便利者，热邪顺水道而出，必不上攻，头不痛。

二九、有阳明病，下之，其外有热，手足温，不结胸，心中懊憹，饥不能食①，但头汗出者，此膈中郁热上攻所致，宜因其高而越之，栀子豉汤主之。

下之而外有热，心中懊憹，饥不能食，几成结胸矣。然手足温，则阳气未至伤陷；不结胸，则外邪原属轻微；又因头汗之出，知是膈中郁热上蒸。乃因其高而扬之，用栀子豉汤以彻其热，则阳得下通于阴，而周身濈然汗解，并可知矣。

---

① 饥不能食：言懊憹之甚，似饥非饥，心中嘈杂似饥，而又不能进食。

上数条，皆湿热上攻之证。

三十、阳明病，口燥，**但欲漱水，不欲咽**，知其邪入阳明血分，原不渴也，血得热则妄行，阳明之脉起于鼻，**此必上循鼻出而为衄。**

三一、**脉浮发热，口干鼻燥**，阳明邪热炽矣。**能食者**，则为风邪，风性上行，必衄。

三二、阳明有发黄之病，若发热汗自出者，此为湿气因**热越**出于外，不能复发黄也。但于头上汗出，身则无汗，剂颈而还，小便又不利，又渴饮水浆者，**此为瘀热在里**，湿气未有出路，身必发黄，茵陈蒿汤主之。

三三、阳明病，面合赤色①者，阳露于外，必虚于内，不可攻之。攻之则热邪愈陷，汗益不可得，**必发热色黄**，且津液愈伤，必小便不利，黄无已时也。

三四、盖黄由湿热而发，阳明病，若汗出者，湿热外越；小便利者，湿热下泄，病虽甚，必不发黄；惟无汗又小便不利，则湿热内郁，**心中懊侬者，身必发黄。**

三五、阳明病，或被火②攻，火热上迫，其额上微有汗出，下则绝无，又小便不利者，火湿之气，郁蒸于内，**必发黄**。

合四条观之，阳明病，湿停热郁，而烦渴有加，则必发黄。与前谷瘅本同一证，但彼因脉迟、胃冷而得，则与固瘕及哕同源，而与此异派。

三六、阳明病，下血谵语者，此为热入血室，并迫而下，而热邪挟自己之肝魂，恍惚心目，故谵语如见鬼状也。视其人，但头汗

---

① 面合色赤：满面通红。成无己注："合，通也。阳明病面色通赤者，热在经也。"
② 被火：指用火法治疗。火法包括艾灸、温针、热熨、火熏等。

出而一身无汗者，所谓夺血者无汗，正与下血病相应；而汗出于头，则又热气上攻，实可知也。血藏于肝，热在血则肝实，当刺肝俞之期门穴，随其热而泻之，使濈然汗出则愈。

妇人病伤寒，经水适来适断，则邪热乘之而入于血室，谵语如见鬼状，当刺期门。男子阳明经病，下血而谵语者，亦为热入血室，亦刺期门。详后少阳篇末。

三七、心赖血以养，血活则灵。凡阳明证，其人喜忘①者，以有积久瘀血，在阳明之分，不足养心之灵，故令喜忘也。胃中屎虽结硬，大便反藉瘀血之润而易出，然带瘀血之气，其色必黑。阳明为多血之经，若令久瘀而结，岂复可动乎？速宜抵当汤下之。

太阳经热结膀胱之证，轻者如狂，重者发狂。如狂者，血自下，但用桃仁桂枝加入承气汤，因势利导，血去则愈；发狂者，血不下，须用抵当汤下之乃愈，详太阳上篇。此条阳明喜忘之证，本差减于如狂，乃用药反循发狂之例者何耶？盖太阳少血，阳明多血，阳明之血一结，则较太阳更为难动，所以宜用抵当汤峻攻之法耳。但太阳云主之，则确乎不易；此云宜用，则证有轻重不等，在于临时酌量耳。

三八、病人无表里错杂证，但发热已至七八日之久，则胃中热炽，津液难支矣。虽脉浮数尚带表证者，亦可下之，以救津液。假令已下之后，脉数不解如故，合是胃中热极则为消谷善饥，食多者便亦宜多，乃至六七日不大便者，为有瘀血结住，故不易出也，宜抵当汤下之。若其脉数不解，而下利不止者，此非有瘀结，不宜抵当之峻，但血分热极，若不用药清之，必协热而便脓血也。

虽云无表里证，然发热脉浮数，表证尚在也。其所以可下

---

① 喜忘：即"健忘"。喜作"善"字解。

者，以七八日为时既久，而发热脉数，则胃中热炽，津液尽亡，势不得不用下法，如大柴胡汤之类①是也。若脉数不解，而下利不止，注谓用抵当汤下之，数仍不解，大谬！此乃对假令已下五句之文，见已下脉数不解，反六七日不大便，则宜抵当汤以下其血；若已下脉数不解，而下利不止，则不宜抵当汤之峻，但当消息以清其血分之热邪。若血分之邪不除，必协热而便脓血矣。

合三条总是热入血室，故随下血与不下血而异治也。然要知阳明尚兼太阳，则不但胃中热炽，而膀胱随经之热，亦未尽解，此所以宜于抵当汤乎。

三九、病人烦热，汗出则解，太阳经之邪将尽矣，又如疟状，每至日晡所发潮热者，属阳明也。然恐未离太阳，当审辨其脉实大者，正阳阳明也，宜下之；脉浮虚者，仍是阳明兼太阳，宜先发汗以解表。其下之之药，宜用重剂推荡，与大承气汤；发汗之药，但和其营卫，以尽阳明兼带之邪，宜桂枝汤。不可误用麻黄汤也。

阳明上篇论列方正用方四　借用方九②

桂枝汤借用太阳上篇方

麻黄汤借用太阳中篇方

小承气汤

调胃承气汤

吴茱萸汤借用少阴厥阴方

栀子豉汤借用太阳中篇方

---

① 类：原作"颣"，据《尚论篇·阳明经上篇》及文义改。
② 九：原作"十"，据正文内容改。

卷二中

南阳　张　机　仲景　著
西昌　喻　昌　嘉言　注
武原　吴仪洛　遵程　订
贲湖　周学江　襟三　参
海昌　周广业　勤补　参

阳明经中篇

凡外邪已离太阳，未接少阳，谓之正阳阳明，列于此篇。法三十条。

外邪全入阳明所辖地界，已离太阳，未接少阳，此际当用下法，确无疑矣。然其邪复有在经、在腑之不同：在经者，与太少为邻，仍是传经之邪，用下尚恐胃有未实，篇中无限消息迟徊；在腑者，则入于胃而不传经，胃已大实，惟有急下以存津液而已。

一、正阳阳明之为病，风寒由经入腑，胃家实是也。

以胃家实，挈正阳阳明之总。见邪到本经，遂入胃而成胃实之证也。不然，阳明病，其胃不实者多矣，于义安取乎？

二、阳明经血气俱盛，故伤寒约至第三日，病邪当入胃腑，属正阳阳明，其脉必大。

伤寒一日太阳，二日阳明，三日少阳，乃传经之次第，其实不以日拘也。此云三日阳明脉大，正见二日之阳明，传自太阳，必兼乎浮紧、浮缓，未定是正阳阳明也。若正阳阳明，气血俱多，其脉必大，而与太阳别矣。言外见三日证兼少阳，则脉必大而弦，又不得为正阳阳明也。噫！微矣哉。

三、伤寒发热，**其始无汗，呕不能食，及热除呕止，而反汗出漐漐然**①肌肉润湿**者，是寒邪已去太阳而入里，转属正阳阳明也。**

四、阳明之脉，在肌肉之分。**伤寒转系阳明者，热在肌肉，故其人肌肉间，漐漐然微汗出也。**

漐漐者，肌肉润而微汗不干之貌。发热无汗，呕不能食，皆伤寒之证也。伤寒无汗，何以反漐漐汗出耶？可见证已转属正阳阳明矣。既漐漐然汗出，则热除呕止可知矣。

五、太阳病，至三日发汗不解，蒸蒸发热者，乃自内而腾达于外，热属胃腑胃实之征，可下之候也，调胃承气汤主之。

蒸蒸者，热势自内腾达于外，如蒸炊然，胃实之验也。其热蒸蒸，势必其汗漐漐矣。妙哉形容乎！惟热在胃，故用承气以调其胃，胃调则病涣然除矣。

六、阳明病，本自汗出，医更重发汗，亡其津液，迨病已差，尚微烦不了了者，此大便必硬，所以硬者，以亡津液，肠胃中干燥故也。当问其从前小便日几行，若本三四行，今则日再行，其津液当还入胃中，不久必大便也。

七、有阳明病，自汗出，若发汗，小便自利者，此为津液内竭，虽大便硬，不可攻之，以再夺其津液，当须自欲大便，乃以蜜煎导②而通之。若土瓜根③及大猪胆汁，皆可为导。

---

① 汗出漐漐（jí吉）然：汗出连绵不断的样子。漐，水外流貌。

② 导：又称"导法"。用润滑类药物纳入肛门，引起排便之法。导，因势利导之义。

③ 土瓜根：土瓜又名"王瓜"，气味苦寒无毒，其根呈长块状，富于汁液，将其捣汁灌肠可通便。《肘后备急方》："治大便不通，土瓜采根捣汁，筒吹入肛门中，取通。"

八、有阳明病，向者浮紧之脉变而为迟，虽有汗出，与中风有汗相似，而不恶寒者，则热在胃府，其身必重，又短气，腹满而喘，且有潮热者，此太阳外证欲解，而已入阳明之腑，正可攻里不忧内陷也。且手足濈然而汗出者，此又大便已硬，胃实而可攻之候也，大承气汤主之；若汗多，微发热恶寒者，太阳之外证未解也，又其热不潮，则非阳明之热，仍为表热，未可与大承气汤；若腹大满不通者，又不得不下，可与小承气汤微和胃气，勿令大泄下。后半节入阳明上篇。

脉迟、汗出、不恶寒、身重、短气、腹满、喘、潮热八者，乃阳明之外邪欲解，可以攻里，而不为大误之候也。然曰欲解，曰可攻，不过用小承气及调胃承气之法耳。必手足濈然汗出，方可验胃实便硬，外邪尽解，而当从大承气急下之法也。申酉戌间独热，余时不热者，为潮热。若汗多、微发热恶寒，是阳明证尚兼太阳，纵腹大满，胃终不实，只可微和胃气以从权而已。

九、病人不大便五六日，绕脐痛，烦躁，发作有时者，此有燥屎，故使不大便也。

十、大下后，六七日不大便，烦不解，腹满痛者，此有燥屎也。所以然者，本有宿食故也，宜大承气汤。

十一、病人小便不利，大便乍①难乍易，时有微热，喘冒不能卧者，有燥屎也，宜大承气汤。

十二、阳明病，潮热，大便硬者，可与大承气汤；不硬者，不可与之。若不大便六七日，恐有燥屎，欲知之法，当先少与小承气汤，汤入腹中，转动而矢气者，此有燥屎，乃可攻之。

① 乍：一会儿，有时。

若不转动而矢气，此但初头硬，后必溏，不可攻之，攻之徒伤正气，必致腹胀满而不能食也。更有时渴欲饮水者，与水则哕，此寒药为害也。或其后却复发热者，邪热乘虚，还聚胃中，胃燥得热，必大便复硬而少也，以小承气汤和之。若腹中仍不转矢气者，慎不可攻也。

腹中之气，得攻药不为转动，则属虚寒，所以误攻而证变胀满、不能食及哕也。攻后重复发热，又是胃热至此方炽，大便因可得硬，但为时未久，必少耳，仍以小承气和之。若腹中气仍不转，则不但用大承气大差，即用小承气亦小差矣。

十三、阳明病，既试而下之矣，若心中懊憹而烦，必因病重药轻，胃中尚有燥屎未出者，可再以大承气汤攻之，驱尽热邪，其烦自解。若腹但微满，知其大便但初头硬，后必溏，非有燥屎，不可攻之。若有燥屎，消息如前，转失气、绕脐痛、腹满痛、小便不利、烦躁、喘冒不能卧等证者，方宜大承气汤攻之也。

十四、得病二三日，正阳明可下之时，但其人脉弱，虽无太阳表证，及少阳柴胡证，又证见烦躁，心下硬，至四五日，虽能食，胃气颇强，似皆可下，然以脉弱之故，未可便下，可先以小承气汤，少少①与，微和之，令小安。至六日，再与小承气汤一升，以探腹中消息。若不大便六七日，小便利者，方是胃实；小便少者，则胃弱而膀胱化源窒塞，虽不能食，似有燥屎不下，但亦初头硬，后必溏，未定成硬，攻之必溏。须俟其小便利，屎定硬，乃可攻之，宜大承气汤。

---

① 少少：即"稍稍"。

无太阳少阳之证，则烦躁心下硬，属正阳阳明之可下无疑矣。乃止用小承气一再尝之，总因脉弱，故尔迟徊①也。虽能食，虽不能食，全与辨风寒无涉。见虽能食者，不可以胃强而轻下也；虽不能食者，不可以胃中有燥屎而轻下也。后九条云：谵语有潮热，反不能食者，胃中必有燥屎五六枚，与此互发。

十五、阳明病，曾经吐下，伤其津液，往往心烦。若不吐不下，而心烦者，知是胃中热炽，津液不安之故，可与调胃承气汤，和之以安胃气。

问：阳明病心下硬满者，不可攻之；阳明病不吐下，心烦者，与调胃承气汤。硬满似重于心烦，何心烦可下而硬满不可下也？答曰：心下正胸膈之间，而兼太阳，故硬满为太阳阳明之候，不可攻之。攻之，利遂不止者死。至于心烦一证，乃津液内耗，大率当调其胃。然尚有重伤津液之虑，若不由吐下所致，是津液未亏，反见心烦者，其为邪热灼胃审矣。当用调胃承气，夫复何疑？然曰与，亦是少少和胃，以安津液之法，非下法也。

合九条，总是以外证之解与不解气、气之转与不转、脐腹之痛与不痛、脉之弱与不弱、汗出之多与不多、小便之利与不利、邪热之炽与不炽、津液之干与不干，而辨腹中之燥屎多与不多、溏与不溏，以消息微下之法。故惟手足濈然汗出，大便已硬者，主之以大承气。其他诸证，则曰津还自便，曰不可攻之，曰宜小承气，曰少与小承气，曰明日更与一升，曰宜大承气，全是商量治法。听人临时斟酌，以期无误，所以不用主之二字。此等处关系安危最大，盖热邪入胃，不以寒药治之，则

① 迟徊：迟疑环转，犹豫徘徊。亦作"迟徊"、"迟回"。徊，犹豫不定貌。

胃伤，然寒药本以救胃也，不及则药不胜邪，太过则药反伤正，况乎不胜其邪，势必尽伤其正；徒伤其正，又未必尽去其邪，此仲景所为谆复①于二者之间耶！

十六、阳明病，谵语，发潮热，脉滑而疾者，此热炽于里，诚可下也，但尚未知里气之虚实何如，先当以小承气汤主之。因与小承气汤一升，其腹中得转失气者，更服一升；若不转失气，勿更与之。若服后明日既不大便，脉反微涩者，知其里气虚寒也，为难治，不可更与承气汤寒下之品，以速之死也。

谵语而发潮热，阳明之下证审矣，更兼其脉滑疾，复与脉弱者不伦，故主之以小承气，一定之法也。然尚未知其里证若何，必转失气，方可再服。若服后不转失气，并不大便，脉反微而且涩，又是里气虚寒之证。盖阳明居于中土，其表虚表实，来自太阳，至此已明；其里虚里实，茫然未卜，故用法不可令虚者益虚，有如此之郑重也。

十七、夫闻人之声，可觇②其虚实。实则谵语，虚则郑声。郑声者，郑重其语音，正气不足故也。

十八、谵语本非死证，然有三等主死，不可不知。盖谵语者，心火亢极也。若直视而谵语，则肾气垂绝，心火愈无所制，主死；谵语而喘满者死；下利者亦死。盖一则气从上脱，一则气从下脱，皆正不胜邪，而不可救也。

十九、太阳经得病时，发汗已多，及传阳明，若重发汗者，即使病邪解散，亦内亡其阳气，于是神魂无主，妄见妄闻，发为谵语，此时但虑阳神飞越不返，故脉短者，则阴阳不附也，主死；脉

---

① 谆复：反复叮咛。
② 觇（chān 搀）：窥探，勘察。

自和者，阴阳未离也，不死。

门人问：亡阳而谵语，四逆汤可用乎？答曰：仲景不言方，而子欲言之，曷不详之仲景耶？盖亡阳固必急回其阳，然邪传阳明，胃热之炽否、津液之竭否、里证之实否，俱未可知。设不辨悉，欲回其阳，先竭其阴，竟何益哉。此仲景不言药，乃其所以圣也。然得子此问，而仲景之妙义愈彰矣。

二十、阳明病，其人自多汗，以其津液外出，故胃中燥，而大便必硬，硬则里实而谵语，小承气汤主之，以和其燥。若一服谵语止，燥已稍和，更莫复服。恐伤津之后，多服寒凉，必有虚寒之变也。

此举谵语之因汗多津越者为言。

二一、伤寒四五日，脉沉而喘满，沉为病在里，本宜内治，而反发其汗，使津液越出，大便为难，其人表以汗出而虚，里以便硬而实，久之则必发谵语。

此举谵语因误汗而致者，其曰里实，亦即上文胃中燥、大便必硬之互辞。其不出方者，亦即上文小承气汤之互意也。

二二、伤寒若吐若下后，病邪不解，不大便五六日，或上至十余日，每至日晡所发潮热，不恶寒，独自谵语，如见鬼状，已为阳明重证矣。若更重剧者，谵语发则不识人，循衣摸床①，惕而不安，微喘直视，此等病势，要视其脉弦者，阳证仍得阳脉，主生，可治；若涩者，则阳证见阴脉，必死。其稍微而未剧者，但发热谵语，而非循衣摸床、不识人者，不过热盛，心火亢极而已，亟须攻下，以救津液，大承气汤主之。若一服得利，即止后服，不可太过也。

----

① 循衣摸床：即"捻衣摸床"，指病人昏迷时，两手无意识地反复触摸衣被床沿。

此条举谵语之势重者为言，而势重之中，复分二等：剧者生死仍凭乎脉，微者则主以大承气，比上条之小承气，则更进矣。前云谵语、脉短者死，此云脉弦者生；前云谵语、脉滑疾者用小承气汤，此云脉涩者死。更互一字，而大意跃然。

二三、阳明病汗出谵语者，以有燥屎在胃中，所以谵语。而其汗出，此又为风邪在胸，尚未脱尽太阳分界也。燥屎固须下之，然必风邪过尽太阳经，乃可下之。下之若早，推荡之势，引动胸次邪气，扰乱神明，语言必乱，以此时表虚里实故也。当因势利导，再大下之，则风邪从大肠出尽而愈，所谓通因通用也，宜大承气汤。此宜置上篇，因用大承气故置此。

二四、阳明病，谵语有潮热，此胃热本宜消谷，今反不能食者，胃中必有燥屎五六枚，故肠胃热结，而不能食也；若能食者，肠胃未结，但便硬尔，二者总是胃实之候，宜大承气汤下之，而药制大小稍异可也。

前条云其后发热者，必大便硬而少也；此云但硬尔，不更言其少，乃于胃中有燥屎者，言其五六枚之多，亦互举以辨微细之意，不可忽也。俱宜大承气汤者，已结者开其结，未结者涤其热，不令更结。同一谵语潮热，故同一治法也。

合九条观之，既云实则谵语矣，乃其用治，迟徊审谛，始以和法为攻法，俟服药后，重辨脉证，不敢径情急攻，即攻之又一服利止后服，何其郑重耶？可见所谓实者，乃邪气实也。邪气实，正气未有不虚，况津液为邪所耗，而至于谵语，方寸几于无主，其虚为何如哉？邪实不可不下，正虚不可大下，斟酌于邪正之间，以权宜而善其治，良工苦心，要当三复于圣言矣。

二五、阳明病，发热汗多者，恐津液尽随热越，须急下之，以存津液，宜大承气汤。

胃中止一津液，汗多则津液外渗，加以发热，则津液尽随热势腾达于外，惟有急下一法，引热势从大肠而出，庶津液不致尽越于外尔。前条云：发汗不解，蒸蒸发热者，属胃也，调胃承气汤主之。可见调胃之义，乃和缓其胃中之热以存津液也。此证发热而至于汗多，明是始先未行调胃所致，故宜急下，无取缓调。

二六、发汗不解，腹满痛者，是邪不在表而在里，惟急下之，庶满痛去而病自解也，宜大承气汤。或腹满不减，即或减去一二分，亦不足言减，里证孔急如此，纵有些须外邪，亦当下之，宜大承气汤。

二七、伤寒六七日，阳明邪热溢于络脉之端，而目中不了了①，睛不和②者，虽无表里急证，不过大便难，身微热者，此亦为实热在内而当下也，急下之，宜大承气汤。

此条辨证最微细，大便难，则非久秘，里证不急也；身微热，则非大热，表证不急也，故曰无表里证，只可因是而验其热邪在中尔。热邪在中，亦不为急，但目中不了了，睛不和，则急矣。盖阳明之脉络于目，因其热邪炽盛，露于络脉之端，亦惟有急下之而已。

二八、阳明病欲解时，从申至戌上③。

二九、脉浮而芤，浮为阳，芤为阴，浮芤相搏，胃气生热，于是津液内亡，其阳则绝。若早下之，则不至此。

其阳则绝，即无阳之互辞。

---

①　目中不了了：视物不清。

②　睛不和：眼球转动不灵活。

③　从申至戌上：系指申、酉、戌三个时辰。约在 15 时至 21 时之间。

三十、跌阳脉浮而涩，浮则胃气强，涩则小便数，浮涩相搏，大便则难，其脾为约，麻仁丸主之。

脾约之证，在太阳阳明，已当用麻仁丸润下。失此不用，延至正阳阳明，胃中津液，瓮干杯罄，下无及矣。然则浮涩之脉，转为浮芤，不可类推乎？

门人问：脾约一证，胃强脾弱，脾不为胃行其津液，如懦夫甘受悍妻之约束，宁不为家之索乎？答曰：何以见之？曰：仲景云，跌阳脉浮而涩，浮则胃气强，涩则小便数，浮涩相搏，大便则难，其脾为约，麻仁丸主之。以是知胃强脾弱也。答曰：脾弱即当补矣，何为麻仁丸中，反用大黄枳实厚朴乎？子辈日聆师说，而腹笥①从前相仍之陋，甚非所望也。仲景说胃强，原未说脾弱，况其所谓胃强者，正是因脾之强而强。盖约者，省约也，脾气过强，将三五日胃中所受之谷，省约为一二弹丸而出，全是脾土过燥，致令肠胃中之津液日渐干枯，所以大便为难也。设脾气弱，即当便泄矣，岂有反难之理乎！相传谓脾约不能约束胃中之水，何以反能约束胃中之谷耶？在阳明例中，凡宜攻下者，惟恐邪未入胃，大便弗硬，又恐初硬后溏，不可妄攻。若欲攻之，先与小承气，试其转失气，方可攻，皆是虑夫脾气之弱，故尔踌躇也。若夫脾约之证，在太阳已即当下矣，更何待阳明耶！子辈傅会②前人，以脾约为脾弱，将指吴起之杀妻者为懦夫乎？有悖圣言矣！

门人又问曰：今乃知脾约之解矣，触类而推，太阳阳明之脾约，与少阳阳明之胃中燥烦实、大便难者，同是一证，此其所以俱可攻下耶？答曰：是未可言触类也。因难之曰：邪热自太阳而阳明而少阳，为日既久，烁其津液，大便固当难矣。其在太阳方病之始，邪未入

---

① 腹笥（sì 似）：指肚子里的学问。笥，书箱，借指学问。
② 傅会：即"附会"。附和，迎合。傅，通"附"。《左传·僖公十四年》："皮之不存，毛将安傅？"

胃，何得津液即便消耗，而大肠燥结耶？且太阳表邪未尽，又何不俟传经，即亟亟润下，而自犯太阳之禁耶？门人不能对，因诲之曰：脾约一证，乃是未病外感之先，其人素惯脾约，三五日一次大便者，及至感受风寒，即邪未入胃，而胃已先实，所以邪至阳明，不患胃之不实，但患无津液以奉其邪，立至枯槁尔。仲景大变太阳禁下之例，而另立麻仁丸一法以润下之，不比一时暂结者，可用汤药荡涤之尔。此义从前愦愦，凡遇素成脾约之人，亦必俟经尽方下，百无一生矣。

阳明中篇论列方正用方四　借用方二

调胃承气汤借用阳明上篇方

蜜导

猪胆导

大承气汤

小承气汤借用阳明上篇方

麻仁丸

卷二下

南阳　张　机　仲景　著

西昌　喻　昌　嘉言　注

武原　吴仪洛　遵程　订

贲湖　周学江　襟三　参

海昌　周广业　勤补　参

阳明经下篇

外邪已趋少阳，未离阳明，谓之少阳阳明，列于此篇。法八条。

正阳阳明之证，病已入于胃腑，故下之则愈。其有胃不实而下证不具者，病仍在经。在经之邪不解，必随经而传少阳，口苦、咽干、目眩、耳聋、胸胁满痛之证，必兼见一二，故谓之少阳阳明，其实乃是阳明少阳也。少阳主半表半里，阳明证中，才见少阳，即表里皆不可攻，故例中止用和法。少阳阳明合病，另有颛条，附三阳经后。

一、阳明病虽发潮热，而大便溏，小便自可，则胃全不实，加以胸胁满不去者，其证已传少阳，汗下皆非所宜，当从少阳治法，小柴胡汤主之，合表里中而总和之也。

小柴胡和解，乃少阳一经之正法，故少阳阳明，亦取用之。

二、本阳明病，但胁下硬满，则已传少阳矣，虽本经尚有不大便之证，而其人呕，及舌上白胎者，皆少阳证也，可与小柴胡汤和之，使上焦得通，津液得下，胃气因和，身濈然而汗出，斯胁硬、不便、呕、胎①诸证，一时俱解也。

不但大便溏为胃未实，即使不大便，而见胁下硬满、呕与舌胎之证，则少阳为多，亦当用小柴胡分解阴阳，斯上下通和，濈然汗出，而外证俱解矣。此一和而表里俱彻也。"上焦得通，津液得下"八字，关系病机最切。风寒之邪，协津液而上聚于膈中，为喘、为呕、为水逆、为结胸，常十居六七，是风寒不解，则津液必不得下；倘误行发散，不惟津液不下，且转增上逆之势，愈无退息之期矣，此所以和之于中，而上焦反通也。至于杂病项中，如痰火、哮喘、咳嗽、瘰疬②等证，又皆火势熏蒸日久，顽痰胶结经隧，所以火不内熄，则津液必不能下灌灵根③，而清华④尽化为败浊耳。夫人之得以长享者，惟赖后天水谷之气，生此津液。津液结则病，津液竭则死。故治病而不知救人津液者，真庸工也。

论太阳阳明、少阳阳明，原有可下之证

三、问曰：阳明病可下之证，有太阳阳明，有正阳阳明，有少阳阳明，何谓也？答曰：太阳阳明者，平素津液衰枯，而为脾约者是也；正阳阳明者，病在胃腑，胃家实是也；少阳阳明者，用和解法，发汗利小便已，其人方胃中燥烦实，大便难是也。

注：谓脾约，乃太阳之邪，径趋入胃而成胃实，贻误千古。

附：少阳转阳明二证

此与阳明兼带少阳之证迥殊，故另揭出。

---

① 胎：此处指舌上有白苔。
② 瘰疬：原作"疬瘰"，据《尚论篇·阳明经下篇》改。
③ 灵根：根本。
④ 清华：指精微物质。

四、有病证已传少阳，复转阳明者，缘医者知从少阳治法，发汗、利小便已，于是胃中燥烦实，大便难，是少阳复转阳明，而成可下之候也。

五、服柴胡汤已复渴者，是胃中热实之候，少阳重复转属阳明也。当随其病情虚实，以治阳明之法治之。

此条亦互上条之意，解见少阳。

附：太阴转阳明一证

六、伤寒脉浮而缓，本为表证，然无发热恶寒外候，而手足自温者，是邪已去表，其脉之缓，又为系在太阴。邪在太阴者，湿气蒸热，身当发黄。若小便自利者，则湿气下泄，又不能发黄，但脾湿既行，胃益干燥，至七八日大便硬者，是由太阴转为阳明内实，而成可下之病候也。

附：少阴转阳明一证

七、少阴病，自利，其常也，今六七日，腹胀不大便者，明系热邪转归阳明，而为胃实之证也，急下之，宜大承气汤。

少阴之证，自利者最多，虚寒则下利清谷，滑脱则下利不止，故多用温法。此以六七日不大便而腹胀，可见热邪转归阳明，而为胃实之证，所以宜于急下也。

附：厥阴转阳明一证

八、厥阴病下利，则胃不实矣，乃复谵语者，必其邪返阳明，内有燥屎也，此半利半结，不可大攻下，但宜小承气汤，微动其结尔。

附：答客难大意

客难曰：所分阳明三篇，将仲景阳明证中七十四条，收尽无遗，大开后人眼目，可谓智矣。只是过矜①其智，而掩昔贤之长尔。且王叔和当日编次阳明一经，首列问有太阳阳明、有正阳阳明、有少阳阳明者，何也？仲景答曰：太阳阳明者，脾约是也；正阳阳明者，胃家实是也；少阳阳明者，发汗利小便已，胃中燥，大便难是也。圣言煌煌②，子既遵其例，何反后其文耶？答曰：三段揭首，叔和已误，曷可再误？今分三篇，不从兹起见也。三篇举以统括七十余条之义，若叔和所列，不过是绝无仅有之一证。以冠篇首，则阳明一经之大旨尽失。此无难辨者，盖当日之问，乃问三阳经中可下之证，所以答云：太阳阳明之可下者，除是脾约；少阳阳明之可下者，除是发汗利小便已，胃中燥，大便难，则无一定之下法矣。今分三篇，以明太少二阳之不可下，乃以可下之条，混引其端，实有所不敢出也。又况少阳阳明，所谓发汗利小便已，胃中燥，大便难者，乃是病邪已去阳明，全入少阳，及发汗利小便后，少阳证亦尽罢，其邪不入三阴，重复转到阳明，所以名为少阳阳明。与始先病在阳明，略兼少阳一二者，有何干涉哉？客始为之心折。

附：答门人奇问

门人问：治伤寒，轨则虽多，必有精一之理，贯彻始终者，请吾师举一言以蔽之，可乎？答曰：伤寒之变，千蹊万径，如之何可一言括耶？门人曰：如痘疹秘诀，谓起先开盘时，要有根脚，有根脚则浆成；及至贯脓时，要无根脚，无根脚则毒化。此亦片言居要者，吾师曷不仿而言之？答曰：若是则姑拟一言，亦无难者。凡治伤寒之诀，起先惟恐传经，传经则变生；其后惟恐不传经，不传经则势笃，此二语可括其义矣。门人踌躇曰：起先惟恐传经，媺③矣；其后惟恐不传

① 矜（jīn 今）：自恃，夸耀。
② 煌煌：明亮辉耀，光彩夺目，醒目之义。
③ 媺（wěi 伟）：《说文》："是也。"是、对、善之义。

伤寒分经

九八

经之说，大奇且大创，未之前闻也。答曰：仲景言之再四，但子辈双眸未炯，见同未见尔，何奇创之有耶？经云：阳明居中土也，万物所归，无所复传。盖阳明之脉，行身之前，邪入其经，则有前经、后经相传之次第；而阳明之腑，乃中州之胃，为水谷之海，脏腑经脉之总司，邪入其中，则无复传次之可言，所以惟有下夺一法，夺其土，而邪自不留尔。此仲景于阳明经内，特挈不传之妙理也。又云：阳明中风，脉弦浮大而短气，腹都满，胁下及心痛，久按之气不通，鼻干不得汗，嗜卧，一身及面目悉黄，小便难，有潮热，时时哕，耳前后肿，刺之小差。外不解，病经十日，脉续浮者，与小柴胡汤；脉但浮，无余证者，与麻黄汤；若不尿、腹满，加哕者，不治。此一段至理，千古无人看出，总不识其所言者何事？讵知脉弦浮大而气反短，连腹都满者，邪不传也；胁下及心痛，乃至久按之气不通者，邪不传也；鼻干不得汗，嗜卧，表里俱困，乃至一身及面目，悉蒸为黄者，邪不传也；小便难，有潮热，时时哕者，胃热炽盛，上下道穷，邪不传也；耳前后肿，刺之小差者，内邪不传，乃至外挟其血亦不散，但其肿小差也；外不解，过经十日，留连极矣。所谓万物所归，无所复传者，原为美事，孰知病邪归之而不传，反成如此之危候耶！要知阳明之邪，来自太阳，去自少阳，所以脉续浮者，与小柴胡汤推其邪，使速往少阳去路也；脉但浮无余证者，与麻黄汤推其邪，使速还太阳来路也。若不尿，腹满，则胃邪内壅，不下行矣；而更加哕，则胃气将竭，愈上逆矣。再有何法可以驱其邪而使之传哉？又云：太阳病，十日已去，脉浮细而嗜卧者，外解已也。设胸满胁痛者，与小柴胡汤；脉但浮者，与麻黄汤；见脉浮细而嗜卧，邪已尽传于外而解散者，方可无虑。设胸满胁痛，则当与小柴胡汤，推之速往少阳而出；设脉但浮无余证，则当与麻黄汤，推之速往太阳而出，是皆惟恐其邪之不传，暗伏危机也。必识此意，然后识仲景用药之故，不然岂有十余日后，而无故张皇反用麻黄汤之理哉！凡此，皆因太少二阳与阳明连贯，故用表法，所谓从外入者，驱而出之于外也。复有表里阴阳之间，正已虚而邪不尽，无可速传之候，仲景用法，悉从外邪不能传出起见。如太阳病未解，脉阴阳俱停，必先振栗，汗出而解，设不振栗，则邪不能传之于表，而无从得汗可知也。然既云阴阳两停，其传表传里，未可预定，所以惟阳脉微者，方是邪不能传表，当从汗之而解；惟阴脉微者，方是邪不能传里，当从下之而解，此其故，甚可思也。若非邪住不传之候，则阳脉微者，当补其阳；阴脉微者，当补其阴矣。岂有反汗之而伤其阳，下之而伤其阴之理哉！又如太阳病，过经十余日，反二三下之，后四五日，柴胡证仍在者，先与小柴胡汤服之，本当蒸蒸而振，即发热汗出解矣，乃反加呕不止、心下急、郁郁微烦者，此邪因屡下而入里已深，非一柴胡汤可以尽提之传出于表，必再与大柴胡汤分提表里之邪，阳邪传阳，阴邪传阴，一举而分解之，始为合法。不然，岂有呕急郁烦，表证转增，反行兼解其里之理哉！又如伤寒五六日，头汗出，微恶寒，手足冷，心下满，口不欲食，大便硬，脉细者，此为阳微结，乃是说阳分之邪，微微结聚，不能传出于表里，故即继之曰，必有表复有里也，其旨甚明也。末云可与小柴胡汤，设不了了者，得屎而解，即前证过经十余日，用大小柴胡，分提使传之法也，乃知舍此，更无可使其传矣。又如发汗吐下后，虚烦不得眠，若剧者，必反覆颠倒，心中懊憹，此邪退正虚，而余邪阻滞，不能传散，以致无可奈何也。此时将汗之乎？下之乎？和之乎？温之乎？仲景巧用栀子豉汤，涌载其余邪于上，俾一吐而尽传无余。设非此一法从高而越，有殆而已矣。又如云：食谷则哕；不能食，攻其热则哕；欲饮水者，与水则哕；不能食者，与水则哕，何其言之不一耶？皆是为胃气虚寒，余邪不能传散者，致其叮咛也。更有谷瘅一证，邪热在胃，不能传出，反蒸食而发黄；固瘕一证，胃气虚寒，水停不行，反渗大肠而瘕泄。此三证者，经但言证，而不言治，学者倘不透此一关，果何从而施治耶？是则邪之传与不传，所关如此甚巨，乃治伤寒家，初不量邪势之浅深、胃气之厚薄，而贸贸①以从事也，实繇②先圣法则，未经昔贤阐绎，后学漫无入路尔！夫足太阳膀胱、足阳明胃、足少阳胆，皆腑也。何为独归阳明，始不传耶？盖膀胱主出，胃主纳，胆不主出纳，所以惟阳明胃为藏纳之地，具载物之体，传经之邪，必归阳明，始能消之。若夫胃土告困，不能消邪，则在腑之邪，漫无出路，久之必渐渍于本经，其脉必仍转为浮，所以经云：脉续浮者，与柴胡汤。此中复有奥义，其义维何？即必有表、复有里之说也。故用柴胡汤提出少阳，俾循经次而传太阴、少阴、厥阴，以尽其邪，乃始得以无患尔。若但浮无余证，则是有表无里，只用麻黄汤提出太阳，其邪立解矣。得仲景之神者，目击道存，即如天以四时成岁，中土各旺于季月之末，然后木庇其根，火收其焰，金销其肃，水藏其澜，使非传之中土，则木火金水，不相连贯，何以化机盈眸不息乎？人之饮食入胃，清气升而浊气降，渣滓不留者，其妙惟在于传。设一日不传，则积滞而不能化矣。至于仙家攒簇五行，东三南二，木火相恋，归于中土；西四北一，金水相亲，归于中土③，其妙更在于不传。设传，则流散而不能造矣。然则中土之传与不传，足尽天人之蕴，又何疑于医事哉？门人爽然曰：此伤寒神髓也，何幸闻之！

---

① 贸贸：通"眊眊"。蒙昧不明貌。《剪灯余话·泰山御史传》："庸庸俗士，贸贸迂儒。"

② 繇（yóu 由）：通"由"。从、自之义。《汉书·魏相传》："政繇冢宰。"颜师古云："繇，与由同"。

③ 攒簇五行……归于中土：道家内丹术语。指五行中木火金水既济、相配，要以土为媒，土居于中，四行归于中，方可结为金丹。

附：问难门人大意

暇日，门人聚谭①仲景制方之妙，主伯亚旅②，天然一定。因问曰：仲景于太阳经中，有兼带阳明经者，其风伤卫，则桂枝汤中加葛根；其寒伤营，则麻黄汤中加葛根。有兼带少阳经者，其风伤卫，则桂枝汤中加柴胡；其寒伤营，则麻黄汤中加柴胡。合、并之病亦然。是则阳明经以葛根为主药，少阳经以柴胡为主药矣。乃少阳经颛用小柴胡汤，而阳明一经，全不用葛根汤者，何耶？门人不能对。因诲之曰：此有二义，太阳而略兼阳明，则以方来之阳明为重，故加葛根；阳明而尚兼太阳，则以未罢之太阳为重，故不用葛根。且阳明主肌肉者也，而用葛根大开其肌肉，则津液尽从外泄，恐胃愈燥而阴立亡，故不用者，所以存津液尔。本经前条有云：阳脉实，因发其汗，出多者，亦为太过。太过为阳绝于里，亡津液，大便因硬也。是阳脉实者，且不可过汗；其阳脉微者，又当何如耶？仲景所以于阳明诸证，全不用葛根之意，益彰彰矣。小儿布痘，见点之时，第一戒用葛根，用之则肌窍尽开，一齐拥出。昔贤云：见点后忌用升麻汤，以升麻汤中有葛根尔。后人误谓见点之后，忌用升麻。至于葛根，反恣用无忌。只遗一汤字，而葛根等兔脱③、升麻等雉罹④，儿命夭枉，等恒河沙数矣。因与治伤寒滥用葛根，劫人津液者，并举示戒焉。

阳明下篇论列方

小柴胡汤借用少阳全篇方

---

① 谭：同"谈"。谈论，言说。《三国志》："此老生之常谭。"
② 主伯亚旅：指家长及众兄弟，主次分明。意指仲景经方君、臣、佐、使配伍精当。语出《诗经·周颂·载芟》："侯主侯伯，侯亚侯旅。"《毛传》："亚，仲叔也；旅，子弟也。"主伯，指家长和长子；亚旅，指兄弟及众弟子。
③ 兔脱：本义像兔子一样逃脱，此指葛根恣用无忌而逃脱责难。
④ 雉罹：语本《诗经·壬风·兔爰》："有兔爰爰，雉罹于罗。"指野鸡遭到罗网的捕捉而遇难，有感伤不幸之意味。此指升麻当用却受到无端指责。雉，野鸡；罹，苦难，遭受不幸。

大承气汤少阴转阳明方

小承气汤厥阴转阳明方

卷三上

南阳　张　机　仲景　著
西昌　喻　昌　嘉言　注
武原　吴仪洛　遵程　订
贲湖　周学江　襟三　参
海昌　周广业　勤补　参

少阳经全篇

法二十条①

仲景少阳经原文，叔和大半编入太阳经中，殊不得其解。盖六经各有专司，乃引少阳之文，与合病、并病、坏病及过经不解诸条，悉入太阳篇中，适足以乱太阳之正也。在太阳，一经之病，已倍他经，辨之最难，而无端蔓引混收，此后人所为多歧亡羊乎？兹将治少阳之法，悉归本篇。其合病、并病、坏病、痰病，另隶于三阳经后。庶太阳之脉清，而少阳之脉亦清尔。

少阳经，用小柴胡汤和解，加减一法

一、人身躯壳之表为阳，躯壳之里为阴。少阳一经，主半表半里之间。凡病**伤寒**至五六日，大约邪传少阳之时，无论兼**中风**与否，其病邪入并于阴则寒，出并于阳则热，于是**往来寒热**，而无常期，风寒挟身中痰饮，结聚少阳之位，其**胸胁**间必常**苦实满**，病势震邻，逼于脾则水谷不消，**默默沉闷而不欲饮食**，逼于心则心烦不宁，逼

---

① 二十条：原作"二十一条"，据正文内容改。

于胃口，则喜呕逆，此其常也。但人之气体不同，见证亦因之不一，或但胸中烦而不呕，或于前诸证外加渴，又或腹中痛，或胁下痞硬，或心下悸，小便不利，或不渴，身有微热，或咳者，总属邪传少阳见证，汗下皆不可用，唯有和解一法，当以**小柴胡汤**主之，所谓柴胡证也。凡**伤寒中风，有柴胡证，宜服柴胡汤者**，但于上所列往来寒热诸证中，偶见一证便是，不必各证悉具，然后可服柴胡汤也。惟是用此汤之法，又宜随证加减。若胸中烦而不呕，去半夏、人参，加瓜蒌实；若渴者，去半夏，加人参、瓜蒌根；若腹中痛，去黄芩，加芍药；若胁下痞硬，去大枣，加牡蛎；若心下悸、小便不利者，去黄芩，加茯苓；若不渴、外有微热者，去人参加桂枝，温覆取微似汗，愈；若咳者，去人参、大枣、生姜，加五味子、干姜。此七法者，又用小柴胡汤之准绳也。

少阳病，有辨证一法

二、少阳之为病，口苦、咽干、目眩也。

口苦咽干者，热聚于胆也；目眩者，木盛生风而旋运①也。

少阳病，有汗吐下三禁二法

三、伤寒脉弦细，头痛发热者，属少阳。病在少阳，邪欲入里，在胃之津液，必为热耗，不可发汗。发汗则津液外竭，神明内乱，必为谵语，此其故不属少阳，而属胃，必待津回，胃和则愈。胃不和则神明终不安定，故烦而悸。

四、少阳中风，风热上壅，使两耳无所闻，目赤，风热与痰饮搏结。今胸中满而烦者，但于和解中，行分竭法可也，不可吐

---

① 旋运：即"眩晕"。

下。吐下则正气大伤，邪气得以逼乱神明，必悸而惊。

少阳伤寒禁发汗，少阳中风禁吐下，二义互举，其旨益严。盖伤寒之头痛发热，宜于发汗者，尚不可汗，则中风之不可汗，更不待言矣。中风之胸满而烦，痰饮上逆，似可吐下者，尚不可吐下，则伤寒之不可吐下，更不待言矣。

辨少阳经病，有欲解不解四法

五、大概伤寒至三日，大约三阳为病已尽，三阴当受邪，其人反能食不呕，此为三阴不受邪，胃气已和而自愈也。

能食不呕，与胃和则愈之义互发。

六、伤寒三日，少阳脉小者，知本经邪气既微，欲已之兆也。

七、少阳病，欲解时，从寅至辰上。

受病之经，正气虚衰，每藉力于时令之王，此趋三避五①所由来乎？

八、伤寒六七日，身已无大热，而其人反烦躁不宁者，此为三阳经之病去外而深入于三阴经故也。从此邪势留连，转致危困者多矣。向使邪在阳经，早从外夺，何至此哉！

少阳证具，将欲入里，而太阳阳明小有未罢，但用小柴胡汤一法

九、伤寒至四五日，虽尚身热恶风，头项强，为太阳阳明之证未罢，加以少阳部位胁下实满，似乎三阳合并，宜行表法。乃其

① 趋三避五：语本《素问·生气通天论》："其生五，其气三，数犯此者，则邪气伤人，此寿命之本也。"指顺应天之三阴三阳，回避地之五行生克伤害，亦趋利避害之义。三，指三阴三阳；五，指五行之气。

手足温而渴者，是病邪辐辏^①于少阳，向里之机已著。若加发散，则重耗其津，宜用和解之法，小柴胡汤主之，使阳邪自罢，而阴津不伤，诚一举而两得者也。

此用小柴胡汤，当从加减法。不呕而渴者，去半夏加瓜蒌根为是。

少阳证，脉弦涩，加腹痛，先用建中，后用小柴胡一法

十、伤寒阳脉涩，阴脉弦，浑是在里之阴寒，法当腹中急痛，治之者，先用小建中汤之缓药，以和其急，则其痛必差。如不差者，则弦为少阳本脉，涩乃汗出不彻，腹痛乃邪欲传太阴也，当和其阴阳，宜与小柴胡汤主之。

少阳证具，已经汗下，而太阳未罢，胸有微结者，宜用柴胡桂枝干姜汤一法

十一、伤寒五六日，虽传少阳，或尚兼太阳，前已发汗，而此复误下之，不但胸胁满，且热搏痰饮而微结，小便不利，渴而不呕，结热上攻，但头汗出，而身无汗，往来寒热，心烦者，此为少阳证具，而太阳尚未解也，柴胡桂枝干姜汤主之。

少阳证，服小柴胡汤加渴者，宜救津液一法

十二、传少阳后，服柴胡汤已，而复作渴者，转属阳明也，当以治阳明之法照证治之。

风寒之邪，从阳明而传少阳，起先不渴，里证未具，及服小柴胡汤已，重加口渴，则邪还阳明，而当调胃以存津液矣。然不曰攻下，而曰以法治之，意味无穷。盖少阳之寒热往来，

---

① 辐辏（fúcòu 伏凑）：集中，聚集。亦作"辐凑"。梁·刘勰《文心雕龙·事类》："众美辐辏，表里发挥。"

间有渴证，倘少阳未罢，而恣言攻下，不自犯少阳之禁乎！故见少阳重传阳明之证，但曰以法治之，其法维何？即发汗利小便已，胃中燥烦实，大便难之说也。若未利其小便，则有猪苓导热之法；若津干热炽，又有人参白虎之法。仲景圆机活泼，未易言矣。

少阳证具，误下而证尚未变者，仍用小柴胡汤二法

十三、凡宜服柴胡汤和解之病证，而误下之，若柴胡证不罢幸无他变者，可复与柴胡汤。但因误下后正气虚，此时必蒸蒸而振，却发热汗出而解也。

十四、伤寒五六日，呕而发热者，柴胡汤证具，而以他药下之，柴胡证仍在者，复与柴胡汤。此虽已误下之，不为逆，必蒸蒸而振，却发热汗出而解。若误下而有心下满而硬痛之变者，此为结胸而邪尚在太阳也，大陷胸汤主之。但满而不痛者，此又为太阳痞证，虽已传少阳，柴胡汤不中与之，宜用太阳治法治之，与半夏泻心汤。

二条互发，前略后详。误下虽证未变，然正气先虚，故服柴胡汤，必蒸蒸而振，始得发热汗出，而邪从表解，此虽误下而不成坏病也。若误下而成结胸与痞，则邪尚在太阳，而柴胡汤非所宜矣。结胸及痞，太阳篇各有专条。

少阳病，有疑似少阴者，当细辨脉证用药一法

十五、伤寒至五六日，按期当在少阴，乃头汗出，微恶寒，手足冷，心下满，口不欲食，大便硬，脉沉细者，此为阳邪微结①而未散，必有表，复有里，确为少阳证也。虽其脉沉，亦似乎

---

① 阳微结：因热结于里而致大便秘结，称"阳结"。热结的程度轻，称"阳微结"。

病在里也。然有汗出，知其为阳邪微结而已。假令纯阴结①，而属少阴，则不得复有外证，而悉入在里矣，以此知其为半在里、半在外也，脉虽沉紧，不得为少阴病。所以然者，既为阴结不得有汗，今头汗出，故知非少阴而属少阳也，可与小柴胡汤。设不了了者，余邪未尽也，但使得屎，则清爽而解矣。

阳微结者，阳邪微结，未尽散也。注作阳气衰微，故邪气结聚，大差！果而，则头汗出为亡阳之证，非半表半里之证矣。果而，则阴结又是阴气衰微矣。玩本文假令纯阴结等语，谓阳邪若不微结，纯是阴邪内结，则不得复有外证，其意甚明。得屎而解，即取大柴胡为和法之意也。

用汗吐下后，有辨脉证，而识其必愈一法

十六、凡病，若发汗，若吐，若下，若亡其津液，以致不解，第脉之而阴阳自和者，乃津液复生之候，必自愈。不可妄投汤剂。

辨妇人伤寒传少阳，有热入血室之证四法

十七、妇人中风，发热恶寒，经水适来，至得病之七八日，热除而脉迟身凉，似乎病解，却又胸胁下满，如结胸状，谵语者，此为热入冲脉血室也。当刺肝经之期门穴，盖肝藏血，热在血，则肝实，故随其实处而泻之。

十八、妇人中风，七八日续得寒热，发作有时，经水适来而断者，此为热入冲脉血室，其血必结，故使寒热如疟状，发作有时，而经水不行也，亦用和解法，以小柴胡汤主之，则邪热解，而血之结者自行也。

---

① 纯阴结：因脾肾阳虚，阴寒凝结，温运无力所致的大便秘结，称"阴结"。没有兼夹证的阴结，称"纯阴结"。

十九、妇人伤寒发热，经水适来，昼日明了，暮则谵语，如见鬼状者，此为热入冲脉血室。冲脉下居腹内，与身半以上无干，治之者无妄用汗吐下之法，以伤犯胃气，及上中二焦，但经血行，则热邪随之而去，必自愈。

二十、妇人经来时，血弱气尽，腠理开，热邪之气因乘之而入，与正气相搏，结于胁下，少阳部位作痛，正邪分争，往来寒热，正胜则休，邪胜则作，常有时候，默默沉闷不欲饮食。盖邪在肝脏胆腑本自相连，而处胃口之上，其胁下之结痛，必下于胃口，邪高痛下，故使呕而不欲饮食也，小柴胡汤主之。

四条皆互文见意也。一云经水适来，一云经水适断；一云七八日热除而脉迟身凉，一云七八日续得寒热，发作有时；一云胸胁下满，一云邪气因入，与正气相搏，结于胁下；一云如结胸状，一云邪高痛下；一云谵语，一云昼日明了，暮则谵语，如见鬼状；一云如疟状，一云往来寒热，休作有时；一云刺期门，一云用小柴胡汤，一云毋犯胃气及上二焦。皆互文以明大义，而自为注脚也。学者试因此而绌绎①全书，思过半矣。"如结胸状"四字，仲景尚恐形容不尽，重以脏腑相连、邪高痛下之语，畅发病情。盖血室者，冲脉也，下居腹内，厥阴肝之所主也；而少阳之胆，与肝相连，腑邪在上，脏邪在下，胃口逼处二邪之界，所以默默不欲饮食，而但喜呕尔。期门者，肝之募也，随其实而泻之。泻肝之实也，又刺期门之注脚也。小柴胡汤，治少阳之正法也。毋犯胃气及上二焦，则舍刺期门、服小柴胡汤，更无他法矣，必自愈。见腑邪可用小柴胡汤，而脏

---

① 绌绎（chōuyì 抽译）：即理出头绪。又作"抽绎"。绌，抽引；绎，抽出。

邪必俟经水再行，其邪热乃随血去，又非药之所能胜尔。

问：血弱气尽一节，有藏府相连，其痛必下，邪高痛下，故使呕也。高指表耶？下指胁耶？答曰：高不指表，下不指胁，要知此乃言妇人经水适来、适断之词。经水适来、适断之后，宁非血弱气尽乎？因少阳热邪深入血室，逼其经血妄行，致成此证。盖少阳胆藏于厥阴肝叶之内，藏府相连，与太阳阳明两阳各为一区、不与少阴太阴相连者迥殊，所以太阳阳明之府邪，不能袭入于藏，而少阳之府邪，与藏相连，漫无界限，其热邪之在胁者，迫血妄行，必痛连腹中，见经血虽止，而腹痛犹不止耳。高指胁也，下指腹也。邪在两胁，已搏饮上逆，痛在腹中，又浊气上干，所以其证呕逆特甚。但不可因其痛在腹中，遂指为厥阴见证，误用吴茱萸等汤治呕、桂枝大黄等汤治痛，仍用小柴胡汤，治其府，不治其藏，乃为不误。此是吃紧叮咛，言外见藏府同治，必领府邪入藏，而成两感。水浆不入，形体不仁，有必至矣。仲景不能尽所欲言，但以小柴胡汤主之一语，砥柱狂澜。几千年来，窥其奥旨者，果谁人哉！少阳篇止此。

附：合病、并病、坏病、痰病

过经不解，附三阴经后

上证叔和俱编入太阳经中，不知何意？或谓伤寒只分六经，舍太阳一经，别无可入诸项也。然则霍乱证及阴阳易等证，曷为不尽入太阳耶？兹一一清出，俾业伤寒者一展卷而了然于心目尔。

附：合病法八条

合病者，两阳经、三阳经之证交见，且齐见，至所见多少，则不问也。如太阳病只须几几，便兼阳明，即为合病，当从合病治法，加葛根矣。倘见证多，又何疑焉？凡合并病，随各经见证多寡定方。

一、太阳病，项背强，颈间几几①不舒，此当无汗，今反汗出恶风者，颈系阳明部分，乃中风而合阳明者也，桂枝加葛根汤主之。

二、太阳病，项背强，颈间几几不舒，无汗恶风者，此伤寒而合阳明者也，葛根汤主之。

二条以有汗、无汗，定伤风、伤寒之别。颈属阳明，既于太阳风伤卫证中，才见阳明一证，即于桂枝汤中加葛根；则于太阳寒伤营证中，才见阳明一证，即于麻黄汤中加葛根。似天然不易之法也。然第二条，不用麻黄全方加葛根，反用桂枝全方加麻黄葛根者，则并其巧而传之矣。见寒邪既入阳明，则胸间之喘必自止，自可不用杏仁。况颈项背，俱是阳位，易于得汗之处，设以麻黄本汤加葛根，大发其汗，将毋项背强几几者，变为经脉振摇动惕乎？此仲景所以为精义入神也。桂枝汤、麻黄汤，分主太阳之表，葛根汤总主阳明之表，小柴胡汤总主少阳之表，三阳经合并受病，即随表邪见证多寡定方，丝丝入扣。

三、太阳中风与阳明合病，不下利，但呕者，风性上行故也，葛根加半夏汤主之。

四、太阳伤寒与阳明合病者，必自下利，寒性下行故也，葛根汤主之。

五、太阳伤寒与阳明合病，本宜合用两经之药，然或喘而胸满者，则又两邪合势攻肺，病偏于上也，不可用阳明攻下之药，但以太阳麻黄汤主之，则喘平于内，而邪解于外矣。

----

① 项背强几几（jīnjīn 紧紧）：形容项背拘紧不适，转动俯仰不利之状。几几，南阳地区方言，有拘紧、固缩之意。

两经合病，当合用两经之药，何得偏用麻黄汤耶？此见仲景析义之精。盖太阳邪在胸，阳明邪在胃，两邪相合，必上攻其肺，所以喘而胸满。麻黄杏仁，治肺气喘逆之颟药，用之恰当，正所谓内举不避亲也。何偏之有？

六、太阳与少阳合病，自下利者，半表半里之证居多，当用和法，与黄芩汤。若呕者，黄芩加半夏生姜汤。

太阳阳明合病下利，表证为多；阳明少阳合病下利，里证为多；太阳少阳合病下利，半表半里之证为多。故用黄芩、甘草、芍药、大枣为和法也。

七、阳明少阳合病，必下利，其脉大而弦，两经之气各不相负者，顺也。负者，失也，互相克贼，名为负也。若少阳弦脉独见，则阳明为负，视其脉滑而且数不迟涩者，知有宿食在胃中也，当急下之，宜大承气汤。

土木之邪交动，则水谷不停而急奔，故下利可必也。阳明脉大，少阳脉弦，两无相负，乃为顺候。然两经合病，阳明气衰，则弦脉独见，少阳胜而阳明负矣。下之固是通因通用之法，而土受克贼之邪，势必藉大力之药，急从下夺，乃为解围之善着。然亦必其脉滑而且数，有宿食者，始为当下无疑也。设脉不滑数而迟涩，方虑土败垂亡，尚敢下之乎？按：太阳与阳明合病，阳明与少阳合病，俱半兼阳明，所以胃中之水谷不安，而必自下利。其有不下利者，亦必水饮上越而呕，与少阳一经之证干呕者，大不同也。或利或呕，胃中之真气与津液俱伤，所以急须散邪以安其胃，更虑少阳胜而阳明负，即当急下以救阳明，其取用大承气汤，正迅扫外邪，而承领元气之义也。设稍牵泥，则脉之滑数，必转为迟涩，下之无及矣。微哉危哉！

八、三阳合病，其脉浮大，上关上，热势弥漫之象也。其证但欲眠睡，目合则汗，中州扰乱之象也。而且**腹满身重，难以转侧，口不仁而面垢，谵语遗尿**，病势狼狈如此，治之者发其汗，则偏于阳，津液愈竭，谵语益甚，将成无阳之证。**下之**，则偏于阴，孤阳上突，**额上生汗**，而手足逆冷，恐有亡阳之患。**若得自汗者**，表证已尽，只宜内解其热，**白虎汤主之。**

按：三阳经之受外邪，太阳头疼、腰脊痛，阳明目痛、鼻干、不眠，少阳往来寒热、口苦、呕渴，各有专司。合病者，即兼司二阳三阳之证也。仲景但以合之一字括其义，而归重在下利与呕、喘、胸满之内证，盖以邪既相合，其腹内必有相合之验故也。再按：太阳中篇第四十一条云，伤寒六七日，发热，微恶寒，支节烦疼，微呕，心下支结，外证未去者，柴胡桂枝汤主之数语，其证全是太阳与少阳合并之病，但内无下利，其呕复微，即不谓之合病；心下支结，又与时如结胸、心下痞硬者不同，即不谓之并病。乃知合并之病，重在内有合并之征验矣。后人谓三阳合病，宜从中治，此等议论，似得仲景表邪未散用小柴胡汤，里热已极用白虎汤之旨，然未可向痴人说梦也。设泥此，则仲景所用麻黄汤、大承气汤之妙法，万不可从矣。噫！吾安得尽辟捷径为周行①也哉。

附：并病法五条

并病者，两经之证，连串为一，如贯索然，即兼并之义也。并亦不论多寡，一经见三五证，一经见一二证，即可言并病也。赵嗣真曰：合病者，二阳经或三阳经同受病，不传者也；并病者，一经先受病，又过一经，病之传者也。不知传经者，使更见一经之证，不逾日而本证悉罢，尽见所传是经之证。若并病则一经先现，复显一经，邪

---

① 周行：大路，大道，畅通无阻的道路。

贯两经，稽迟多日，与传经似同而实异。迨至后来，尽归并于一经，其治法则与传经不甚相远也。

一、有二阳并病者，当太阳初得病时，虽服麻黄汤发其汗，汗先曾出而不尽彻，余邪因转属阳明，续自微汗出，不恶寒，此阳明热炽，可下之证也。若太阳病证不罢者，不可下，下之则成结胸而为逆，如此者可先小发其汗，然后下之。设有面色缘缘正赤者①，乃阳气怫郁②在表，因感寒邪深重，初时本当以麻黄汤汗之而竟不为发汗，其人邪扰于内，躁烦，不知痛处，乍在腹中，乍在四肢，按之却不可得，若是者，当解之熏之③，而非小发汗所能胜也。若曾发其汗而不彻者，阳邪已稍解散，不足言，阳气怫郁不得越矣，且审其人胸中短气，明是因汗气伤，而非未尝得汗之象，但坐，以汗出不彻故也，宜更用发汗之汤药，以彻其未彻之邪，则愈。然此何以知其汗出不彻？以其脉涩，又明是因汗血伤之征，故知之也。此条旧本前后错乱，今改正。

"更"字读平声，与太阳中篇"伤寒发汗，解半日许，复烦，脉浮数者，可更发汗"互发。然则彼"更"桂枝汤，此"更"桂枝加葛根汤，并可推矣。

二、有始先本二阳并病，其后太阳证以渐而罢，一一俱归并阳明，但见发潮热，手足漐漐汗出，大便难而谵语诸证者，此胃实之候也，大下之则愈，宜大承气汤。

三、治太阳与阳明并病，固有或汗或下之法矣。若太阳与少阳并病，治法迥乎不同。其证上则太阳头项部位强直而痛，邪热上升或眩冒不清，下则胁下少阳部位时如结胸之状，而心下痞硬，身半

---

① 面色缘缘正赤：满面持续通红。
② 怫郁：指阳气被外邪所遏郁。怫，郁滞不通。
③ 解之熏之：解之，指发汗解表；熏之，指以药物熏蒸取汗。

以上，无不病之处，可谓重矣。然治之者，但当刺大椎第一间肺俞之穴，使膀胱气行，则太阳之邪可解；再刺肝俞之穴，以泻胆府之热，则少阳之邪可去。慎不可如太阳阳明并病治法，误发其汗也。若发其汗，则耗亡阳明津液，证则有谵语之变，而脉则独见弦象，其甚者五六日谵语不止，盖阳明负而少阳胜，木邪凌土之候也。救之之法，惟当刺期门肝募之穴，以泻木气之实而已。

少阳之脉络胁，胁间并入太阳之邪，则与结胸证似是而实非也。肝与胆合，刺肝俞，所以泻胆也，膀胱必得气化而能出；肺主气，刺肺俞以通其气，斯膀胱之气化行，而邪自不能留矣。发汗则谵语，与木盛克土之意同。注谓木盛则生心火，节外生枝，反失正意。脉弦亦即合病内少阳胜而跗阳负之互词，所以刺期门，随木邪之实而泻之也。

四、不但发汗不可也，凡太阳少阳并病，心下硬，头项强而眩者，治法但当刺大椎肺俞、肝俞二穴，慎勿下之。

五、若太阳少阳并病，不知宜用刺法，而反下之，遂使病邪陷入，上则成结胸，而心下硬，下则下利不止，于是阳明告困，胃气不通，而水浆不入，其人乃心烦而死。

以上三条之义互发，第三条言不可发汗，第四条言不可下，此条又互四条之意，而言误下之害。并病，即不误用汗下，已如结胸，心下痞硬矣，况加误下乎！此比太阳经误下之结胸，殆有甚焉。其人心烦，似不了之语，然太阳经谓结胸证具，烦躁者亦死，意者此谓其人心烦者乃死乎？

附：坏病①法二条

① 坏病：即变证。指因误治而致病情发生变化，已无六经证候可循的病证。

凡病已汗、已吐、已下、已温针，病犹不解，治法多端，无一定可拟，故名之为坏病。其病有在三阳，有在三阴，与过经不解相同；其证有结胸、下利、眩冒、振惕、惊悸、谵妄、呕哕、躁烦之不同；其脉有弦促、细数、紧滑、沉微、涩弱、结代之不同，故必辨其脉证，知犯何逆，然后以活法而治其逆也。

一、太阳病三日，已发汗，若吐、若下、若温针，仍不解者，此为坏病。桂枝不中①与也，当观其脉证，而于太阳本经误用汗吐下、温针诸变逆中求之，知犯何逆，以前治逆之法，随证治之。

相传伤寒日久，二三十日不瘥者，谓之坏病，此过经坏病也。此条止说病三日，乃未过经之坏病也。且止说太阳病，连少阳亦未说到，故谓桂枝偏表之法不可用。观下条太阳转入少阳之坏证，有"柴胡证罢"四字，可见此为桂枝证罢，故不可用也。设桂枝证仍在，即不得谓之坏病，与少阳篇内"柴胡证仍在者"，此虽已下之，不为逆，复与柴胡汤，必蒸蒸而振，却发热汗出而解之文，又互相缩照也。岂有桂枝、柴胡之证尚未罢，而得指为坏病之理哉！

二、本太阳病不解，转入少阳者，确有本经胁下硬满，干呕不能食，往来寒热诸证，尚未有吐下诸误，而其弦脉沉紧之象不衰者，此非和解不愈，当与小柴胡汤。若已误用吐下、发汗、温针之后，而证见谵语，少阳柴胡之证悉罢，此为坏病，当审其脉证，而于少阳本经误用吐下、发汗、温针诸变逆中求之，知犯何逆，各以前之治逆法治之。

上条太阳经之坏病，此条少阳经之坏病，两条文意互发，

---

① 不中：即"不可"之义。

其旨甚明。叔和分汇，致滋疑惑。兹合而观之，乃知云桂枝汤不中与，则其所犯，要不离太阳经之误用汗吐下、烧针之诸逆也；云柴胡证罢，则其所犯，要不离少阳经之误用汗吐下、烧针之诸逆也。而阳明及三阴无不有误治之坏病，俱可由此而类推矣。

附：痰病法三条

慨自伤寒失传，后人乃以食积、虚烦、痰饮、脚气，牵合为类伤寒四证。此等名目一出，凡习伤寒家，苟简粗疏，已自不识要妙。况复加冬温、温病、寒疫、热病、湿温、风温、霍乱、痉、内痈、畜血①，为类伤寒十四证。头上安头，愈求愈失。兹欲直溯渊源，不得不尽辟岐派。盖仲景于春夏秋三时之病，既以冬月之伤寒统之，则十四证亦皆伤寒之所有也。若委之局外，漫不加察，至临证模糊，其何以应无穷之变哉？兹于春夏病中，逐段拈出，特于三阳经后，另立痰病一门。凡痰饮素积之人，有挟外感而动者，有不由外感而自动者，论中分别甚明。凡痰挟外感之邪，搏结胸胁，三阳篇中，已致详矣。此但举不由外感之痰病，昭揭其旨焉。

一、病如太阳中风，有汗、发热、恶寒诸桂枝证，而头不痛，项不强，则非外入之风，又加寸脉微浮而不甚，胸中痞硬，气上冲咽喉，不得息者，此为胸有痰寒②内动，而非桂枝证也。当吐之，宜瓜蒂散，以涌出其痰。诸亡血虚家不可与。

二、病人胸中本有痰寒，复发汗夺津，以散其阳气，则胃中益冷，必吐蛔。

此即上条之互文。上条辨非桂枝证，此条辨不可发汗，盖

---

① 畜血：即"蓄血"。畜，通"蓄"。《荀子·天论》："畜积收藏于秋冬。"

② 胸有寒：指胸膈有痰饮停聚。"寒"，作"邪"解，此指"痰饮"。

伤寒分经

一一八

痰从内动，无外感与俱，误发其汗，必至迷塞经络，留连不返，故示戒也。设兼外感，如三阳证中诸条，则无形之感，挟有形之痰，结于一处，非汗则外邪必不解。即强吐之，其痰饮亦必不出，所以小青龙一法，卓擅奇功耳。此言有痰无感，误发其汗，重亡津液，即大损阳气，其胃冷而吐蛔，有必至^①也。

三、病人手足厥冷，如厥阴热深厥深之状，而脉则虽非常紧，有时乍紧者，此病邪^②结在胸中之证脉也，加以心中满而烦，腹中饥而口不能食者，知有痰饮隔之，病在胸中无疑也，当须吐之，宜瓜蒂散。

合三条，总见痰证可吐不可汗；合食积、虚烦、脚气四证论之，勿指为类伤寒，但指为不可发汗，则其理甚精。盖食积，胸中阳气不布，更发汗则阳气外越，一团阴气用事，愈成危候；虚烦，则胸中津液已竭，更发汗则津液尽亡；脚气，即地气之湿邪，从足先受者，正湿家不可发汗之义尔。奈何舍正路而趋曲径耶？

少阳篇论列方正用方二　借用方三

小柴胡汤

小建中汤借用太阳中篇方

柴胡桂枝干姜汤

大陷胸汤借用太阳上篇方

半夏泻心汤借用太阳中篇方

附：合病论列方正用方五　借用方三

桂枝加葛根汤

---

① 必至：此指病情的必然发展归向。《战国策·齐策四》："事有必至，理有固然，君知之乎。"

② 邪：此指痰邪。

卷三下

南阳　张　机　仲景　著
西昌　喻　昌　嘉言　注
武原　吴仪洛　遵程　订
秦溪　许　栽　培之　参
新安　胡承曾　天宗　较①

太阴经全篇

仲景《伤寒论》六经中，唯太阴经文止九条，方止四道，可谓约略之至矣。然而汗下温三法，无不备具于一篇之中。但太阴居三阳二阴之间，为阴中之阴，唯脾胃素虚或内伤饮食者，外邪始得犯之。故其表法，但取解肌，不取发汗；其传经之邪，或缘先伤饮食，或缘攻下所致，无大热证，非少阴厥阴之比；其桂枝大黄汤一证，乃缘误下，外邪内陷而腹痛，用以分解内陷之邪，非太阴有可下之例也。而太阴为寒藏，其宜温之证为最多，非一方可尽，故曰宜服四逆辈，则理中、真武、附子等汤，俱可随证用之矣。

一、太阴之为病，腹满自利，其常也，乃腹满而加之以吐，甚至食不能下，是邪迫于上；又自利比常益甚，且有时腹自痛，是邪迫于下，上下交征，胃中空虚，但可温散。若误下之，则在下之邪可去，而在上之邪陷矣，**必胸下结硬**。

下之胸下结硬与结胸之变颇同，胃中津液上结，胸中阳气

① 较：通"校"。校对，校勘。《广韵》："较，古孝切，音教。与校通。"

不布，卒难开解，比太阳误下之变，更加逆矣。

二、太阴中风者，四肢每多烦疼，以脾主四肢，风淫末疾也。若其脉阳部微、阴部涩，则风邪已去，而显不足之象；而又长而不短者，是元气未漓之征，其病为欲愈也。

脉见不足，正恐元气已漓，暗伏危机，故必微涩中，兼见长脉，始为其病欲自愈也。注家不察来意，谓涩为血凝气滞，岂有血凝气滞反为欲愈之理耶？

三、太阴病，脉尺寸俱沉细，今见浮者，是邪还于表，可解肌以发其汗，宜用桂枝汤，使邪仍从卫分而出，不可误用麻黄汤也。

四、自利不渴者，属太阴，以太阴本属湿土，其藏自有寒①湿之气，故自利而不渴也。当温之，宜服四逆辈。

自利不渴者属太阴，太阴主水谷，故病自利；内有真寒，故不渴。用四逆辈者，盖以水土同出一源，冬月水暖则土亦暖，夏月水寒则土亦寒，所以土寒，即阴内阳外也，故用四逆辈以温土。注谓自利不渴，湿胜也，故用四逆辈以燠②土燥湿，此老生腐谭，非切要也。仲景大意，以自利不渴者属太阴，以自利而渴者属少阴，分经辨证，所关甚巨。盖太阴属湿土，热邪入而蒸动其湿，则显有余，故不渴而多发黄；少阴属肾水，热邪入而消耗其水，则显不足，故口渴而多烦躁。若不全篇体会，徒博注释之名，其精微之蕴，不能阐发者多矣。

五、太阴中风，脉证浮缓发热，而少阴厥阴，常有四逆之证。今伤寒脉浮而缓，而手足自温者，与三经不合，知其病系在太阴也。太阴病，脉浮缓，湿热交盛，当发身黄，若小便自利者，湿热随

---

① 藏有寒：此指脾脏湿寒。
② 燠（yù 玉）：暖，温。

之而泄，**不能发黄**。若此者，**至七八日虽暴烦，下利日十余行**，有似少阴证，然少阴下利不止，而此知其**必自止**，以其手足温，则谷气充于四肢；小便利，则湿气不留，**脾家之气强实①**，而能运化，其**秽腐**即当去尽，**故知其自止**，而异于少阴**也**。

不能发黄以上，与阳明下篇第六条语句皆同。但彼以胃实而便硬，其证复转阳明；此以脾实而下秽腐，其证正属太阴耳。至七八日暴烦，下利日十余行，其证又与少阴无别，而利尽秽腐当自止，则不似少阴之烦躁有加，下利漫无止期也。况少阴之烦而下利，手足反温，脉紧反去者，仍为欲愈之候。若不辨晰，而误以四逆之法治之，几何不反增危困耶？虽阳明与太阴脏腑相连，其便硬与下利，自有阳分、阴分之分别。注家归重于脾，谓脾为胃行其津液，则如此，不为胃行其津液，则如彼，似是而非，全失仲景三阴互发之旨。

六、**本太阳病**，医者不为解肌发汗，**而反下之，因而腹满时痛**，不复为变于胸胁以上**者**，知阳邪已入阴位，而属太阴也。法当升举阳邪，而更收太阴之逆气，以**桂枝加芍药汤主之**。

七、**若腹满而大实痛者**，似宜急下，但外邪内陷太阴者，概不可峻攻，惟当七表三里，分杀其邪，**桂枝加大黄汤主之**。

八、**太阴为病**，治之者，常宜照顾胃中阳气，**若脉弱**，**而其人续自便利**，胃弱明矣。**设当行大黄、芍药**阴寒攻下之品**者**，**宜减之**，以其人胃气素弱，易于伤动，故宜慎之也。

此段叮咛，与阳明篇中互发。阳明曰不转矢气，曰先硬后溏，曰未定成硬，皆是恐伤太阴脾气。此太阴证而脉弱便利，减用大黄、芍药，又是恐伤阳明胃气也。

---

① 脾家实：即脾阳恢复之义。实，此指正气充实。

九、太阴病欲解时，从亥至丑上。

太阴篇论列方正用方三　借用方一

桂枝汤借用太阳上篇方

四逆汤

桂枝加芍药汤

桂枝加大黄汤

卷四上

南阳　张　机　仲景　著

西昌　喻　昌　嘉言　注

武原　吴仪洛　遵程　订

贲湖　周学江　襟三　参

海昌　周广业　勤补　参

少阴经前篇

凡本经宜温之证，悉列此篇。法二十五条。

传经热邪，先伤经中之阴，甚者邪未除而阴已竭，温药类非所宜。独是传入少阴，仲景举急下之证，仅居十之三，急温之证，反居十七。而宜温之中，复有次第不同。毫厘千里，粗工不解，必于曾犯房劳者，始敢用温；及遇一切当温之证，反不能用。讵知①未病先劳其肾水者，不可因是遂认为当温也。必其人肾中之真阳素亏，复因汗吐下，扰之外出，而不能内返，势必藉温药以回其阳，方可得生。所以伤寒门中，亡阳之证最多。即在太阳，已有种种危候。至传少阴，其辨证之际，仲景多少迟徊顾虑，不得但从正治之法，清热夺邪，以存阴为先务也。今以从权温经之法，疏为前篇；正治存阴之法，疏为后篇。

一、少阴病，始得之，病既在里，外不当发热矣，乃反发热，而脉自沉者，是其经表里皆病也，法当于表散之中，即收摄其真阳，

---

① 讵（jù 具）知：岂知，怎么知道。讵，岂，怎。

麻黄附子细辛汤主之。

脉沉为在里，证见少阴，不当复有外热。若发热者，乃是少阴之表邪，即当行表散之法者也。但三阴之表法，与三阳迥异。三阴必以温经之药为表，而少阴尤为紧关，故麻黄与附子合用，俾外邪出而真阳不出，才是少阴表法之正也。

二、少阴病，得之方一二日，口中和，而不燥不渴，全无里热之证，其背又恶寒者，则阳微阴盛之机，已露一班，当用火灸之，以助阳消阴，药宜附子汤主之，所以温经而散寒也。

得之一二日，即上条始得之之互文。

三、少阴病，得之已二三日矣，治之乃以麻黄附子甘草汤微发其汗，何耶？盖以二三日来无烦躁呕渴之里证，病尚在表，故以甘草易细辛，温散之缓剂，微发其汗也。

四、少阴病，肾气上逆，欲吐不吐，心烦，但欲寐，五六日自利而渴欲饮水者，属少阴热炽而虚也，虚故引水自救，此传经热邪之病形悉具，当从存阴正治之法矣。然肾热者，小便必赤，若小便色白者，虽少阴传经病形悉具，未可便用寒下之法。盖小便白者，以下焦阳虚有寒，不能制水使赤，故令色白也。岂可舍温法而寒下之哉！

五、病人脉阴阳俱紧，此伤于寒，宜乎无汗，而反汗出者，亡阳以固护其外，所以邪不出而汗先出也。此属少阴真阳虚也，虚则邪在其经，本经之证，一一显露，法当咽痛而复吐利，亦宜用温之证也。

六、人身阳气，每与汗俱，少阴病，脉微者不可发汗，以其人亡阳故脉微，不可发汗以虚其虚也。若阳已虚，而尺脉微弱之中，兼带涩者，复为阴血损伤之候，又不可下之。惟温法可奏功也。

七、少阴病，始则下利，若其后利自止，虽有恶寒而蜷卧虚寒之证，而**手足温者**，其阳气犹存，阴寒亦易散，可用温法**治之而愈**。

八、少阴病，阳虚之甚，**恶寒而踡**卧，真阳扰乱不宁，时时自**烦，欲去衣被者**，阳犹在舍，未至出亡，犹可以温法**治之而愈**。

九、少阴病，**手足寒，脉紧**，至七八日自下利，**脉暴微**，本阳微阴盛之候，然手足反温，则阳气已回，**脉紧反去**，则寒邪已退，若此者，为欲解也。虽其人心烦，不过阳弱不安，其下利必自愈。

三条互见，此则邪解阳回，勿药自愈之证。即紧去人安之互辞也。

十、少阴病，**身体痛，手足寒，骨节痛，脉沉者**，皆寒邪入少阴之脉证，治当温经以散其寒，**附子汤主之**。

十一、少阴病，**吐利，手足厥冷，烦躁欲死者**，此肾中阴气上逆将成危候，法当下其逆气，兼厚脾土，使阴气不复上干，**吴茱萸汤主之**，温经而兼以温中也。

十二、少阴病，**但下利**，而别无阳证相错，恐阴盛而隔绝其阳，治宜通阳消阴，**早用白通汤主之**。

十三、少阴病，**下利，脉微者**，与白通汤以扶阳抑阴，正法也。而其利不止，反至**厥逆无脉，干呕，烦者**，此非药不胜病，乃无向导而不能入也，宜用阴药为导，**以白通加猪胆汁汤主之**。若服**汤后脉暴出者**，乃无根之阳，凭药而兴，故其来骤，迨药力既过，阳亦随尽而**死**；惟脉**微续者**，为真阳藉药而回，可保其生。然病至此已危矣，所以遇纯阴证，必当早用白通，图功与未著也。

十四、少阴病，**二三日不已，至四五日，腹痛，小便不利**，此阴寒内持，湿胜而水不行也，于是渗四肢而为**沉重疼痛**，甚至水谷不分，而为**自下利者，此为有水气**也。水气泛溢，无所不至，其人或咳，或亦小便利，或下利，或上逆而为呕者，非镇摄北方之水，何以消阴而固阳？真武汤主之。

太阳篇中，厥逆、筋惕肉瞤而亡阳者，用真武之法，已表明之矣。兹少阴之水湿上逆，仍用真武一法以镇摄之，可见太阳膀胱与少阴肾，一脏一腑，同居北方寒水之位。腑邪为阳邪，藉用麻桂为青龙，以涤痰导水；脏邪为阴邪，藉用附子为真武，以消阴摄阳。其神功妙济，真有不可思议者矣。

十五、少阴病，观其下利清寒而出不化之谷，里寒极矣，而外反发热，观其手足厥逆，脉微欲绝，阴寒极矣，而其身反不恶寒，且其人面上反现赤色，并有少阴危急诸证，或腹痛，或干呕，或咽痛，或利虽止而脉不出者，明系群阴格阳，出在躯壳而不能内返之证，当用通脉四逆汤主之，所以入阴迎阳，而通其脉。必视其脉即时出者，则真阳不随热势而散，可卜其愈。不然，主死。

前条云脉暴出者死，此条云脉即出者愈，其辨最细。盖暴出则脉已离根，即出则阳已返舍，由其外发热、不恶寒、面赤色，真阳尚在躯壳故也。

十六、少阴病，外邪与肾气两相搏击，脉必不静，而反沉而不鼓者，是阳气衰微可知，当急温之，宜四逆汤以助其阳。

十七、少阴病，有挟饮者，亦当从温以化之，不可纯作饮治也，如饮食入口即吐，即非饮食之时，亦心下温温欲吐，复不能吐，似有物格拒，若始得之时，其手足虽寒，而非四逆，脉不过弦中带迟而不微细者，此为胸中痰饮充实，而阳气不得宣越，不在温经之例，又其病不在腹，不可下也，当即用吐法以开提之，而阳气得通矣。若其欲吐之故，非系痰邪遏抑阳气，因膈上有寒饮，而但干呕者，则是阴邪上逆，而阻留其饮于胸中，吐之转增其逆，不可吐也，急温之，宜四逆汤以助阳而胜阴。

十八、少阴病，下利，脉见阳微阴涩者，是真阴真阳两伤之候也，阴逆者呕，而阳虚则汗出，阳虚下坠，**必数更衣**，阴弱者虽数而**反少**，若是者，固当温之以救阳，然但温其下，必逼迫下利，使阴立亡，故当**温其上，但于百会穴中灸之**。庶阳不下陷以逼阴，阴得安静，而下利自止也。

前条用吴茱萸汤，兼温其中，此条用灸法，独温其上，妙义天开，令人舞蹈。

十九、少阴病，吐而下利，必手足厥逆，今手足既不厥逆，而反发热者，是阳气未至衰惫，不死也。或发热而**脉不至**者，系真阳越出，宜急回其阳，灸少阴经穴七壮，则脉至而吐利将自止矣。

第二条背恶寒之证，灸后用附子汤者，阴寒内凝，非一灸所能胜；此条手足反温，止是阴内阳外，故但灸本经，以招之内入，不必更用温药也。

二十、少阴病，恶寒身踡屈而利，手足逆冷者，阴盛无阳，阳气不能复回矣，不治。

二一、少阴病，上吐下利，因而烦躁不宁，阴阳扰乱，已有竭绝之虞，更加**四肢逆冷**者，是脾土先败，上下交征，中气立尽，乌①能不死！使早用温中之药，宁②至此乎？

二二、少阴病，下利自止而反头眩，时时自冒其首者，阴亡于下，故利止；诸阳在上，无所依附，而扰动欲脱，故头眩，主死。

下利既止，似可得生，乃头眩、时时自冒者，复为死候。可见阳回利止则生，阴尽利止即死矣。

二三、少阴病，四肢逆冷，恶寒而身踡屈，脉不至，其阳已

① 乌：副词，哪，怎么。
② 宁：难道；岂。

去，故不烦；然或阴气未亡，尚可施回阳之法，**而乃复加躁者**，则阴亦垂绝，阳何自而回乎？**必死**。

二四、**少阴病，六七日，息高**①**者**，此真气上逆于胸中，不能复归于气海，本实先拨②也，**主死**。

二五、**少阴病，脉微沉细，但欲卧**，此本证也。若又汗出不烦，则阳证悉罢，而当顾其阴矣。是时或**自欲吐**，明系阴邪上逆，当急温之。失此不图，延至五六日，**自利有加，复烦躁不得卧寐者**，此少阴肾中之真阳扰乱，顷刻奔散，温之无及矣，**主死**。

或问：细玩《伤寒论》中，并无直中阴经之条，岂直中阴经之证，非伤寒所有事软？仲景，医中之圣，其书不当有如许大疏漏也。答曰：仲景著《伤寒论》十卷，治传经阳病；著《卒病论》六卷，治暴卒阴病。合十六卷。生民不幸，其《卒病论》当时即罹兵火之厄，早已失传。《医门法律》中寒门，粗陈病概，及急治大法，观之亦可以识《卒病论》之旨矣。

少阴前篇论列方

麻黄附子细辛汤

附子汤

麻黄附子甘草汤

吴茱萸汤

白通汤

白通加猪胆汁汤

---

① 息高：指吸气不能下达，呼吸浅表，是肾不纳气的表现。息，气息，指呼吸。

② 本实先拨：意指树根果实已经断折、枯萎。此指人体真气已经竭绝。语出《诗·大雅·荡》："颠沛之揭，枝叶未有害，本实先拨。"本，指树根、根基；实，指果实；拨，指断绝，分开。

卷四中

南阳　张　机　仲景　著
西昌　喻　昌　嘉言　注
武原　吴仪洛　遵程　订
贲湖　周学江　襟三　参
海昌　周广业　勤补　参

少阴经后篇

凡少阴传经热邪正治之法，悉列此篇。共一十九条。

少阴水藏也，水居北方，原自坎止，惟挟外邪而动，则波翻浪涌，横流逆射，无所不到，为呕、为咳、为下利、为四肢沉重，仲景不顾外邪，惟以真武一法，坐镇北方之水，水不横溢，则诸证自止。而人之命根，赖以攸固。命根者何？即父母媾精时一点真阳，伏藏于肾水之中者也。水中火发，所以其证虽阴，反烦躁多汗而似阳，仲景每用干姜附子白通之法，以收摄其阳。初不虑夫外感，盖阳出则腠理大开，外感先出，所以一回阳而了无余义也。若用寒凉以助水，则真阳不返，而命根斯断矣。其有肾水衰薄，邪入不能横溢，转而内挟真阳，蕴崇为患，外显心烦、舌燥、咽痛、不眠等证，即不敢擅用汗下诸法，以重伤其阴；但用黄连阿胶汤、苦酒汤、猪苓汤、猪肤汤、四逆散之类，以分解其热，而润泽其枯。于中虽有急下三证，并无当下一证，所以其方俱用重剂润下，一日三服，始胜其任。设热邪不能尽解，传入厥阴，则热深者其厥亦深，而咽痛者转为喉痹，呕咳者转吐痈脓，下利者转便脓血，甚者发热厥逆，躁不得卧，仍是肾气先绝而死也。必识此意，然后知仲景温经散邪之法，与清热润燥之法，微细曲折，与九转还丹不异。后人窥见一班者，遇阴寒便急温，遇阳热便急下，其卤莽灭裂①，尚不可胜言，况于聋聩②之辈乎！因分前后二篇，畅发其义云。

一、凡外邪传入**少阴之为病**，**脉必微细**，与三阳之滑大迥殊。气行于阴，不行于阳，故**但欲寐**，此少阴之总脉总证也。

二、**少阴病**，**脉沉细**中加**数**，**病为**热邪**在里**之候，**不可发汗**。恐动其经气，有夺血亡阳之变也。

三、少阴支脉，别出乎肺，医者或用火强劫其汗，热邪挟火，则上攻肺经而为咳，下走空窍而为利，内乱神明而为谵语。今其**病咳而下利**，又**谵语者**，正以**被火气劫**迫之**故也**。三证既具，其**小便必难**出，盖肺伤而膀胱气化不行，心胞燔灼而小肠枯涸，大肠奔迫而水谷不分，凡此皆以强责少阴之汗所致也。

四、传入少阴之中**风**病，若阳脉反**微**者，外邪已不复内入；阴脉反**浮**者，内邪已尽从外出，**为欲愈**之候，否则阳浮阴弱，其势方炽也。少阴伤寒之愈脉，从此可推。

五、少阴病，欲解时，从子至寅上。

各经皆解于所王③之时，而少阴独解于阳生之时。阳进则阴退，阳长则阴消，正所谓阴得阳则解也。即是推之，而少阴所重在真阳，不可识乎？

问：阳病从寅而解于戌，阴病从亥而解于寅，是阳得阳解、阴得阴解也。而又曰：阳病解于夜半，阴病解于日中者，何也？答曰：阳得阳解、阴得阴解者，此从其经气之王也。如少阳王于寅卯辰，太阳

---

① 灭裂：草率，粗略。

② 聋聩（lóngkuì 龙愧）：耳聋或天生的聋子。喻指愚昧无知的人。《国语·晋语四》谓："聋聩不可使听。"韦昭注："耳不别五声之和曰聋，生而聋曰聩。"

③ 王：同"旺"。

王于巳午未，阳明王于申酉戌，太阴王于亥子丑，少阴王于子丑寅，厥阴王于丑寅卯是也。各经皆从其王，少阴独从其生者，少阴肾中内藏真阳，子时一阳生，葭菅灰飞①，蚤已春回旸谷②，丑时二阳，寅时三阳，阳进阴必退，阳长阴必消也。且天一生水，子水生地，即是王地，故少阴欲解独从之也。然三阳之解，从寅卯而始；三阴之解，从寅卯而终。寅为生人之首，亦为天地之门户，亦阴阳如环之理也。但三阳之王时九，各不相袭；三阴之王时五，逐位相连。更且阳行健，其道长，故不相及；阴行钝，其道促，故皆相蹑③也。于此见仲景析义之精，以述为作矣。何也阳病解于夜半、阴病解于日中者？《内经》之旨，取阳见阴、阴见阳，两相和协之义也。然而阴阳之和协与否，恶④从知之？故阳病必于阳王之时，先现欲解之机，然后夜半而轻安也；阴病必于阴王之时，先现欲解之机，然后日中而轻安也。先圣后圣，宁非一揆⑤也哉！

六、少阴病，以发热为吉，然至八九日，阴邪内解之时，宜无此候，而反一身手足尽热者，以藏邪传府而移**热在膀胱**之内，故使躯壳之表尽热也。膀胱之血，既为少阴之热所逼，当趋二阴窍以出，

----

① 葭菅（duànjiān 段兼）灰飞：据文义疑作"葭莩（jiāfú 佳浮）灰飞"。《后汉书·志第一·律历上》："候气之法，为室三重，户闭，涂衅必周，密布缇缦。室中以木为案，每律各一，内庳外高，从其方位，加律其上，以葭莩灰抑其内端，案历而候之。气至者灰动。其为气所动者其灰散，人及风所动者其灰聚。"指用以预测冬至阳气来应的方法。葭莩，芦苇中的薄膜；葭灰，苇膜烧得的灰，用来标志、预测节气。

② 旸（yáng 阳）谷：指东方之地、日出之处。语本《尚书·虞书·尧典第一》："羲仲，宅嵎夷，曰旸谷。"孔颖达注："日出于谷而天下明，故称旸谷。"后世有谓"春"曰"嵎夷"、曰"旸谷"。旸，明也。

③ 蹑（niè 聂）：《说文》："蹈也。"本义作踩踏，引申作追随、跟随之义。

④ 恶（wū 乌）：疑问代词。哪里，怎么。

⑤ 揆（kuí 葵）：准则，原则。《孟子·离娄下》："先圣后圣，其揆一也。"

必便血，以阴主降故也。

七、少阴病，但厥无汗，热邪深入于里，而外假寒也，宜存阴正治，不可发汗，而强发之，热乘经虚，必扰动其血而妄行，卒未知从何道出，或从口鼻，或从两目诸阳窍以出，缘诸发汗药，皆阳药也，少阴居下，诸阳窍在上，是名下厥上竭①。少阴少血，而又逆行，故为难治。

强发少阴汗而血逆行，从阳窍出，较前证血从阴窍出者，为倍危矣。下厥者，少阴居下，不得汗而热深也；上竭者，少阴之血，尽从上而越竭也。少阴本少血，且从上逆，故为难治。然则上条不言难治者，岂非以膀胱多血，且从便出为顺乎？

八、少阴病，得之二三日以上，心中烦而不躁，但不得卧，此真阴为热邪煎熬，与真阳发动而为呕利等证者迥别，急以黄连阿胶汤主之，以解热而生阴，庶有济也。

凡真阳发动，必先阴气四布，为呕，为下利，为四逆，乃致烦而且躁，魄汗不止耳。今但心烦不卧，而无呕利、四逆等证，是其烦为阳烦，乃真阴为邪热煎熬，如日中纤云，顷刻消散，安能霾蔽青天也哉！故急须解热以生阴，少缓则无及矣。

九、少阴病，二三日至四五日，腹痛，小便不利，热邪也；若又下利不止，便脓血者，则滑脱矣；滑脱者，忌寒药，宜用辛以散邪，涩以固脱，甘以治中虚，使不下坠，桃花汤主之。

十、少阴病，下利不止，便脓血者，桃花汤主之。若少阴病不下利，但便脓血者，可刺其经穴，以散其传经之邪热。

十一、少阴病，下利，咽痛，胸满又心烦者，是其热邪充斥

---

① 下厥上竭：因阳气虚于下而厥逆，故称下厥；因阴血出于上而耗竭，故称上竭。

上下中间，无所不到，真阴有立竭之势，寒下之药不可用，宜**猪肤汤**主之，润其燥而邪亦从此散也。

猪肤以润少阴之燥，与用黑驴皮之意同。若以为燖①猪皮外毛根薄肤，则莶②劣无力，且与熬香之说不符。但用外皮，去其内层之肥白为是。此药大不可忽，阳微用附子温经，阴竭用猪肤润燥，其中同具发散之义。比而观之，思过半矣。

十二、少阴病，甫二三日，下利呕逆诸证未具，但咽痛者，以足少阴脉循喉咙绕舌本，热邪上攻，故其间作痛也，可与**甘草汤**以和缓热势。如不差者，再与桔梗汤，以开提热邪，则诸证自可不作矣。

此在二三日，他证未具，故可用之。若五六日，则少阴之下利、呕逆诸证蜂起，此法不可用矣。

十三、少阴病，咽中痛者，热邪挟痰攻咽也，宜涤饮散邪为先，以半夏散及汤主之。若少阴病，咽中痛而且**伤**，至于生疮，不能语言，声不出者，是热邪已剧，前药中桂枝之热，既不可用；而阴邪上结，寒下亦不相宜，但当涤饮润咽，消肿敛疮，以胜其阴热而已，苦酒汤主之。

十四、少阴病，四肢逆冷，其人或咳，或悸，或小便不利，或腹中痛，或泄利下重者，虽系热证，然逆而未厥，其热未深，寒下之剂，不必骤用，但宜四逆散主之。

十五、少阴病，下利，已六七日，本热去寒起之时，而其人尚有咳而呕渴，心烦及不得眠等证者，是热邪搏结水饮，以致羁留不去也，但为利水清热，则不治利而利自止，**猪苓汤主之**。

---

① 燖（xún 寻）：用开水烫后去毛。

② 莶（xiān 先）：疑为"豨"（xī 西）之误。豨，古书指猪；豨莶，乃药草名。

十六、少阴病，得之方二三日，即口燥咽干者，肾水不足上供消烁也，延至五六日，必枯槁不支矣，当急下之，以救肾水，宜大承气汤。

问曰：此条观急字，似不宜缓，其证不过口燥咽干，而且病属少阴。少阴又不过二三日，非十余日之大满大实，有此神见，而便用承气耶？答曰：少阴病才二三日，即口燥咽干，其人肾水素竭可知，故宜急下以救肾水，少缓须臾，瓮干杯罄，救无及矣。此诚动关性命，所谓如救头燃①，何商量等待之有耶？此与大实大满之条，天渊悬绝，所当辨之于蚤矣！

十七、少阴病，热邪传里，逼迫津水下注，自利清水，其色纯青，此阳邪暴极，与阴邪无异；但阳邪传自上焦，心下必痛，与阴邪之满而不痛者异；口必干燥，与阴邪之和而不燥者异。若此者，当急下之，以救肾水，宜大承气汤。

十八、少阴病，六七日，腹胀不大便者，胃土过实，肾水有立尽之势，当急下之，以救肾水，宜大承气汤。

胃土过实，肾水立尽，非"少阴负跌阳"反为顺候之比。此时下之已迟，安得不急？

按：阳明经有急下三法，以救津液，一汗多津越于外，一腹满津结于内，一目睛不慧，津枯于中；少阴经有急下三法，以救肾水，一本经水竭，一木邪涌水，一土邪凌水。合两经下法，以观病情生理，恍觉身在冰壶，腹饮上池②矣。

十九、少阴脉弱负于跌阳脉者，土强水弱，肾水不致泛溢，而

① 头燃：头发为火所燃，比喻事情之急迫。又作"头然"。
② 身在冰壶腹饮上池：指身心纯洁清净，好像饮服仙池甘露，而能洞察一切病情。冰壶，盛冰的玉壶，比喻清白纯洁；上池，又名上池水，指承取的露水、未至地的竹木上的雨露，是天降之仙露，隐喻扁鹊得道而成神医之悟性法术。

为呕吐、下利诸患，此其候为顺也。

少阴，水也；趺阳，土也。诸病患土克水，而伤寒少阴见证，惟恐土不能制水，其水反得以泛溢，则呕吐下利，无所不至。究令中州土败，而真阳外越，神丹莫救矣。故予其权于土，则平成可几①；予其权于水，则昏垫②立至。此脉法中消息病情之奥旨也。

少阴后篇论列方正用方八　借用方二

黄连阿胶汤

桃花汤

猪肤汤

甘草汤

桔梗汤

半夏散及汤

苦酒汤

四逆散

猪苓汤借用阳明上篇方

大承气汤借用阳明中篇方

---

① 平成可几：此指土能制水，平顺可愈。平成，谓万事安排妥贴，语本《左传·文公十八年》："莫不时序，地平天成。"几，近也，接近，达到。

② 昏垫：本意为"陷溺"，引申指困于水灾，亦指水患、灾害。昏，没也；垫，陷也。禹言洪水之时，人有陷没之害。

卷四下

南阳　张　机　仲景　著
西昌　喻　昌　嘉言　注
武原　吴仪洛　遵程　订
贲湖　周学江　襟三　参
海昌　周广业　勤补　参

卷
四
下

一
三
九

厥阴经全篇

法四十七条。

厥阴虽两经交尽之名，然厥者逆也，肾居极下，逆行而上，以传于肝，故曰厥阴也。邪传厥阴，其热深矣。热深多发厥，证皆属阳，因阳与阴不相承接，因致厥也。厥后发热，阳邪出表，则易愈。厥多热少则病进，热多厥少则病退。所以仲景杂用三阳经治法，即谵语之当下者，但用小承气微和胃气；他证皆不用下，正欲其热多而邪从外出耳。然厥证多兼下利，则阳热变为阴寒者，十居其七。盖木盛则胃土受克，水谷奔迫，胃阳发露，能食则为除中①；木盛则肾水暗亏，汲取无休，肾阳发露，面赤则为戴阳，由是阳微则厥愈甚，阳绝则厥不返矣。所以温之、灸之以回阳，仍不出少阴之成法也。但厥而下利，阴阳之辨甚微，不便分为二篇，故发其端于篇首，俾读者先会其意云。

---

① 除中：病证名。病至危重，本来不能饮食，却突然欲食暴食，是中焦脾胃之气将绝的反常现象，为"回光返照"的假神表现。除，消除之意；中，指中焦脾胃之气。

一、厥阴之为病，热邪在肝经也。肝木邪盛，则肾水消乏，必引水自救，故有消渴之证，虽多饮水而渴不止也；心者肝之子，母盛则子实，故气上冲心，心中疼热也；最为患者，木邪横肆，胃土受制，腹虽甚饥而不欲食，食则吐蛔。盖不食则蛔亦饥，一闻食气，则奔跃而出也。使以苦寒攻下之，则胃益虚，木益乘其所不胜，遂至下利不止，此则厥阴病状之大概也。

足经之邪，终与手经有别。虽仰关而攻，究不能入心之郛郭①也。至胃则受俯凌之势，无可逃避，食则吐，而下则利不止矣。亦由邪自阳明传入，胃气早空，故易动耳。

二、厥阴之脉微缓不浮，今厥阴中风，脉转微浮，则邪还于表，为欲愈。不浮，则邪不能出，为未愈。

三、厥阴病，欲解时，从丑至卯上。是三时厥阴风木方王也。

四、厥阴病，欲饮水者，少少与之愈。

五、诸四肢逆极而厥者，不可下之，虚家亦然。凡厥逆者，阴阳气不相顺接，便为厥。下之必至于脱绝，故不可下也。厥者，手足逆冷者是也。

厥阴证，仲景总不欲下，无非欲邪还于表，而阴从阳解也。此但举最不可下之二端，以严其戒耳。手之三阴，与手之三阳，相接于手；足之三阴，与足之三阳，相接于足。阴主寒，阳主热，故阳气内陷不与阴气相顺接，则手足厥冷。然四肢属脾，脾为阴，与胃之阳不相顺接，亦主逆冷。所以厥证虽传经热邪，复有不尽然者，最难消息。

六、伤寒脉迟为寒，胃中阳气已薄，忌用寒凉明矣。乃如是六七日，而医者不知，反与黄芩汤除其热，两寒相搏，腹中应冷，

① 郛（fú 浮）郭：外城。喻指屏障。

当不能食，今反能食，此胃中真阳发露无余，必将渐去而不能久存，名为除中之证，必死。

除者，去也，与除夕之义同；又授也，与授鞶带①之义同。

七、伤寒始发热止六日，厥反九日而下利。凡厥利者，胃气衰薄，当不能食，今反能食者，恐为除中，而热盛也。试食以索饼②性热之品，而不发热者，知其能食，果系胃气尚在，必愈。然恐厥至九日，则前者六日之热，或止暴热来出而复去，病仍不解也。必后三日脉③之，其前日发热之证续在身者，可与期之旦日④夜半愈。所以然者，本发热六日，厥反九日，厥后复发热三日，并前六日，亦为九日，与厥之日数相应，阳非不及于阴，故期之旦日夜半愈也。但热亦不可太过，倘后三日脉之，而其脉或数，其发热过三日久而不罢者，此为热气有余，病势虽退，其后必发痈脓，以厥阴主血，血与热久持不散而壅败也。

少阴经中内藏真阳，最患四逆，故云吐利、手足不逆冷、反发热者，不死；厥阴经中内无真阳，不患其厥，但患不能发热，与夫热少厥多耳。论中恐暴热来出而复去，后三日脉之，其热尚在，形容厥证重热之意，匠心满志，读者不可草草。

八、凡厥利者，热在内也。伤寒先厥后发热，则热邪外出，而利者，必自止；如再见厥复利，热邪出未尽也。伤寒先厥后发热，下利必自止，而病将愈矣；而反汗出、咽中痛者，热邪有余，将挟湿痰上攻，其喉必为痹。凡发热者，虽无汗而邪已外出，利必自止；若不止，则其无汗，明系邪不外出，仍在于里，必便脓血。便

① 鞶（pán 盘）带：指古人佩玉之革带。《说文》："鞶，大带也。"
② 索饼：即条索状的面食。饼，可作为面食的通称。
③ 脉：此处作诊察解。
④ 旦日：明天。

1
卷四下 一四一

脓血者，其热下攻，其喉不痹。盖热邪在里，不复在表，亦在下不复在上也。

九、伤寒一二日至四五日，先厥者后**必发热**，前热者后必发厥，二者往往相寻，厥者热邪在内也，如日数多而**厥深**者，必其**热亦深**；日数少而**厥微**者，必其**热亦微**。凡先发热而后厥者，与四逆厥不同，治应以苦寒清解之药**下之**，而医反以辛甘误**发其汗者**，必将引热上攻使口**伤烂赤**，不可不慎也。

前云诸四逆厥者不可下矣，此云厥应下之者，其辨甚微。盖先四逆而后厥，与先发热而后厥者，其来迥异，故彼云不可下，此云应下之也。以其热深厥深，当用苦寒之药，清解其在里之热，即名为下。如下利谵语，但用小承气汤止耳，从未闻有峻下之法也。口伤烂赤，与喉痹互意。

附：黄长人伤寒危证治验，并详诲门人

黄长人犯房劳病伤寒，守不服药之戒，身热已退。十日外，忽然昏沉，浑身战栗，手足如冰，举家忙乱，亟请予诊，一医已合就姜附之药矣。予即以调胃承气汤，约重五钱，煎成，热服半盏；少顷，又热服半盏，厥渐退，人渐苏；服至剂终，人事大清。忽然浑身壮热，再与大柴胡一剂，热退身安。门人问曰：病者云系阴证见厥，先生确认为阳证而用下药，果应，其理安在？答曰：凡伤寒病，初起发热，煎熬津液，鼻干口渴便秘，渐至发厥者，不问知其为热也。若阳证忽变阴厥者，万中无一也。盖阴厥得之阴证，一起便直中阴经，唇青面白，遍体冷汗，便利不渴，身踡多睡，醒则人事了了，与传经之热邪，转入转深，人事昏惑者，万万不同。诸书类载阴阳二厥为一门，即明者犹为所混，况昧者乎！如此病先犯房室，后成伤寒，世医无不为阴证之名所惑，往往投以四逆等汤，促其暴亡，而诿之阴竭莫救也。盖犯房劳而病感者，其势不过比常较重，如发热则热极，恶寒则

寒极，头痛则痛极。所以然者，以阴虚阳往乘之，非阴盛无阳之比。况病者始能勿药，阴邪必轻，旬日渐发，尤非暴证，安得以阴厥之例为治耶？且经言始发热六日，厥反九日，复发热三日，与厥相应，则病旦暮愈；又云，厥五日，热亦五日，设六日当复厥，不厥者自愈，明明以热之日数，定厥之瘥期也；又云，厥多热少则病进，热多厥少则病退，厥愈而热过久者，必便脓血发痈；厥应下之而反汗之，必口伤烂赤；先厥后热，利必自止，见厥复利；利止反汗出咽痛者，其喉为痹；厥而能食，恐为除中；厥止思食，邪退欲愈，无非热深发厥之旨，原未论及于阴厥也。至于本阳分之病，而妄用汗吐下，以致汗多亡阳，吐利烦躁、四肢逆冷者，非以四逆、真武等汤挽之，则阳不能回，亦原不为阴证立方也。盖伤寒才一发热发渴，定然阴分先亏，以其误治，阳分比阴分更亏，不得已从权用辛热，先救其阳，与纯阴无阳、阴盛格阳之证，相去天渊。后人不窥制方之意，转相效尤，不知治阴证以救阳为主，治伤寒以救阴为主。伤寒纵有阳虚当治，必视其人血肉充盛，阴分可受阳药者方可回阳。若面黧舌黑，身如枯柴，一团邪火内燔者，则阴已先绝，何阳可回耶？故见厥除热，存津液元气于什一，犹恐已失之晚，况敢助阳劫阴乎！

十、伤寒病，厥五日，热亦五日，设六日当复厥，不厥者自愈。盖前者厥之终不过五日，继之以热五日，阴阳一胜一负，恰恰相当，故知自愈。不可妄投汤剂。

十一、伤寒脉微而厥，至七八日，肤冷，其人躁，无暂安时者，此为肾枯藏热而厥，非蛔厥也。蛔厥者，其人当吐蛔。今病者时静而复时烦，与无暂安时者有异，此为藏寒①也。藏寒则蛔在胃中不安，而上入其膈，故令人烦，须臾蛔定，其烦复止。藏寒则不安谷，故得食而呕，因而又烦者，以蛔久饥闻食臭则动，或遂

---

① 藏寒：指脾脏虚寒，实为肠中虚寒。

奔跃而出，其人当自吐蛔，蛔厥之情状如此。治蛔厥者，当安蛔温胃益虚，以乌梅丸主之。此方能解阴阳错杂之邪，故又主久利便脓血之证。

此条微旨，特于篇首总括大意，挈出肾阳、胃阳二端，原有所自。藏厥者，正指肾而言也；蛔厥者，正指胃而言也。曰脉微而厥，则阳气衰微可知，然未定其为藏厥、蛔厥也。惟肤冷而躁无暂安，乃为藏厥，用四逆及灸法，其厥不回者主死。若蛔厥，则时烦时止，未为死候，但因此而驯至胃中无阳，则死也。

十二、伤寒热少厥微，但指头寒者，其候原不重，然默默不欲食，烦躁数日，则胃中津液亦伤困矣。若得小便通利、色白者，此胃热暗除也，故欲得食，其病为愈。若厥而呕，胸胁烦满者，则邪聚中焦，其后阴邪必走下窍而便血，以厥阴主血也。

十三、伤寒发热四日，厥反三日，复热四日，厥少热多，阴退阳进，其病当愈。若四日至七日热不除者，为热有余，虽愈必便脓血。伤寒厥四日，热反三日，复厥五日，其病为进。寒多热少，阳气退，故进也。

以阴阳进退之义互举，其旨跃然。

十四、伤寒六七日，脉微，手足厥冷，烦躁，此阳微阴盛之极也，宜灸厥阴经穴，以通其阳。如阳不能回，而厥不还者死。

十五、凡伤寒厥证，但能发热，则不死。以其阳回邪出，将使里证自除，下利厥逆自止，故以发热为吉也。然有一等凶者，如伤寒发热，而反下利不止，厥逆不回，烦躁有加，而不得安卧者亦死。

十六、又如伤寒发热，下利至甚，厥逆不止，即不烦躁者亦死。此皆阴阳两绝，阳气外散而发热，故不可救药也。

十七、厥利与热，势不两存。今或发热而厥，至于七日下利之久者，是热自热、厥利自厥利，阴阳两造其偏，漫无相协之期，治其热则愈厥，治其厥则愈热，不至阴阳两绝不止，**为难治**。

十八、**伤寒六七日不利，忽便发热而利**，浑是外阳内阴之象，已有亡阳之机。若不用温、用灸，早为回护，至其人汗出不止而亡**阳者，死**。以发热虽在厥阴，而少阴之中，已有阴无阳故也。

十九、**病者手足厥冷**，虽自言我不结胸，然其**小腹实满，且按之痛者**，此非阳邪上结于阳，明系阴邪寒冷之气，下结在膀胱关元也。舍温灸别无治法矣。

阳邪必结于阳，阴邪必结于阴，关元在脐下三寸，为极阴之位也。

二十、厥阴无大下之例，而血虚者尤忌之。**伤寒五六日**，邪入厥阴，其热深矣。乃阳邪既**不上结于胸**，阴邪又**不下结**，而**腹中濡软**，诊其**脉则虚**，而复**手足厥逆者，不可下**。何也？**此为其人素来亡血**，故脉证如此，与热深当下者不同。若误**下**之，则重亡其阴而**死**。

二一、凡血虚者，不但忌下，而并忌温。有如**手足厥寒，脉细欲绝者**，此人阳气衰微，阴血尤为不足，不宜太热之药，以劫其阴，但用**当归四逆汤**济阴之药主之。若其人内有久寒者，亦必宜当归四逆加吴茱萸生姜汤主之。干姜附子在所禁矣。

前条之脉虚，此条之脉细，互见其义，总为无血，故用下、用温，皆非治法。

二二、**大汗出，热不去**，恐是阳气越出于躯壳之外，若**内拘急，四肢疼**，又加**下利厥逆而恶寒者**，则在里纯是阴寒而无阳也，亟宜回阳，使阴自散，**四逆汤主之**。

二三、**大汗出，若大下利而厥冷者**，阴寒之甚也。虽大汗者阴精亦亏，然此际不宜牵制，亟宜救阳，**四逆汤主之**。俟阳回之后，即救其阴可也。

二四、**伤寒脉促**，阳气蹞踣可知。更加**手足厥逆者**，其阳必为阴所拒格，而不能返，故见阴阳不接之证，**可灸之**，以通其阳。

二五、**伤寒脉滑而厥逆者**，里有炽盛之热故得阳脉也，当依三阳经治法，白虎汤主之。

二六、**病人虽手足厥冷**，有似阴邪，而**其脉有时乍紧者**，则是阳邪而见阳脉也。阳**邪必结在胸中阳分**，但视其证，**心下满而烦**，**饥不能食者**，其病邪确在胸中阳分矣，当须以吐法治之，宜瓜蒂散。

此与太阳之结胸迥殊。其脉乍紧，其邪亦必乍结，故用瓜蒂散涌载其邪而出，斯阳邪仍从阳解耳。

二七、**太阳病饮水多者**，心下必悸。今虽厥阴**伤寒方患厥逆而心下悸者**，亦明系饮水所致，宜及其水未渍胃时，**先为治水**，以清下利之源，当用茯苓甘草汤，既治其水，而后却治其厥。不尔①，水渍入胃，必作利也。厥与利相因，病较深，治较难矣。

二八、**伤寒六七日**，或因大下后，阳气陷入阴中，使寸脉沉而迟，**手足厥逆**，且下部脉②不至，阴气亦衰极矣。又因大下伤津，遂成肺痿，而咽喉不利，唾脓血，阳气下陷，而泄利不止。若此者，虽非死证，然邪气表里错杂，诚为难治。治之者，宜于阴中提出其阳，使之汗出邪解而愈，**麻黄升麻汤主之**。

《金匮》曰：肺痿得之，被快药大下，重亡津液者是也。泄利不止，未是下焦虚脱，但阳气下陷所致，故必升举药中，兼调肝肺，乃克有济，此麻黄升麻所以名汤，而谓汗出愈也。按：寸脉沉而迟，明是阳去入阴之故，非阳气衰微可拟，故虽手足

---

① 不尔：不然。
② 下部脉：有两种解释，一指寸口脉中的尺脉，一指人体上中下三部中的下部趺阳脉与太溪脉。

厥逆，下部脉不至，泄利不止，不得谓纯阴无阳可知。况咽喉不利，唾脓血，又阳邪搏阴上逆之征验，所以仲景特于阴中提出其阳，得汗出而错杂之邪尽解也。

二九、伤寒四五日，腹中痛，虚寒可知。若更加腹中转气下趋少腹者，此必因腹寒，而欲自下利也。知者于此，急当图功于未著矣。

三十、伤寒之人平素本自胃寒而下利者，医复用药吐下之，药之寒气格拒于中，则上更逆吐而下益下利。若吐之甚者，食入口即吐，治宜温胃下气，并解入里之热邪，干姜黄连黄芩人参汤主之。

平素胃寒而下利，较上条之转气下趋少腹者，更为已然之事矣。所以才病伤寒，即不可妄行吐下，与病人旧微溏不可服栀子汤互意。旧微溏而用栀子，则易涌易泄；本自寒下而施吐下，则吐下更逆。方用干姜人参，以温补其胃；用芩连之苦，以下逆气，而解入里之邪热也。

三一、下利脉沉而迟，里寒之至也。而其人或兼外邪，而面少赤，身有微热，内则下利清寒而出不化之谷者，必热甚于上，常作郁冒①。至于汗出而邪始解，其病人又必微厥，所以然者，其面之少赤为戴阳，戴阳之证，必见微厥，以下元虚寒，故阳无所附，而发露于上，大可危也。

三二、下利清寒而出不化之谷，其里寒矣，而外反发热，汗出而厥者，阴阳不相顺接之至也，治宜通其阴阳，以消亡阳之患，通脉四逆汤主之。

上条辨证，此条用药，两相互发。然不但此也，少阴病，下利清谷，面色赤者，已用其法矣，要知"通之"正所以"收

---

① 郁冒：头昏目眩，如物覆蒙。

之"也。不然，岂有汗出而反加葱之理哉？

附：戴阳证案

黄起潜年老而患时气，头面甚红。往诊，谓曰：望八老翁，下元虚惫，阳浮于上，与在表之邪相合，所谓戴阳之证也。阳已戴于头面，不知者更行表散，则孤阳飞越，而危殆立至矣。此证唯以人参附子等药，收拾阳气，归于下元，而加葱白透表，以散外邪，如法用之即愈，万不宜迟。渠家①骇为偏僻之说，更医投以表药，顷刻阳气升腾，肌肤粟起，又顷刻寒战咬牙，浑身冻裂而逝。

附：感冒戴阳证

石晓开病感冒咳嗽，未尝发热。自觉急迫欲死，呼吸不能相续。诊之，见其头面红赤，躁扰不歇，脉亦豁大而空，谓曰：此证颇奇，全似伤寒戴阳证，何以感冒小恙亦有之？急宜用人参附子等药，温补下元，收回阳气，不然，子丑时一身大汗，脱阳而死矣。渠不以为然，及日落阳不用事，愈慌乱不能少支，忙服前药，少宁片刻。又为床侧添同寝一人，逼出其汗如雨，再用一剂，汗止身安，咳嗽俱不作。询其所由，云连服麻黄药四剂，遂尔躁急欲死。然后知感冒小恙，亦有戴阳证，与伤寒无别。总因其人平素下虚，是以真阳易于上越耳！

附：辨徐国祯伤寒疑难急证治验

徐国祯伤寒六七日，身热目赤，索水到前，复置不饮。异常大躁，将门牖洞启，身卧地上，展转不快，更求入井。一医汹汹，急以承气与服。余诊其脉，洪大无伦，重按无力，谓曰：此用人参、附子、干姜之证，奈何认为下证耶？医曰：身热目赤，有余之邪，躁急若此，再以人参、附子、干姜服之，逾垣上屋矣。余曰：阳欲暴脱，

---

① 渠家：他家，他们家。渠，代词，他，他们。

外显假热，内有真寒，以姜附投之，尚恐不胜回阳之任，况敢以纯阴之药，重劫其阳乎？观其得水不欲咽，情已大露，岂水尚不欲咽，而可咽大黄芒硝乎？天气燠蒸①，必有大雨。此证顷刻一身大汗，不可救矣。且既认大热为阳证，则下之必成结胸，更可虑也。惟用姜附，所谓补中有发，并可以散邪退热，一举两得，至稳至当之法，何可致疑？吾在此久坐，如有差误，吾任其咎。于是以附子干姜各五钱、人参三钱、甘草二钱，煎成，冷服。服后寒战戛齿有声，以重绵和头覆之，缩手不肯与诊，阳微之状始著。再与前药一剂，微汗热退而安。

附：答门人问蒋中尊受病致死之因

门人问曰：崇明蒋中尊病伤寒，临危求肉汁淘饭半碗，食毕大叫一声而逝，此曷故也？答曰：今人外感病兼内伤者多，用药全要分别。如七分外感三分内伤，宜用缓剂小剂，及姜枣和中为引，庶无大动正气、汗血等累；若七分内伤三分外感，则用药全以内伤为主，但加入透表药一味而热服，以助药势，则外感自散。盖以内伤者，才有些微外感，即时发病，不似壮盛者，必所感深重，其病乃发也。蒋中尊者，向曾见其满面油光，已知其精神外用，非永寿之人也。人惟欲然②不足，方有余地，可以应世，可以当病。若夫神采外扬，中之所存，宁复有几耶？近闻其宦情与声色交浓，宵征海面，冒蜃烟蛟雾之气，尚犯顽比之戒，则其病纯是内伤，而外感不过受雾露之气耳。雾露之邪，其中人也，但入气分清道，原不传经，故非发表攻里所能驱，惟培元气，厚谷气，则邪不驱而自出。设以其头运发热，认为太阳之证，误表其汗，则内伤必转增，而危殆在所必至矣。且即使是真伤寒，原不禁食，又误以为伤寒当禁食而绝其食，以虚益虚，致腹中馁惫，求救于食，食入大叫一声者，肠断而死也。此理甚明，如饥民

---

① 燠（yù 郁）蒸：即闷热如蒸。燠，暖、热之义。

② 欿（kǎn 坎）然：不自满足之意。欿，不足。

仆地即死，气从中断，不相续也。又如膈病，展转不能得食，临危每多大叫而逝，以无外感之邪，乱其神明，是以炯炯自知其绝也。果有外邪与正交争，其人未死前，先已昏惑不醒矣，安得精明若是哉？予于望闻问切之先，早清其鉴可矣。门人又问曰：每见人之神采外扬者，病发恒多汗而躁急，不识何药可以治之？答曰：上药在以神治神。盖神既外扬，必须内守，方可逆挽。老子所谓知其雄，守其雌；知其白，守其黑。真对证之药也。若夫草木之性，则取其气下达而味沉厚者用之，恒使勿缺，仿灌园之例，频频预沃之以水，而防其枯竭可也。

三三、下利，手足厥冷，无脉者，灸之。不温，若脉久不还，已为死证矣，犹幸其根柢①未绝也。而或丹田之气，反随火气逆上，作微喘者，则孤阳上脱，与少阴息高者正同，其死必矣。

三四、下利后，脉绝②，手足厥冷，阳去而难返矣。然有根本坚固，生机未绝者，俟之一昼夜晬时之久，脉还而手足温者犹可生也。如脉不还者死。

此即互上条用灸之意，所以不重赘灸法。少阴下利，厥逆无脉，服白通汤，脉暴出者死，微续者生；厥阴下利，厥逆脉绝，用灸法，晬时脉还者生，不还者死。可见求阳气者，非泛然求之无何有之乡③也。根深宁极之中，必有几微可续，然后藉温灸为鸾胶④耳！

---

① 根柢（dǐ 抵）：喻指事物的根基、根本。此指人身之真阳。

② 脉绝：脉伏不见，不能摸到。

③ 无何有之乡：指空无所有的地方，引申指空洞而虚幻的境界。语出《庄子·逍遥游》："今子有大树，患其无用，何不树之于无何有之乡，广莫之野。"

④ 鸾胶：又名续弦胶。相传以凤凰嘴和麒麟角煎膏而作的胶，能把弓弦断处粘在一起。后多以比喻男子续娶后妻。此指借用温灸之法来接续人体阳气生机。

三五、**下利腹胀满**，寒盛于里也。其人**身体疼痛者**，虽或因寒邪在表，不尽由里寒而然。然厥阴病见阳易愈，见阴难瘥，今腹中阴寒之气方盛，当**先温其里**，使阳气稍强，**乃攻其表**，则不致汗出而亡阳。温里宜四逆汤，攻表宜桂枝汤。

此与《太阳中篇》，下利身疼用先里后表之法相同。彼因误下而致下利，此因下利而致腹胀，总以温里为急者，见睍曰消①之义也。身疼痛，有里有表，必清便自调，其痛仍不减，方属于表。太阳条中已悉，故此不赘。

三六、**下利清寒而出不化之谷**，腹中阴寒之极也，当先温里以扶阳气，**不可遽攻表**，以发其汗。盖汗出阳亡，则阴气弥盛，必胀满致笃而不可救耳。

此条重举下利清谷、不可攻表以示戒，正互明上条所以先温后攻之义也。

三七、**伤寒下利日十余行**，宜见虚脉，而脉反实者，邪盛也，邪盛则正脱而必死。

三八、**厥阴之下利**，有微热而渴者，证已转阳矣。然正恐阳邪未尽也，如**脉**见微弱之候者，则阳邪已退，可不必与药，但徐令②其自愈。或**下利**有脉数而渴者，犹微热而渴也，亦令③自愈。设脉数而渴，利不差者，必其所利，不但粪秽水谷而圊脓血，以有盛热在内，故脉数而渴也。又下利脉数，有微热而汗出者，其邪必散，亦令④自愈。设脉数而复弦紧，则邪方炽盛，汗必不可得，**为未解**

---

① 见睍（xiàn 现）曰消：原作"见睍日消"，据文义改。指雨雾见到日光就消散。语出《诗经·小雅》："雨雪瀌瀌，见睍曰消。"睍，日光；睍，眼睛突出貌。

② 令：《伤寒论·辨厥阴病脉证并治》作"今"。

③ 令：《伤寒论·辨厥阴病证并治》作"今"。

④ 令：《伤寒论·辨厥阴病证并治》作"今"。

也。又如下利脉浮弦且发热身汗者，其邪热已转出少阳而尽散，即愈无疑也。下利脉弦句，旧本脱失，今补正。

三九、利，阴病也；寸，阳分也。如下利，而寸脉反浮数，似邪还于表，尺脉宜和矣。今寸自浮数，而尺中自涩者，乃未尽热邪，搏结阴分，必走下窍而圊脓血也。

四十、下利，脉沉弦而急者，必邪迫于里而下重也；若其脉沉弦而大者，邪热尚盛，则下重为未止；脉沉弦而微弱数者，邪热已微，则下重为欲自止，虽发热未愈，不过为余邪欲出耳，必不死也。

下重邪急于里，暴注下迫也。旧注谓伤寒转痢，非是。仲景凡言下利，即泄泻；圊脓血，即痢也。

四一、凡治厥阴经热利下重不能自愈者，当与除热和阴，白头翁汤主之。

四二、若下利未显下重之证，而时时欲饮水者，以有大热内耗津液，故渴也，与藏寒利而不渴者迥异，必有以胜其热。庶无他变，亦以白头翁汤主之。

四三、下利谵语，以有燥屎也，虽与阳明大承气证同，然厥阴藏寒下利肠虚，不可大下，但宜小承气汤，微攻其胃以下之而已。

四四、已下利后，而更烦，似乎邪未尽解。然邪在内，则胸满，若按之心下濡而不满者，为利后虚烦也，与阳明误下胃虚膈热颇同，亦当以涌法治之，宜栀子豉汤。

四五、厥阴之邪上逆作呕而兼发热者，乃肝阴胆阳二藏相连而为病也，治宜分解其患，小柴胡汤主之。

四六、呕而脉弱，里虚也。小便复利，里寒也。乃身有微热，则里证而兼乎表矣。而复见厥者，阴阳错杂，甚为难治。此其大势，以阳微阴盛，为最可虑；而微热之患小，当先回其阳，以四逆汤主之。辛温之品，补中有发，微热将自除也。

四七、厥阴之邪上逆，干呕而吐涎沫者，当下其气，以吴茱萸汤主之。若呕家有痈脓者，不可用此汤治呕，以益其热，但使吐脓尽则热去而呕自愈。

厥阴之邪上逆，而干呕、吐涎沫，可用吴茱萸汤以下其逆气。若阴邪之上逆，已结而为痈，溃出脓血，即不可复治其呕，正恐误以吴茱萸汤治之耳。识此意者，用辛凉以开提其脓可耳。

按：《厥阴篇》中，次第不一，有纯阳无阴之证，有纯阴无阳之证，有阴阳差多差少之证，有阳进欲愈、阴进未愈之证，复有阴居八九、阳居一二之证。厥而发热，热深厥深，上攻而成喉痹，下攻而便脓血，此纯阳无阴之证也；脉微细欲绝，厥冷灸之不温，恶寒、大汗、大利，躁不得卧，与夫冷结关元，此纯阴无阳之证也；厥三日，热亦三日，厥五日，热亦五日，手足厥冷，而邪热在胸，水热在胃，此阴阳差多差少之证也；渴欲饮水，饥欲得食，脉滑而数，手足自温，此阳进欲愈之证也；默默不欲食，寸脉虽浮数，尺脉自涩，呕吐涎沫，腹胀身疼，此阴进未愈之证也；下利清谷，里寒外热，呕而脉弱，小便复利，本自寒下，复误吐下，脉沉微厥，面反戴阳，此阴居八九、阳居一二之证也。大率阳脉阳证，当取用三阳经治法；阴脉阴证，当合用少阴经治法。厥阴病见阳为易愈，见阴证为难痊；其阴阳杂错不分，又必先温其里，后攻其表。设见咽喉不利，咳唾脓血，则温法不可用，仍宜先解其表矣。

再按：厥阴经原无下法，首条即先示戒云，下之利不止矣。盖厥阴多至下利，下利中伏有死证。《金匮》云，五藏气绝于内，则下利不禁，此所以致戒不可下也。中间虽有用小承气一法，因胃有燥屎，微攻其胃，非攻其肠也。虽有厥应下之一语，乃对发汗而言，谓厥应内解其热，不应外发其汗耳。岂可泥应下二字，遂犯厥阴之大戒乎！自晋迄今，伤寒失传，遇阳明二三日内当下之证，及少阴二三日急下之证，总不能下；至厥阴六七日不当下之证，反行下之。在热深厥深之阳证，下之已迟，万一侥倖，不过为焦头烂额之客；在亡血藏虚之人，下之百无一生矣。所以三阴经，非胃实，本禁下，而厥阴经为最也。厥阴篇止此。

附：过经①**不解**法四条

过经不解者，病邪止留一经，过一候、二候，犹不痊解也。伤寒以七日为一候，即七日经尽之说也。言邪气虽留于一经，而人之营卫流行，六日周遍六经，至七日复行受邪之经，正气内复，邪气得以外解。若七日不罢，则邪热势盛，必至十三日二候而解，所以过经证有十三日不解之文。若谓伤寒传经，日传一经，六日六经传尽，七日复传太阳，必无是理。岂有厥阴两阴交尽于里，复从皮毛外，再入太阳之理耶？兹所列过经证四条，俱在阳经。然邪在阴经，亦有羁留一候二候者，如厥阴篇本发热六日，厥反九日，复发热三日，并前六日，亦为九日，岂非过经不解之证乎？总当辨其邪在何经而治之。

辨太阳过经误下，邪陷少阳，用大小柴胡汤两解一法。

一、太阳病，过经十余日，未罢，本不宜下，反二三下之，幸无他变，不过邪陷少阳，虽后四五日，而柴胡证仍在者，本当以大柴胡两解表里，然邪因误下深入，即非大柴胡下法所遽能服，故必先与小柴胡汤，提其邪出半表，而犹呕不止，心下急②，郁郁微

---

① 过经：邪离本经，传入他经。
② 心下急：即胃脘部拘急不快或疼痛的感觉。

烦者，为内邪未解也，然后与大柴胡汤下之则愈。

辨过经不解，心下欲吐，微烦微满，用药宜审一法。

二、太阳病，过经十余日，心下温温欲吐，而胸中痛，大便宜硬而反溏，腹微满，郁郁微烦，治之者极宜审辨，或先此过经时曾经自极吐极下，伤其胃气，以致此者，则以和胃为先，可与调胃承气汤。若不尔者，此汤不可与，何也？未极吐下，而但欲呕，胸中痛，微溏者，其痛非吐所伤，其溏非下所致，胃无所用其调也。此不惟调胃不可用，并非用柴胡证，盖其病邪尚在太阳高位，当解太阳之邪，徒以柴胡汤，治阳明少阳，则邪不服也。且其人但欲呕，实不能呕。若能呕，则即以呕之故，知其曾极吐下而有伤胃气，主治又不在太阳也。

过经证属可下，误用丸药增利，辨内实内虚二法。

三、凡过经证，有均属可下；而内虚内实，下法不同。何谓内虚？有如伤寒至十三日，过经不解，证见胸胁满而呕者，邪在少阳表里之间也。日晡所发潮热，则里可攻；已而微利，则便未硬。此时宜分解表邪，荡涤里热。本属大柴胡汤下证也，诚以此汤下之，则邪去而微利者，不得复利矣。今其人既服下药，反久利不止者，知医不以大柴胡汤下之，而以丸药下之，治法差误，徒引热邪内陷，久利不止，致成虚候，表里俱不能解，非其治也。夫潮热者，实邪在胃，诚可攻也。然表邪内陷，方利不止，攻之恐胸胁未尽之邪，乘虚并入，利何时止？先宜用小柴胡汤分提以解外邪，然后可荡涤胃中实热，而以柴胡加芒硝汤主之。此内虚治法也。

四、其内实者，伤寒十三日不解，过经之证有谵语者，以胃中有热也，当以承气汤下之。或以其有微利，疑脾虚不能运化，非里实可下之证，不知脾不运化者，小便多并入大肠而不利。今小便自利，小便利者，大便当硬，而反下利，脉调和者，知医不以承气汤下之，而以丸药下之，致使下利，乃治之非其治也。若脾虚自下利者，脉当阳微以厥，今其脉反和者，此为内实无疑也，以调胃承气汤主之。此内实治法也。

二条俱见微利之证，难辨其内实内虚。上条胸胁满而呕，邪凑少阳之表，故欲下之，必用柴胡汤为合法；若以他药下之，表邪内入，即是内虚。此条原无表证，虽丸药误下，其脉仍和，即为内实也。

按：仲景下法，屡以丸药为戒，惟治太阳之脾约，乃用麻仁丸，因其人平素津枯肠结，必俟邪入阳明，下之恐无救于津液，故虽邪在太阳，即用丸药之缓，下润其肠，俾外邪不因攻而内陷，乃批郤导窾①、游刃空虚之妙也。

附：差后劳复法七条

一、大病差后，动作劳苦复生余热者，宜用苦药发汗以彻其邪，枳实栀子豉汤主之。若有宿食者，加大黄如博棋子②大五六枚，使其热邪下出可也。

劳复乃起居作劳，复生余热之病，方注作女劳复，大谬。女劳复者，是犯伤寒后之大戒，多死少生，岂有反用上涌下泄之理耶？太阳中篇，下后身热，或汗吐下后虚烦无奈，用本汤之苦，以吐彻其邪。若此条非取吐法也，乃用苦以发其微汗，正《内经》火淫所胜"以苦发之"之义。观方中用清浆水七升，空煮至四升，然后入药同煮，全是欲其水之熟而趋下，不

---

① 批郤（xì 隙）导窾（kuǎn 款）：比喻从关键处入手，善于解决问题。语出《庄子·养生主第三》："批大郤，导大窾。"指从骨肉交际之处批开，在骨节空处分解。批，击也；郤，同"隙"，空隙；窾，空也，空处，中空。
② 博棋（qí 奇）子：指围棋子。棋，同"棋"。

致上涌耳。所以又云，覆令微似汗，精绝！

二、伤寒差后，更发热者，乃余热在内，以热召热也。治者必审其热在何经，审其在半表半里者，则用和解，**小柴胡汤**主之。若在表而**脉浮**者，仍用枳实栀子豉汤，**以发汗解之**；在里而**脉沉实**者，仍加大黄，**以下法解之**。不可泛然施治，以虚其虚也。

三、大病差后，从腰以下浮肿有水气者，此脾土困乏，不能制水而上渍也。令驱逐不早，从此泛逆，袭入阳界，岂可救哉？急宜通利小便，导之下行，**牡蛎泽泻散**主之。

水渍为肿，当利小便，此定法矣。乃大病后，脾土告困，不能摄水，以致水气泛溢，用牡蛎泽泻散峻攻，何反不顾其虚耶？正因水势未犯身半以上，急驱其水，所全甚大。设用轻剂，则阴水必袭入阳界，驱之无及，城不没者三版①，亦云幸矣。可见活人之事，迂疏②辈必不能动中机宜。庸工遇大病后，悉行温补，自以为善，孰知其为卤莽灭裂哉！

四、大病差后，喜唾，其唾稠腻，至于日久犹不了了然清彻者，乃因胃上有寒，凝结津液而成，此时身必消瘦，不可用汤药荡涤，而当以丸药温补脾胃而缓图之，宜**理中丸**。

理中丸乃区分阴阳、温补脾胃之善药，然唯差后病，外邪已尽，才用其方。在太阳邪炽之日，不得已合桂枝用之，即更其名曰桂枝人参汤。又云，医以理中与之，利益甚，理中者理中焦，此利在下焦，非其治也。于此见用法之权衡矣。

五、伤寒解后，因津液为热邪所耗，病虽解而**虚羸少气**，以致余邪滋扰胸中，气逆欲吐者，宜益虚清热以散逆气，**竹叶石膏汤**

---

① 三版：即"三板"。古代筑墙、坟所用的板，每块高二尺，三板为六尺。古曰"七尺男儿"，此义人身七尺水没六尺，势危矣。

② 迂疏：即才迂识疏，与"才疏学浅"义同。

主之。

六、病人病脉已解，阴阳和适，宜无表里之邪，而每日将暮时不免微烦者，以病新差，人强与之谷食，其脾胃气尚弱，不能消谷，故令微烦。若能减损谷食，休养脾胃则自愈。

日暮微烦者，日中卫气行阳，其不烦可知也。注家牵扯日暮为阳明之王时，故以损谷为当小下，不知此论差后之证，非论六经传阳明之证也。日暮即《内经》日西而阳气已衰之意，所以不能消谷，但当减损谷食，以休养脾胃。岂可引前条宿食例，轻用大黄重伤脾胃耶？

七、吐利发汗，脉平小烦①者，以新虚不胜谷气故也。

此段前在霍乱条，今移附于此。霍乱虽是吐利，无发汗之条，且脉平小烦，新虚不胜谷气，明系伤寒遗事，与上条同意。

合七条观之，差后病凡用汗、下、和、温之法，但师其意，不泥其方，恐元气精津久耗，不能胜药耳。岂但不能胜药，抑且不能胜谷，故损谷则病愈，而用药当思减损，并可识矣。其腰已下②有水气，峻攻其水，亦以病后体虚，膀胱气化不行，若不一朝迅扫，则久困之脾土，必不能提防水逆，不至滔天不止。所以少阴后篇云，少阴负趺阳者为顺，故亟夺少阴之水，以解趺阳之围。夫岂寻常所能测识耶！

附：阴阳易病一条③

有与病**伤寒**新差之男女交媾阴阳，因而病气迁**易**受之为病者，其人病状有身体重，少气，少腹里急，或引阴中拘挛，热上冲

---

① 小烦：微觉烦闷。
② 已下：即"以下"。已，通"以"，《正字通·已部》"已，与吕古共一字。隶作吕、以。"
③ 一条：原无，今据总目补。

伤寒分经

一五八

胸，头重不欲举，眼中生花，膝胫拘急者，缘先病者精髓中余毒，贻害他人周身为患也。治之者，男病烧女人裈裆、女病烧男人裈裆为末，名曰**烧裈散**主之。盖以先病者，平时所出之败浊，同气相求，引热毒仍从下窍而出也。

阴阳易之病，注家不明言，后人亦指为女劳复，谓是病新差者，接女子而复病夫，然则女病新差，接男子而再病，为男劳复乎？竟不知何以云易也。盖凡男妇伤寒，热毒藏于气血中者，渐从表里解散；惟藏于精髓中者，无由发泄，差后一与男女交媾阴阳，则遂传送余毒于不病之人，而使之骤病，故名阴阳易。易者迁易之谓，亦交易之义也。暴受阴毒，又非姜桂附子辛热所能驱，故以同气相求之法治之。服药后小便得利，阴头微肿，则毒出而愈矣。若谓是接女自复之病证，治必不如此。此条叔和汇于差后劳复之前，因滋后人之惑，今移置于后而解正之，益见热病之恶而可畏也夫。

厥阴篇论列方正用方九　借用方七

乌梅丸

当归四逆汤

当归四逆加吴茱萸生姜汤

四逆汤

白虎汤借用太阳下篇方

瓜蒂散借用痰病方

茯苓甘草汤借用太阳中篇方

麻黄升麻汤

干姜黄连黄芩人参汤

通脉四逆汤

桂枝汤借用太阳上篇方

白头翁汤

小承气汤借用阳明上篇方

栀子豉汤借用太阳中篇方

小柴胡汤借用少阳全篇方

吴茱萸汤

附：过经不解论列方

小柴胡汤借用少阳全篇方

大柴胡汤借用太阳中篇方

柴胡加芒硝汤

调胃承气汤借用阳明上篇方

附：差后劳复论列方正用方三　借用方二

枳实栀子豉汤

小柴胡汤借用少阳全篇方

牡蛎泽泻散

理中丸借用夏热全篇霍乱条方

竹叶石膏汤

附：阴阳易病方

烧裈散

卷五上

南阳　张　机　仲景　著
西昌　喻　昌　嘉言　注
武原　吴仪洛　遵程　订
贲湖　周学江　襟三　参
海昌　周广业　勤补　参

春温上篇

凡冬伤于寒、春必病温之证，列于此篇。法一十七①条。

仲景书详于治伤寒，略于治温，以法度俱错②出于治伤寒中也。后人深解义例者鲜，故春温一证，漫无成法可师，兹特会《内经》之旨，以畅发仲景不宣之奥焉。《内经》云，冬伤于寒，春必病温，此一大例也；又云，冬不藏精，春必病温，此一大例也；既冬伤于寒，又冬不藏精，至春月同时病发，此一大例也。奉此三例以论温证，而详其治。然亦与仲景三阳三阴之例，先后同符。盖冬伤于寒，邪藏肌肤，即邪中三阳之谓也；冬不藏精，邪入阴藏，即邪中三阴之谓也。阳分之邪，浅而易疗；阴分之邪，深而难愈。所以病温之人，有发表三五次而外证不除者，有攻里三五次而内证不除者。源远流长，少减复剧，以为在表也；而又在里，以为在里也；又似在表，用温热则阴立亡，用寒凉则阳随绝。凡伤寒之种种危候，温证皆得有之，亦以正虚邪盛，不能胜其任耳。至于热证，尤为十中八九，缘真阴为热邪久

---

① 一十七：原作"一十六"，据正文内容改。
② 错：交替，杂错。

耗，无以制亢阳，而燎原不熄也。以故病温之人，邪退而阴气犹存一线者，方可得生。然多骨瘦皮干，津枯肉烁，经年善调，始复未病之体，实缘医者于此一证，茫然不知病之所在，用药不当，邪无从解。兹因特出手眼，以印证先圣法则焉。冬伤于寒，藏于肌肤，至春月气温之时而始发。肌肤者，阳明胃经之所主也。阳明经中久郁之热，一旦发出，而外达于太阳，大约太阳阳明二经是邪所盘踞之地，故阳明谵语、发班①、衄血、蓄血、脾约、发黄等热证，每每兼见。而凡发表不远热之法，适足以增温病之困厄耳。似此则春温之治法，与冬月自不相同矣。

一、太阳病本不渴而恶寒，今**发热而渴**，且**不恶寒**者，知非冬月所发之伤寒，而为春时所发之**温病**也。

此条乃冬伤于寒，春必病温，为第一例之纲也。春温之证，由肌肉而外达于皮肤，故经虽从太阳，而病邪实出自阳明胃经，所以更伤寒之名而曰温病。谓冬寒久郁，至春温时发热而渴，不恶寒，以其自内出外，与冬月骤病发热恶寒且不渴者，证则不同也。温病亦有春时新感微寒，引动伏邪而发者，证兼恶寒，然必微而不甚。

二、温病热自内出，经气先虚，即在太阳经者，亦止可解肌，不可发汗。若冬不藏精之人，热邪久蓄，少阴肾中精水已为素伤，若再为**发汗**，已而灼热反倍者，名曰**风温**②。风温乃少阴病，少阴之脉本当沉静，因风温载之，故阴阳俱浮紧，其证**自汗出，身重，多眠睡，鼻息必鼾，语言难出**，一一皆少阴本证。若被下者，则膀胱之阴亦伤，而**小便不利**，且肾精不上荣而**直视**，肾气亦外夺而失

---

① 发班：即"发斑"。班，通"斑"。

② 风温：指温病误用辛温发汗后的一种变证，与后世温病学中的"风温"不同。

溲；若被火者，则阴愈亏，微发黄色，剧者邪愈无制，如惊痫状，时瘛疭①，若火熏之，则再误矣。此汗下火之误，一逆尚可引日，再逆则促命期。

此条乃冬不藏精，春必病温，为第二例之纲也；合上条冬伤于寒、春必病温，二者同时病发，即为第三例之纲也。按：冬不藏精之例，乃《内经》之例也。然此条仲景之论温证，已发其端矣。夫既名温病，即是时行外感，何又汗之、火之、下之俱为逆耶？盖热邪久蓄，少阴肾中精水已为素伤，重加汗、下、火劫阴之法，乃为逆耳。其自汗出、身重、多眠睡、鼻息鼾、语言难者，一一皆少阴之本证也。膀胱为肾之府，故少阴证具。若被下，则膀胱之阴亦伤，而直视失溲；被火劫，则阴愈亏，而邪愈无制，甚则如惊痫状，而时瘛疭也。一逆再逆，言汗、下、火之误，一之为甚，其可再乎？非汗而又下、下而又汗之为再误也。由此观之，冬不藏精之温证，显然昭著。兹为比例以分其治，而仲景之道愈明矣。仲景之论误下，有结胸及痞、协热鹜溏、藏寒不禁等证，从未说到小便不利、直视失溲，于此言之者，谓肾以膀胱为府，素不藏精之人，得下则膀胱益虚，以故小便不利、直视失溲，其变亦倍重于膀胱也。况风邪内炽，津液干燥，而大便难，通之未必通，徒令膀胱受累，而小便自遗耳。试观好色之人，多成癃淋，可以类推。今之医者，亦讲于误下，而绝膀胱之化源，立取危困耶。发汗已，身灼热，名曰风温。仲景此语，将冬不藏精之温证，形容殆尽。盖凡外感之邪，发汗已，则身热自退。乃风温之证，发汗已，身始灼热者，明明始先热在骨髓，发汗已，然后透出肌表也。

---

① 瘛疭（chìzòng 赤纵）：指手足抽搐。瘛，指收缩；疭，指松弛。

至于"风温"二字，取义更微，与《内经》劳风之义颇同。劳风者，劳其肾而生风也。然则冬不藏精之人，讵非劳其肾而风先内炽欤？故才一发汗，即带出自汗身重、多眠睡、鼻息鼾、语言难诸多肾经之证。设不发，诸证尚隐伏，不尽透出也。夫肾中之风邪内炽，而以外感汗下及火攻之法治之，宁不促其亡耶？

客难曰：《内经》论冬伤于寒，寒毒藏于肌肤，感春月之温气而始发，故名曰温病，未尝言寒毒藏于骨髓也。今谓冬不藏精者，寒邪藏于骨髓，或未尽然耶？答曰：此正《内经》之言也。黄帝问：温疟舍于何藏？岐伯对曰：温疟得之冬中于风，寒气藏于骨髓之中，至春则阳气大发，邪气不能自出，因遇大暑，脑髓烁，肌肉消，腠理发泄，或有所用力，邪气与汗皆出，此病藏于肾，其气先从内出于外也。如是者，阴虚而阳盛，则热矣；衰则气复返入，入则阳虚，阳虚则寒矣。故先热而后寒，名曰温疟。由是观之，温疟且然，而况于温病乎！客起唯唯。

三、伤寒脉当弦紧，今病形如伤寒，其脉不弦紧而弱，便与伤寒不同，弱者必渴，被火者必谵语；弱者发热，故渴；脉浮者，解之当汗出愈。

风性缓弱，故脉亦弱。弱者发热，即《内经》诸弱发热之义也。脉既浮，当以法解之，使汗出而愈。取解肌，不取发汗之意。

四、脉浮热甚，此为邪气胜则实也。反灸之，则实以虚治矣。血因火而动，必至妄逆而咽燥吐血。

咽燥者，火势上逆，枯涸之应。若是少阴见证，当不止此一端，故不入冬不藏精一例。

五、病如桂枝证，而头不痛，项不强，则太阳无外入之邪，便于中风不同。且寸脉不甚浮而微浮，则邪自内出，而不可过表。又胸中痞硬，气上冲咽喉而不得息者，明系胸有痰寒塞隔也，当吐之，宜瓜蒂散。

又五、病人有痰寒，复误发汗，胃中冷，必吐蛔。

不曰病似中风证，而曰病如桂枝证者，恐人误以治温一例，混入太阳中风之例而滋扰，故更换其名也。吐法多用栀豉汤，此用瓜蒂散者，取其吐顽痰而快膈，涌风涎而逐水也。有痰而误发汗，徒亡津液，胃中空虚，蛔失所养，故悖逆而上出也。

六、病人手足厥冷，其证似涉厥阴，而其脉有时乍紧者，其邪①亦必乍结在胸中，非厥阴也。且心下满而烦，饥不能食者，病在胸中无疑，当须吐之，宜瓜蒂散。

上二条乃痰与邪自内而出，即四证类伤寒之痰证也。

七、病人身大热，反欲得近衣者，热在皮肤，寒在骨髓，此表实里虚之证也；身大寒，反不欲衣者，寒在皮肤，热在骨髓，此表虚里实之证也。

此以互合之表里言。设由藏府而统言之，则皆谓之表矣。

八、病在阳，表未罢，热未除，应以汗解之，反以冷水噀②之。若灌之，其热被冷水遏抑，却不得去，弥更入内，益觉烦热，其外肌肉上寒粟粟起，意欲饮水，反不渴者，热邪为水寒所制，服文蛤散，咸寒之品以利水。若不瘥者，与五苓散。寒实结胸，无热证者，两寒相搏，与三物小陷胸汤。若寒结重者，白散亦可。

病在阳，则不兼阴可知，正合第一例也。

九、病人藏无他病，里气和也，时发热，时不发热，自汗出

---

① 邪：此指痰邪。

② 噀（xùn 训）：含在口中而喷出；喷。

而不愈者，此卫气不和也。先其未发热时，略为发汗则愈，宜桂枝汤主之。

又九、病人常自汗出者，此为营气和。营气和者，外不谐①，以卫气不共营气和谐故耳。以营行脉中，卫行脉外，但复微发其汗，营卫和则愈，宜桂枝汤。营气和者及营行脉中等句，俱属衍文。太阳上篇已删正。此则姑仍其旧，以便考校。

藏无他病，但卫气不和，亦阳病、阴不病之例也。春温之证，由肌肉而外达于皮肤，则太阳膀胱经之邪，出自阳明胃经，与冬月外受之风寒，始先便中太阳，而伤其营卫者，迥乎不同。故此但言卫不与营和，其无太过可知也。既卫不与营和，当用桂枝汤，使邪散热止，可见温证中发汗之法，皆用解肌。盖久郁之邪，一解肌则自散。若大汗而重伤津液，变反起矣。此先圣用药之大关也。春月用桂枝汤治温证，宜佐以辛凉清润之品。

十、病人脉数，数为热，当消谷引食，而反吐者，此以误发其汗，令阳气微，膈气②虚，脉乃数也。数为客热③，不能消谷，以胃中虚冷，故吐也。

发汗而令阳微，误之甚也。阳微则胃中虚冷，而脉反数者，不过客热之征。温其胃而客热不留，则脉不数矣。此但言胃中阳微，与不藏精之真阳微弱者不同。

十一、病人烦热，属太阳也，汗出则解。又有如疟状，日晡所发热者，属阳明也。总须察其脉实者，确在阳明胃府，宜下之；脉虚浮者，确在太阳经，宜发汗。下之宜大承气汤，汗之宜桂

---

① 外不谐：即卫气发生了病理变化而不调和。外，此指敷布于体表的卫气。

② 膈气：指膈间阳气。

③ 客热：邪热。此作"假热"解。

枝汤。

十二、微而且数之脉，阴虚多热之征也，慎不可灸。此而灸之，因火为邪，则心胸为之烦逆，以其追阴之虚而益虚，逐热之实而益热，则血不能支，耗散脉中。盖一炷之火气虽微，内攻有力，久之焦骨伤筋，虽欲补血而复之，血难复也。

此条不专为温证而设，所以不言证而但言脉也。脉见微数，则是阴虚而阳炽，重以火力追逐其血，有焦骨伤筋已耳。今世之灼艾者，不识亦辨脉之微数否耶？

十三、病人耳聋无闻者，以重发汗，阳气虚故也。

此与伤寒耳聋为少阳邪盛者迥异，益见温证禁过汗也。

十四、病人不大便五六日，绕脐痛，烦躁，发作有时者，此有燥屎，故使大便硬也。病人小便不利，大便乍难乍易，时有微热，喘冒不能卧者，有燥屎也，宜大承气汤。

温热病，亦有先见表证，而后传里者。盖怫热自内达外，热郁腠理，不得外泄，遂复还里，而成可攻之证，非如伤寒从表而起也。伤寒从表而起，故误攻而生变者多；温证未必从表始，故攻之亦不为大变。然郁热必须外泄为易，误攻则引邪深入，终非法也。温热病表证兼见，而里证为多，故少有不渴者，法当以治里为主，而解肌兼之，亦有治里而表自解者。其间有误攻里而致大害者，乃春夏暴寒所中之疫证，邪纯在表，未入乎里故也。不可与温热病同治。

十五、大下后，五六日不大便，烦不解，腹满痛者，有燥屎也，宜大承气汤。

凡仲景治温证，用表法皆行桂枝汤，以示微发于不发之意；用下法皆行大承气汤，以示急下无所疑之意也。所以然者，只虑热邪久据阳明，胃中津液先伤。故当汗而惟恐其过于汗，反重伤其津液；当下而惟恐不急于下，以亟存其津液也。

十六、本当发汗，而复下之，此为逆也；若先发汗，未解而以下法治之，不为逆。本当先下之，而反汗之，此为逆也；若先下之，未愈再以发汗治之，不为逆。盖表里多少之差，不可不审矣。

观此则，温证比伤寒太阳经之变证为差减，而汗下之次第亦为不同矣。

十七、大下之后，复发汗，小便不利者，亡其津液故也。勿治之，徐俟其津回，但得小便利则愈。

又十七、凡病，若发汗，若吐，若下，若亡其津液，以致不解，第脉①之而阴阳和者，此津液复生之候，必自愈。皆不可妄投汤剂。

观此则，素无内伤及不藏精之类者，为易愈也。

解肌诸方　桂枝汤桂枝加葛根汤　葛根黄芩黄连汤　葛根柴胡汤　葛根葱白汤

附方　人参败毒散　升麻葛根汤　海藏大羌活汤　参苏饮

解肌后，病不去，反恶寒者，虚也，芍药甘草附子汤。脉细身蹺者可用。

解肌后，身疼痛，脉沉者，桂枝加芍药人参新加汤。

解肌后，汗出过多，心下悸，欲得按者，桂枝甘草汤；脐下悸，欲作奔豚者，茯苓桂枝甘草大枣汤。

解肌后，烦渴，脉洪大者，白虎加人参汤。干烦不眠，欲饮水者，少少与之。

解肌后，腹胀满者，厚朴生姜甘草半夏人参汤。

解肌后，不恶寒，但恶热者，调胃承气汤。

① 第脉：但是诊其脉。第，但；脉，诊脉，作动词用。

伤寒分经

一六八

解肌后，恶热，无下证，知母石膏汤。

解肌后，脉浮一作微数，小便不利，微热烦渴，五苓散。

吐法　瓜蒂散　栀子豉汤《伤寒》内著有专论

清热　白虎汤白虎加人参汤、白虎加苍术汤、白虎加桂枝汤
竹叶汤　竹叶石膏汤　元参升麻汤　升麻栀子汤

和解　小柴胡汤小柴胡加桂汤、小柴胡去半夏加人参瓜蒌汤、
小柴胡去参枣加五味子汤、小柴胡加芒硝汤

疏风　荆芥散　独活汤　续命汤减麻黄附子　风引汤

分利　五苓散脉浮大是表，其人发渴，小便赤，却当下，用此
猪苓汤阳明脉浮发热，渴欲饮水，小便不利者，与之。汗多者不可
与　天水散辰砂天水散，分利兼清镇　牡蛎泽泻散治腰以下有水气

开结　三物小陷胸汤　三物白散

下法　大承气汤　调胃承气汤　大柴胡汤脉浮大是表，心下
痞，却当下。若烦渴燥热，小便赤色，呕不止，心下微烦者，俱两解

下后，脉促胸满，桂枝去芍药汤。若微恶寒者，去芍药加
附子汤。误以丸药下之，身热不去，微烦者，栀子干姜汤。以
上三法，俱取其温以散表。

下后，利不止，脉促，表未解，喘而汗出者，葛根黄连黄
芩汤。取其凉以解表。

下后，身热不去，心中结痛，未欲解者，栀子豉汤。

下后，心烦腹满，卧起不安者，栀子厚朴汤。取其吐以
彻①邪。

下后，心中懊恼而烦，有燥屎者，大承气汤。取其仍从
下解。

---

① 彻：原作"撤"，据《尚论后篇·温症上篇》改。

下后，寸脉沉而迟，手足厥逆，下部脉不至，咽喉不利，唾脓血，泄利不止，为难治，麻黄升麻汤。取其解错杂之邪。

下后，伤血，脉涩，葶苈苦酒汤。取其壮阴。

大汗，使阳气微；又大下，使阴气弱。其人亡血，病恶寒，后乃发热，无休止时。阴阳既虚，血气俱弱，故其热不可止息，葶苈栀子汤。取其咸苦涌泄以助阴。

解毒　黄连解毒汤　黄连汤　黄连阿胶汤　黄连泻心汤黄连龙骨汤　黄连犀角汤　黄连橘皮汤　黑膏

养血生津　酸枣仁汤　阿胶散　麦门冬汤　芍药甘草汤五味子汤　炙甘草汤　大青汤

补中　理中汤　治中汤　温中汤　小建中汤　黄耆建中汤

凉血滋阴　犀角地黄汤

搐鼻出水　瓜蒂散

刺鼻出血　干粟干①　蒻叶②

---

① 干粟干（gānsùgàn 甘肃赣）：干燥谷物的枝干。繁体作"乾粟幹"。粟，谷子，子实为小米的草本植物，亦泛指谷类。

② 蒻（ruò 若）叶：嫩的香蒲叶。

卷五中

南阳　张　机　仲景　著

西昌　喻　昌　嘉言　注

武原　吴仪洛　遵程　订

贲湖　周学江　襟三　参

海昌　周广业　勤补　参

春温中篇

凡冬不藏精、春必病温之证，列于此篇。法一十条。

凡人身至冬月，阳气潜藏于至阴之中，《内经》教人于此时，若伏，若匿，若已有得，重藏精也。若伏者，若抱鷇①养蛰，不遑退食②也；若匿者，若遁逃隐避，不露踪迹也；若已有得者，韬光铲采③，绝无觖望④也。此何如郑重耶！故谓冬不藏精，春必病温。见病所由来，为一定之理，必然之事，其辞甚决。盖以精动，则关开而气泄。冬月关开气泄，则寒风得入之矣。关屡开，气屡泄，则寒风得屡入之矣。而肾主闭藏者，因是认贼作子，贼亦无门可出，弥耳相安，及至春月，地气上升，肝木用事，肝主疏泄，木主风，于是吸引肾邪，勃勃内动，而劫其家宝矣。然邪入既深，不能遽出，但觉愦愦无奈。其发热也，全在骨髓之间，自觉极热，而扪之反不烙手，任行

---

① 抱鷇（chú 雏）：指雌鸟孵卵抱窝。鷇，同"雏"。

② 不遑（huáng 黄）退食：没有时间进食吃饭，此指蛰伏不动之义。不遑，没有时间，来不及；遑，闲暇；退食，指官吏退朝而进食。

③ 韬光铲采：敛藏、削去光采。比喻隐藏才华名声。

④ 觖（jué 决）望：因不满而怨恨。觖，不满之意。

表散；汗出而邪不出，徒伤津液，以取危亡，其候比之冬伤于寒一例则倍甚矣。盖热邪久伏肾中，其证与第一例自不相同。其久蓄之邪从骨内郁蒸而出，皮间未热而耳轮上下已先热矣。始发之时，多兼微寒，不似第一例之全不恶寒，以少阴居北方寒水之位也；及至大热灼肌，多不恶渴，不似第一例之大渴，以热邪初动而阴精尚足持之也；其后则不恶寒而恶渴，与第一例之证浑无别矣。然虽无别，究竟表里不同，标本互异，始先用药深入肾中，领出外邪，则重者轻而轻者即愈矣。奈其义隐而不彰，因是冥悟①一班，即仲景少阴伤寒之例，推演为治温之例，未尝以己意混一字也，引例如下。

一、少阴病，始得之，病既在里，外不当发热矣。乃反发热，而脉自沉者，是其经表里皆病也，法当表其邪，而即收摄真阳于表散之中，麻黄附子细辛汤主之。

脉沉，病在里也，而表反发热，则邪虽在表，而其根源实在里。在里之邪，欲其尽透于表，则非专经之药不可，故取附子、细辛，以匡②麻黄，为温经散邪千古不易之正法。奈何后人全不知用，明明见脉沉、嗜卧、倦语之证，即知风温，又知为冬不藏精，尚且漫用三阳经之表药，屡表不应，十不能活一矣。

二、少阴病，得之二三日，治之乃以麻黄附子甘草汤微发汗。何也？以二三日来，无烦躁、呕渴之里证，故以温散之剂，微发其汗也。

麻黄主散邪，附子主温经，二者皆大力之药也。前条发热脉沉，则表里俱急，惟恐二物不胜其任，更加细辛之辛温，取

---

① 冥悟：从蒙昧中省悟。
② 匡：帮助。

其为少阴引经之药，而又有辛散之能以协赞①二物，共建奇功也。此条云无里证，非是并脉沉、嗜卧等证俱无也，但无吐利、烦躁、呕渴之证耳。似此则表里俱不见其急，而麻黄附子二物，尚恐其力之太过，故不用细辛以助之，而反用甘草以和之也。谨并制方之意，剖心相告，凡治冬不藏精之温证，始发二三日间，请决择于斯二方焉。

三、病发热头疼，表证也，而脉反沉，则病又在里，若治表而病不瘥，身体反加疼痛者，当救其里，宜四逆汤。

此段文义，可得仲景治冬不藏精之奥旨。病发热头疼，证见于表，而脉反沉，则病又疑其在里也。既发热头疼，势必先治其表，若不瘥，则治表无益矣。凡治表皆治其阳也，阴病治阳，非惟无益，将见阴中之真阳，因之外越，而身体反加疼痛，一团阴寒用事矣。此所以当用四逆汤，以急回其阳也。"若不瘥"三字甚活，盖发热头疼，表之，原不为误，但一切三阳经之表药，俱不对证。惟麻黄附子细辛汤，与麻黄附子甘草汤二方，始为少阴经对证之表药。而又不敢必人之能用，所以不说误表，而说若不瘥，正见表药中原有瘥法也。

四、少阴病，脉沉细中加数，病为热邪在里，不可发汗，恐动其经气，而有夺血亡阳之变也。

沉细数，里热也。发汗则虚其表，且亡其津液，内热愈炽。

五、人身阳气，每与汗俱。少阴病脉微者，不可发汗，以其人亡阳，不宜重虚其虚故也。亡阳则阴邪固结，本宜温下，然阳已虚，而尺脉微弱兼带涩者，为阴血损伤之候，复不可下之。惟当脉未微数时，早为温经散邪可耳。

---

① 协赞：协助，辅佐。

前云脉沉细数为热，此云脉微为虚。热而发汗，则阴易亡；虚而发汗，则阳易亡。故两戒之。然则脉不微数者，一概禁汗，不为惩噎废食耶？况不藏精之证，初发未必即见微数之脉，惟可用麻黄附子二方，而不知用，驯至脉微且数，则汗、下、温三法皆不可行，而阴绝阳离，有立而待毙耳。

六、少阴支脉，别出乎肺。医者或用火强劫其汗，则热邪挟火，上攻肺经而为咳，下走空窍而为利，内乱神明而为谵语。今少阴病，咳而下利，又谵语者，正以被火气劫①迫故也。三证既具，其小便必难，盖肺伤而膀胱气化不行，心胞燔灼而小肠枯涸，大肠奔迫而水谷不分，凡此皆以强责②少阴之汗故也。

少阴少血，强责其汗，是劫夺其血也。小便难者，源先竭也。少阴病，强汗则小便必难，误下则小便不利、直视失溲，可见肾以膀胱为府，藏病则府未有不病，藏伤则府先已告绝也。伤寒证中云，直视谵语、循衣撮空、小便利者，其人可治，是少阴藏气之绝、不绝，全于小便之利、不利别之耳。

七、少阴病，脉紧，至七八日，自下利，脉暴微，似阴盛之候。然阴盛则手足必厥，而脉紧不去，今手足反温，脉紧反去者，则阳气已复，寒邪已退，为欲解也。虽其人心烦，不过阳弱不安，其下利，必自愈。

邪在阴者多自利，自利则邪气涌，正气而脱者多矣。其候必脉紧数，而四肢逆冷。今脉紧去而但微，则阴邪已散，手足温则真阳未伤，虽有心烦、下利之危急，而可直决为必愈矣。此与邪在阳，脉数而热，得汗而脉和、身凉、数去，为欲愈之

---

① 火气劫：意即为火法逼汗。劫，作"逼迫"解。
② 强责：过分强求之意。

意同。然阳病轻，而从汗解则易；阴病重，而从利解则难。所以仲景于阳邪内陷、下利不止之证，惟用逆流挽舟之法，挈里邪还之于表，则利不治而自止矣。

八、少阴病以发热为吉，然至八九日，阴邪内解之时，宜无此候。而反一身手足尽热者，以藏邪传府，而移热在膀胱之内，故使躯壳之表尽热也。膀胱之血，既为少阴之热所逼，当趋二阴窍以出，必便血也。

膀胱为肾之府，肾邪传于膀胱，则里热达表，故一身手足尽热也。太阳多血，为热所乱则血出于二便。然比之少阴少血，误动其血而从口鼻耳目出者，则天渊矣。热邪虽从便血而解，经年调理，阴气难复，况既开脱血一窦，漫无止期，何如一身手足方热之顷，预识其所必至，而急图之于早耶？夺膀胱热用桂枝大黄，入五苓散。

九、少阴病，肾气上逆，欲吐不吐，心烦，但欲寐，五六日自利而渴者，虚故引水自救。口燥舌干证具，小便色反白者，下焦虚有寒也，勿认为热以致误。此段因仲景原文难解，喻氏会其意而言之也。

冬不藏精之证，此一段最肖①，仲景早已欲人辨识之矣。

十、病人脉阴阳俱紧，此伤于寒，宜乎无汗，而反汗出者，无阳以固护其外，所以邪不出而汗先出也。此属少阴真阳虚也，虚则邪在其经，本经之证一一显露，法当咽痛而复吐利。

冬不藏精之证，此一段更肖。少阴为水藏，吐利者，阴盛而水无制也。

温经散邪一法　麻黄附子细辛汤　麻黄附子甘草汤以上二方

---

① 肖：像，相似。

详前解

　　温经一法　**附子汤**治得病一二日，口中和，背恶寒者；治身体痛，手足寒，脉沉者。附子温经散寒，人参补气扶阳，芍药收阴，茯苓及白术，并制水煖土。

　　急温一法　**四逆汤**治寒邪深入于里者；治膈上有寒饮，干呕者。　　阴邪深入，则微阳必遭埋没；阴邪上干，则微阳必致飞腾。故宜急温，少迟则不及也，急温则无取于回护矣。然以甘草为君，干姜、附子为臣，正长驱远驭，俾不至于犯上无等，无回护中之回护也。

　　通阳一法　**白通汤**治阴寒下利。　　葱白为君，干姜、附子为臣，以在经之阴极盛，格拒其阳于外而不纳，故用葱白以通阳气，而使阴自敛，见呢曰消之义也。

　　白通加猪胆汁汤治下利脉微，及厥逆无脉，干呕烦者。　　呼吸存亡之际，恐阳药不能直达，故加人尿、猪胆汁之阴，以为向导。服汤脉暴出者死，微续者生。

　　通脉四逆汤即前四逆汤倍干姜，加葱白也。　　治下利清谷，里寒外热，手足厥逆，脉微欲绝，身反不恶寒，面赤，或腹痛[①]，或干呕，或咽痛，或利止脉不出。　　不恶寒，面赤，而外热者，加葱白以通阳气；腹痛者，真阴不足也，去葱白加芍药；呕者，加生姜；咽痛者去芍药，少加桔梗；利止脉不出者，阳气未复，去桔梗，加人参。

　　温胃一法　**吴茱萸汤**治吐利，手足厥冷，烦躁欲死者。

　　桃花汤治二三日至四五日，腹痛，小便不利，下利不止，便脓血者。　　胃虚土寒，不能制水，而下焦滑脱，故用干姜、粳米之辛

---

　　① 腹痛：原作"腹满"，据《伤寒论》条文及《尚论·少阴经前篇》改。

甘，以佐赤石脂也。

灼艾助阳一法 一二日，口中和，背恶寒者，即宜服附子汤，并用灸艾以助阳。 吐利，手足不逆冷者，不死；脉不至者，灸少阴①七壮。 下利，脉微涩，吐而汗出，数更衣反少者，阳虚而气下坠，血少而勤努责②也，宜灸顶门之百会穴，以升举其阳。

温经镇水一法 真武汤治腹痛，小便不利，四肢沉重疼痛，自下利者，或咳，或小便利，或呕者。 阴邪炽盛，水泉泛溢，得真武司水之神，则可以镇摄而安其位也。

和阴一法 黄连阿胶汤治心烦不寐者。 少阴本欲寐，反心烦不寐，热甚而里不和也，芩连除热，鸡子黄、阿胶少佐芍药以和血，而生不足之真阴也。

急下一法 大承气汤治二三日口燥咽干者。二三日病始发，便有肾气枯竭之象，不急下，将何救耶？ 治自利清水，色纯青，心下痛，口干燥者。肾中之邪搏水而变青，热之极也；心下痛者，水气上逆矣；而口反干燥，则枯涸有立至者，故当急下。 治六七日，腹胀不大便者。腹胀不大便，胃实可知；水藏受病，加以上实，则水必竭，故当急下。

清解一法 四逆散治四肢微逆，或咳，或悸，或小便不利，或腹中痛，或泄利下重者。 四肢微冷，则热入未深，故用柴胡解之，枳实泄之，甘草和之，而最要在加芍药以收其阴也。咳者，加五味子、干姜，并主下利；悸者，加桂枝；小便不利者，加茯苓；腹中痛者，加附子；泄利下重者，加薤白，煮汁煎散。

分利一法 猪苓汤治下利不止，咳而呕渴，心烦不得眠者。取其水谷分则利自止，利止则呕渴心烦，不待治而自愈。然不藏精而

---

① 少阴：原作"少阳"，据《伤寒论》条文及文义改。
② 努责：指便意频繁，用力却排不出大便的症象。

膀胱之气化不行者，又在所禁。

　　清咽一法　甘草汤　桔梗汤　半夏汤以上三方治风邪挟痰热者。　苦酒汤治咽中生疮，语声不出者。

卷五下

南阳　张　机　仲景　著

西昌　喻　昌　嘉言　注

武原　吴仪洛　遵程　订

贲湖　周学江　襟三　参

海昌　周广业　勤补　参

春温下篇

凡冬伤于寒，又冬不藏精，春月同时发病，列于此篇。

冬既伤于寒，又冬不藏精，至春月两邪同发。则冬伤于寒者阳分受邪，太阳膀胱经主之；冬不藏精者阴分受邪，少阴肾经主之。与两感伤寒证中，一日太阳受之，即与少阴俱病，则头痛、口干、烦满而渴之例，纤毫不差。但伤寒证，自外入内，转入转深；温证，自内达外，既从太阳之户牖而出，势不能遍传他经；表里只在此二经者，为恒也。若更挟外邪，从太阳少阴更传他经，则藏府之邪交炽，必不免于死矣。盖太阳少阴邪发之日，正已先伤，外邪复入，正气又伤，藏府之气几何，其能支乎？但既是温证，表里横发，重复感受外邪者十中无一，所以温证两感之例，原有可生之理，仲景法度森森具列，在人之善用也。今人见热烦枯燥之证而不敢用附子者，恶其以热助热也。孰知不藏精之人，肾中阳气不鼓，津液不得上升，故枯燥外见；才用附子助阳，则阴气上交于阳位，如釜底加火，则釜中之气水上腾，而润泽有立至者，是非偏重温也。以少阴经之汗下，与他经不同，设汗药中可不用温，下药中可不用温，是与治伤寒阳邪之法全无差等矣。冬伤于寒，又不藏精，春月病发，全似半表半里之证，乃以半表半里药用之，病不除而反增，所以然者何？此证乃太阳、少阴互为标本，与少阳之半表半里绝不相涉也。然随经用药，个中之妙难以言传。盖两经俱病，从太阳汗之则动少阴之血，从少阴温之，则助太阳之邪。仲景且谓其两感于寒者，必不免于死。所云治有先后，发表攻里，本自不同。此十二字秘诀，乃两感传心之要，即治温万全之规。圣言煌煌，学者苟能参透此关，其治两感之温证十全八九矣。

表热里寒者，脉虽沉而迟，手足微厥，下利清谷，此里寒也；所以阴证亦有发热者，此表解也。表寒里热者，脉必滑，身厥舌干也。所以少阴恶寒而踡，此表寒也；时时自烦，不欲厚衣，此里热也。

此段文义论温证，全以少阴肾与太阳膀胱分表里，则所谓太阳与少阴互为标本者，得此为有据矣。其云所以阴证亦有发热者，此表解也，言当先从表解也，即麻黄附子甘草汤之例也。脉滑，表寒也；身厥、舌干，里热也；恶寒而踡，宜行温散；时时自烦、不欲厚衣，又宜凉散。用药如此繁难，正与两感证中，治有先后、发表攻里、本自不同之义互见，正欲学者之以三隅反也。如《少阴篇》云，恶寒而踡，时时自烦，欲去衣被者可治；又云，手足温者可治。虽不出方，大段见阴阳不甚乖离，尚可调其偏，以协于和之意。设恶寒而踡，又加下利，手足逆冷，则无阳而偏于阴矣；更加脉不至，不烦而躁，则阳去而阴亦不存矣。所以用药全要临时校量：果其阴盛阳微，即以温为主；果其阳盛阴微，即以下为主；果其阴阳错杂，温下两有所碍。则参伍以调其偏胜为主也。当从表解之义，前已申明。然亦必邪势虽炽，阴阳尚未全亏，方可温经散邪。若夫滋蔓①

---

① 滋蔓：生长蔓延。

难图，任行背水之阵，必无侥倖矣。此等处皆是危疑关头，虽仲景之圣，不敢轻出一方，以胶治法之圆机。所贵明理之彦①，师其意而自为深造耳。

附：治金鉴伤寒死证奇验

金鉴春月病温，误治二旬，酿成极重死证。壮热不退，谵语无伦，皮肤枯涩，胸膛板结，舌卷唇焦，身踡足冷，二便略通，半渴不渴，面上一团黑滞。前医所用之药，大率守汗、下、和、温之法，绝无一效，求救于余。余曰：此证与两感伤寒无异，幸为春温病不传经，故虽邪气留连不退，亦必多延几日，待元气竭绝乃死。观其阴证阳证，两下混在一区，治阳则碍阴，治阴则碍阳，与两感证之病情符合。仲景原谓死证，不立治法。然曰，发表攻里，本自不同；又曰，活法在人，神而明之，未尝教人执定勿药也。吾有一法，即以仲景表里二方为治，虽未经试验，吾天机勃勃自动，若有生变化、行鬼神之意，必可效也。于是以麻黄附子细辛汤，两解其在表阴阳之邪，果然皮间透汗而热全清；再以附子泻心汤，两解其在里阴阳之邪，果然胸前柔活，人事明了，诸证俱退，次日即思粥。只此二剂而起一生于九死，快哉！

少阴中风，若脉阳②反微者，外邪已不复内入，阴脉反浮者，内邪已尽从外出，为欲愈之候。否则阳浮阴弱，其势方炽矣。

观此条，而认脉辨证之机，亦甚彰著矣。阳微阴浮为欲愈，则病发之时，阳盛阴紧可知也。阳盛则先治府，阴盛则先治藏；既盛且紧，则参之外证以分缓急。倘阳已微而阴不浮者，更当

---

① 彦：指有才学的人。
② 脉阳：原作"阳脉"，据《伤寒论·辨少阴病脉证并治》条文改。

治其阴；倘阴已浮而阳不微者，更当治其阳也。

今拟冬伤于寒，兼冬不藏精之证，名曰两感温证。

伤寒少阴证，是从三阳经中传入者。此证乃肾与膀胱经，一藏一府自受之邪，故与三阳传入之例多不合。惟两感之例，一日太阳受之，即与少阴俱病其例吻合。然仲景又不立治法，但曰：治有先后，发表攻里本自不同。是则一药之中，决无兼治两经、笼统不清之法矣。而治有先后，于义何居？盖尝思之，传经之邪，先表后里；直中之邪，但先其里；温证之邪，里重于表；两感之邪，表里不可预拟，惟先论其偏重之处。假如其人肾水将竭，真阳发露，外现种种躁扰之证，再加以治太阳之邪，则顷刻亡阳而死矣。是必先温其在经之阳，兼益其阴以培阳之基，然后治太阳之邪，犹为庶几也，此则与少阴宜温之例合也。又如其人平素消瘦，兼以内郁之邪灼其肾水，外现鼻煤舌黑、种种枯槁之象，加以再治太阳之邪，则顷刻亡阴而死。是必急下以救将绝之水，水液既回，然后治太阳之邪，犹为庶几也，此则与少阴宜下之例合也。又如其人邪发于太阳经者，极其势迫，大热恶寒，头疼如劈，腰脊头项强痛莫移，胸高气喘，种种危急，温之则发斑、发狂，下之则结胸、谵语，计惟有先从太阳经桂枝之法解之，解已，然后或下、或温，以去其在阴之邪也，此则当用太阳经之表例，而与少阴可汗之例略同也。讵非先后攻发之可预拟者耶？但两感伤寒之攻里，单取攻下，原不兼温；两感温证之攻里，亡阳之候颇多，不得不兼温下而拟之也，此又变例而从病情者也。

按：亡阳一证，在伤寒则误发太阳经汗，与误发少阴经汗多见之。可见两感之温证，为太阳、少阴双受之邪，设舍温经散邪之法而单用汗药者，其亡阳直在顷刻间耳。盖阳根于阴，深居北方肾水之底，素不藏精之人，真阴既耗，则真阳之根，浅而易露，若不以温经之法默护其根，而但用甘温发散之药，是以阳召阳，随感即赴，不待盖覆而即淋漓不止矣。真所谓断根汤也！

按：亡阴一证，在伤寒则邪传阳明，当下而不下，致津液暗枯；邪传少阴，当下而不下，致肾水暗枯，其亡也以渐，尚有急下一法可救。若在不藏精之温证，则肾水已竭于先，而邪发之日，阴邪必从下走，势自下利奔迫，是下多尤足亡阴，而又绝无补法可以生阴。《金匮》云：六府气绝于外者，其人恶寒；五藏气绝于内者，则下利不禁。藏者阴也，阴气欲绝，岂非亡阴之别名乎？故淫雨而求杲日①尚易，大旱之得甘霖为难。神哉仲景之书！既详不藏精之证，又出不藏精之治，特未显然挈示，后人不维其义②耳。即如桂枝一汤，本为太阳之中风设也，而汗下和温早已具于一方之中。至于温法，尤为独详，如加附子、人参、白术、干姜、甘草、桂心、茯苓、龙骨、牡蛎等类，岂太阳表证中所宜有乎？惟病有不得不先温经，又不得不兼散邪者，故以诸多温经之法，隶于桂枝项下，一方而两擅其用，与麻黄附子细辛汤同意。凡遇冬不藏精之证，表里之邪交炽，阴阳之气素亏者，按法用之裕如③也。仲景立方与四达之衢④，会心于众妙之府，虽贤哲辈出，究竟表章不尽。后之业仲景者，各尽其心，各抽其绪，毋以见闻而自窒灵悟也。斯可矣！

---

① 杲日：日出明亮，光明。
② 不维其义：即"不思其义"。维，思考，联想。
③ 裕如：从容自如。
④ 衢：大路，四通八达的道路。

论用桂枝汤，宜加益阴药，以匡芍药之不逮

仲景用桂枝汤以和营卫而解肌，此定例也。不但为太阳经受邪之本药，即少阴之宜汗者亦取用之。其最妙处，在用芍药以益阴而和阳。太阳经之营卫，得芍药之酸收，则不为甘温之发散所逼而安其位也。至若少阴，则更为阴藏而少血。所以强逼少阴汗者，重则血从口鼻耳目出而竭蹶可虞①，轻亦小便不利而枯涸可待，用药自当比芍药之例，而倍加益阴以和阳。余每用桂枝汤，必加生地黄以匡芍药之不逮，数十年来功效历历可纪，盖得比例之法也。用桂枝汤治温病，势必佐以辛凉。而不藏精之证，属在少阴，不得不用桂枝之温以解之，以少阴本阴标寒，邪入其界，非温不散也。岂惟桂枝，甚则麻黄附子亦用所贵，倍加益阴以辅之，如芍药、地黄、猪胆汁之类是也。今人未达此理，但知恶药性之温，概以羌、独、柴、葛为表，则是治三阳而遗少阴，屡表而病不除，究竟莫可奈何而病者无幸矣。

桂枝领邪一法　　桂枝加生地黄汤

清表温中一法　　桂枝加人参汤

清阳泻火一法　　桂枝加大黄汤

脉浮先表一法　　桂枝汤

先温后表一法　　下利清谷不止，身疼痛者，先用四逆汤急救其里。　救后清便自调，但身痛者，随用桂枝汤急救其表。　此见下多，则阴邪亦从阴解，故温后但解其阳邪，不必兼阴为治。

温经止汗一法　　桂枝加附子汤

---

①　竭蹶（jué 觉）可虞：下厥上竭之证可以预料和令人忧虑。竭蹶，此指阴阳枯竭，下厥上竭之危证；虞，预料，料想，又作忧虑、担忧解。

汗后恶寒一法　芍药甘草附子汤收阴固阳，以治其表虚。

下后恶寒一法　桂枝汤去芍药加附子以治其阳虚。

汗后恶热一法　调胃承气汤治胃中干实。

汗后里虚一法　桂枝新加汤治汗后身疼痛，脉沉迟。

汗多发悸一法　桂枝甘草汤治心下悸，欲得人按。　茯苓桂枝甘草大枣汤治脐下悸。

汗后腹胀一法　厚朴生姜甘草半夏人参汤

昼夜静躁一法　汗下后，表虚恶寒，里虚脉微细，日轻夜重者，以救阴为主，宜桂枝加地黄汤；日重夜轻，身无大热者，以救阳为主，宜干姜附子汤。

误汗变逆一法　本脉浮，而证见汗出、心烦、微寒、脚挛之候，才服桂枝汤加黄芩，即厥冷咽干、烦躁吐逆者，乃阳虚而阴独盛也。先与甘草干姜汤，以复其阳。俟厥愈足温，更与芍药甘草汤，行阴寒凝滞之血，以伸其脚。若阳虚甚而其变愈大者，但用四逆汤，以温经回阳，而不必兼阴为治也。

温经散邪诸法，入第二例者，此不重录。前例俱可参酌互用。

附：辨温证合偶感之客邪　以明理而辟谬

春温、夏热、秋凉、冬寒，各主一气者，其常也。然天气不可以常拘，所以夏气亦有凄清之时，冬气亦有燠热之时，凡此皆谓之客气也。本温证而重感于寒，其病即兼冬气而为温疟；本温证而重感于热，其病即兼夏气而为温毒；本温证而重感于时行不正之气，其病即兼不正之气而为温疫。原无所谓变也，乃谓某病忽变某病，不令人炫而且骇乎？又且长夏之湿气，春分后早已先动，最能与温气相合而成湿温之证，何以四证内反不并举？又且温疟一证，《内经》明说是冬月邪入骨髓，至春夏始发，何得妄说春月重感于寒？又且更遇于风变为风温一证乎？盖春月厥阴风木主事，与时令之温不得分之为两，凡病温者，皆为风温之病也。试观仲景于冬月之病，悉以伤寒之名统之，其觱发之风寒、栗冽之气寒①，总为一寒，则春月之风寒、风热、风湿，总为一风并可知也。夫风无定体，在八方则从八方，在四时则从四时，春之风温、夏之风热、秋之风凉、冬之风寒，此自然之事也。仲景于温证篇中，即特揭风温之名以纲众目，其晰义之精为何如耶！显明道理，一经后人之手，便将风与温分之为二，况于精微之奥乎？兹特辨之，以见治温之法，切近平易，而非有奇特耳。

温疟主治之法　温疟病，尺寸俱盛，先热后寒，宜小柴胡汤。先寒后热，宜小柴胡加桂汤。　但寒不热，宜柴胡加桂姜汤。　但热不寒，宜白虎加桂枝汤。　有汗多，烦渴，小便赤涩，素有瘴气，及不服水土，呕吐甚者，宜五苓散。

温毒主治之法　温毒为病最重。温毒必发斑，宜人参白虎汤。竹叶石膏汤。　玄参升麻汤。　若欲清热凉血者，宜黑膏。

温疫主治之法　温疫病，阳脉濡弱，正虚也；阴脉弦紧，邪实也。正虚邪实，则一团外邪内炽，莫能解散，病固缠身为累，而不藏精之人触其气者，染之尤易，所以发表药中，宜用人参以领出其邪，《寓意草》中论之已悉。　宜人参败毒散。

湿温证治入夏三月，此不赘。

小儿春月病温亦分为三例

小儿冬月深居房帏②，触犯寒邪者恒少。而知识未开，天

　①　觱（bì闭）发……气寒：指触冒风寒、气寒的人体寒冷反应。语本《诗经·豳风》"一之日觱发，二之日栗冽。"觱发，触感之意；觱，泉水涌出貌。栗冽，寒冷貌；栗，通"溧"，寒、凉。
　②　房帏：指寝室、闺房。亦作"房闱"。

癸未动，又无不藏精之事，然亦有温证三例可互推者。经云，水谷之气，感则害人六府，或因啖乳而传母热，或由饮食而中外邪，皆从阳明胃经先受，由阳明而外达太阳，即与温证之第一例颇同；而平素脾气受伤者，邪气入胃，复乘其脾虚而客之，即与温证之第二例颇同；既阳明胃与太阴脾，相连之一藏一府交合为病，正伤寒两感证中，二日阳明与太阴受之，则腹满、身热、不欲食、谵语之证，与温证之第三例分经虽不同，而两感则颇同也。后人造为小儿八岁以前无伤寒之说，以悖理叛道。凡一切外感，俱妄立惊风之名，擅用金石重坠，反领外邪深入，百无一活。《寓意草》中，已略辨其端，但未详其治也。试观中风卒倒之人，邪中脾中之大络，则昏迷不醒。然则邪炽太阴脾经，势必传于大络，其谵妄而不知人者，夫岂惊风之谓耶？只有慢脾风一说，似乎近理，然不以外感之名统之，则用药茫无措手。兹特比入春温之例，庶推之以及四时，而治悉无忒①矣。

小儿春温证第一例

由阳明而太阳，自内达外，皆是表证。但表法原取解肌，而不取发汗，况于小儿肌肤嫩薄，腠理空虚，断无发汗之理。仲景于太阳之项背强几几、反汗出恶风者，用桂枝加葛根汤，极得分经之妙。桂枝汤主太阳，葛根汤主阳明，以类推之。太阳证多，阳明证少，则用桂枝汤加葛根；阳明证多，太阳证少，则用葛根汤加桂枝。圆机在乎临证。然颈项肩背，正二阳所辖之地，不明经络者，见其几几然牵强不舒，加以目睛上窜、手足反张，诸多太阳见证，而惊风之名自此始矣。讵知仲景云，身热足寒，头项强急，恶寒，时头热，面赤目赤，独头摇，卒

---

① 忒：差错。

口噤，背反张者，痉病也。发热无汗，反恶寒者，名刚痉；发热汗出，不恶寒者，名柔痉；又曰太阳病，发汗过多，因致痉。可见不解肌而误发汗者，必有此变！又可见汗沾衣被，旋复内渗者，必有此变！当解肌而不当发汗之义显然矣。然则小儿之解肌，不更当从乎轻剂耶？小儿服桂枝汤，不必啜热稀粥；并不可急灌，逼其大汗也。凡小儿发热呕吐者，倘未布痘，即须审谛，不可误用温胃之药。里中一宗族之子，恣啖不禁，每服香砂平胃散极效。一夕痘发作呕，误服前药，满头红筋错出，斑点密攒筋路而毙，所谓瓜藤斑也。上饶相公一佺，髫龄①选贡齿宴返寓，痘发作呕，乃父投以藿香正气散，一夕舌上生三黑疔，如尖栗形，舌下生四黄疔，如牛奶形，而没②。盖痘邪正出，阻截其路，凶变若此。姑③述亲见二则，于治胃经感邪之末以垂戒焉。

解肌清热一法　桂枝汤桂枝加葛根汤、桂枝加瓜蒌汤　葛根汤

攻里救胃一法　调胃承气汤痉病胸满，口噤，卧不着席，脚挛急，必齘齿，可与大承气汤。因小儿藏府柔脆，变用调胃承气汤。

误攻邪陷一法　桂枝加芍药汤治下后腹满时痛者。

小儿春温证第二例

由阳明而太阴，自表入里，仲景云"太阴之为病，腹满而吐，食不下，自利益甚，时腹自痛。若下之，必胸中④结硬"，可见脾气虚衰，不能为胃行其津液者，必致吐利兼见，此俗

---

① 髫（tiáo 条）龄：幼年。
② 没（mò 末）：通"殁"。死亡。《易·系辞下》："庖牺氏没。"
③ 姑：姑且，暂且。
④ 胸中：《伤寒论·辨少阴病脉证并治》作"胸下"。

子①藉口慢惊风之源也。岂知外感之邪，入乘其虚，上吐下利者，即霍乱之意。正气既虚，儿因畏怯，则有之，岂是心虚发惊、肝木生风之候耶？此等处认证一差，用药不当，万无生理。盖脾经之证，自有脾经之专药，况于属在外感，仍以散邪为先。所以误下，则心下结硬，正谓邪虽已入太阴、而阳明未尽除者，恐有表证相碍也。

解肌之法　桂枝汤脉浮者用之。太阴之脉，尺寸俱沉细，今见浮，则邪还于表，仍用解肌之法，送出其邪为当也。

温里之法　四逆汤自利不渴者，用之以燠土燥湿。　理中汤浊气上干，胃胀、腹满者用之。

攻下之法　桂枝加大黄汤大实痛者用之。然芍药、大黄亦当倍减，以小儿胃薄易动也。

小儿两感温证第三例

胃与脾一府一藏，表里双受，则在表者为阳邪。然既已入于胃，便当爱惜津液，即不得已而解肌清热，不可轻动其汗。所最难者，要在急温、急下，审谛不差。盖胃实兼以脾实，则二火交炽，水谷之阴立尽，其口燥、咽干、鼻煤之证，皆枯槁之应耳。胃虚兼以脾虚，为胃中之津液不自行，而脾不复为胃行其津液，其吐而且利者，积满而上下溢出耳。所以急温则两经之阳俱存，急下则两经之阴俱存也。两经原具四证，曰腹满，曰身热，曰不欲食，曰谵语，在伤寒则阳邪为多，在小儿则阴邪为多。故遇当温之证，即七八日僵卧不醒，必俟温后，阴证转阳，则自生矣。

分理阴阳之法　理中汤或加附子，或加黄连，或加枳实，相阴

---

① 俗子：此指学识浅陋、低级庸俗的医者。

阳虚实之较偏者，而加用之也。

养胃健脾之法　四君子汤　五味异功散　六君子汤

醒脾驱风之法　乌蝎四君子汤

急下存阴之法　调胃承气汤

解毒生阴之法　黄连阿胶汤

通用诸法　于大人温证第一例参酌。

附：会讲温证语录　共六则

上堂师嘉言老人第一会语录　会讲《刺热篇》温论述上古经文一段

上古医旨，其时首春，其证首温，先师祖僦贷季①所传，先师岐伯述之者也。首引太阳之脉色，荣颧骨，荣未交，曰今且得汗，待时而已，与厥阴脉争见者，死期不过三日，其热病内连肾。少阳之脉色，荣颊前，热病也，荣未交，曰今且得汗，待时而已，与少阴脉争见者死。凡十五句七十字，岐黄之庭，宗旨晓然。至后世则《内经》且阙，况上古乎？所以释者极悖，理不成说，吾徒会讲，宜首析其义。凡人有病，其色必征于面而热病尤彰。《内经》本篇谓：肝热病者，左颊先赤；心热病者，颜先赤；脾热病者，鼻先赤；肺热病者，右颊先赤；肾热病者，颐先赤。是五藏热病色且先征矣。然五藏隐深其色，不宜外见，才见微色，随刺俞穴，亟泻其热，名曰治未病。待病治之，迟矣。《灵枢》谓：赤黑色忽见天庭，大如拇指者，不病而卒死，剧则非刺所能挽矣。惟阳经脉色，显而易见，初起热

① 僦（jiù旧）贷季：上古时代名医。传说为岐伯之师，理色脉而通神明，善知脉理，博通阴阳，人尊为"圣工"。

征于面，此时漫无凶咎。太阳脉色，荣饬①于颧，乃久邪内伏，其春发温，必始太阳经脉，红赤热色，先见两颧，如以采饬热之先征也。荣饬之色，止颧骨一处，不交他处，病之浅者也。古经荣未交，曰今且得汗，待时而已，少需听其自解，此真诀也。大凡温病，热自内出，经气先虚，虽汗之，多未汗解，故云今且得汗，待时而已。太阳经气虚者，必待午未正阳，杲日当空，群阴见觋，太阳经邪不留而尽出也；少阳经气虚者，必待寅卯初旭，出震继离②，焕然一新，少阳经邪不留而尽出也。注谓：肝病待甲乙解，心病待丙丁解，此五藏经文与三阳经全不相涉，何混之耶？至于与厥阴脉争见者死，咸谓外见太阳赤色，内应厥阴弦脉，此则如隔千山矣。秦汉以后，始分二十四脉，弦谓少阳可也，厥阴亦可也。大浮滑数，入阳弦可也；沉涩微弱，入阴弦可也。弦脉阴阳两属，安得指为死脉，且三日之促耶？古义断不其然，上古理脉色而通神明，谓上帝之所贵也，先师之所传也。色以应日，脉以应月，先师已传要矣，后人曷不传其要耶？诸君倘有未彻，吾徒请一述之：色以应日者，举头见日，随处长安，晶光万道，人身之色，无幽不烛③，同也；脉以应月者，千江有水千江月，地脉潜通，人身之脉，环会贯通，同也。脉荣颧骨，即色荣颧骨，才一见之，表里两符，岂非日月合璧耶？如太阳颧骨，色脉同时解散，则不成温热病矣，病则色脉同时俱见矣。太阳荣颧骨，少阳荣颊前，厥阴荣

---

① 饬（chì斥）：通"饰"。粉饰、装饰。《集韵》："饬，或作饰。"

② 出震继离：太阳从东方升起，至南方而渐盛。此指人体阳气顺应天时，由升发而渐旺。出震，指太阳初升于东方；震，《周易》卦名，位应东方，象属木；离，亦卦名之一，位应南方，象属火。

③ 无幽不烛：幽暗处无不被照亮，比喻明察隐微。烛，照见，照亮。

颊后，少阴荣两颐，乃至十二经脉色，大络小络，随病彰灼，一疮一痤，色脉不相离也。道在下合五行休王①，上副四时往来，何吾人自小之耶？所以太阳厥阴，两阳同时并交荣饬，此才名为争见。若只面呈一部，岂争见乎？争见赤紫滞晦，传经势重，已为主死；争见青黑克贼，十死不救矣。盖太阳水而生厥阴木，则发荣滋长，光华毕达，固有善无恶也；厥阴木而孕太阳水，则子藏母腹，勾萌尽敛，亦默庇其根也。今外邪入而真藏逼见于面，夫是以死耳。其热病内连肾，身内百司庶职，惟肾独为政府，安则宅神根本，危则颠覆浊乱，生死出入，莫不由之。太阴厥阴，只禀其成，难干之矣。然不曰少阴而曰肾者，少阴传走经脉，肾则专主内藏，经谓过在少阴，甚则入肾，同一义也。太阳厥阴争见，主死。牵连肾气在内，以少阴为厥阴母，木势垂危，求救肾水，肾水足供，尚可母子两全。肾水源流并竭，不母子俱毙乎！可见神去则藏败，藏败则争见鼍黑，岂脉色不由根心也哉！释谓木之生数三，故死期不过三日，以生数定死期，谬甚。果尔，水数一，土数五，其死主一日、五日耶？《内经》明谓死阴之属，不过三日而死，何以生数妄解乎？下文无"期不满三日"，反误古脱，增入五字骇观，总因死阴之属，不审其义，故擅复之耳。"少阳之脉色也"六字，亦擅增入。少阳之脉色，荣颊前，热病也，荣未交，曰今且得汗，待时而已，与少阴脉争见者死。谓右颊前见赤色，未交他处，

---

① 五行休王：五行学说的重要内容之一，指五行之间生克制化配应于四时，各有其盛衰状态的变化。五行生克兴衰，有王气、相气、休气、囚气、废气之别，据隋·萧吉《五行大义》推衍，春则木王、火相、水休、金囚、土死；夏则火王、土相、木休、水囚、金死；六月则土王、金相、火休、木囚、水死；秋则金王、水相、土休、火囚、木死；冬则水王、木相、金休、土囚、火死。

待汗自已；若两颐黑色，与少阳赤色争见，则死也。少阴经败，甚必入肾，肾藏发露，泉之竭矣，无阴以守之矣。少阳相火，少阴真火，上下交焚，顷刻俱为灰烬，诚劫灾也。伤寒传经势重，间有回天之手。至于温证，肾内枯槁无救，颊颐紫黑，已死恶痕缕缕不散，此独阳无阴，如大火聚，安得紫府丹台，授以太阴神水乎？吾徒同志，濬①冽彼之泉②自固，援古经之法传心，无负此番提命可矣。

上堂师嘉言老人第二会语录　会讲《评热论》病温经文一段

岐伯论温，胜义微妙，今始深解之也。"黄帝问曰：有病温者，汗出辄复热，而脉躁疾，不为汗衰，狂言不能食，病名为何？岐伯对曰：病名阴阳交。交者，死也。帝曰：愿闻其说。岐伯曰：人所以汗出者，皆生于谷，谷生于精，今邪气交争于骨肉而得汗者，是邪却而精胜也。精胜则当能食，而不复热。复热者，邪气也；汗者，精气也。今汗出而辄复热者，是邪胜也；不能食者，精无存也；病而留者，其寿可立而倾也。且夫《热论》曰：汗出而脉尚躁盛者死；今脉不与汗相应，此不胜其病也，其死明矣；狂言者，是失志，失志者死。今见三死，不见一生，虽愈必死也"，此段论温，独创谷气之旨。谷气化为精，精气充乃为汗，身中之至宝至宝者也。谷气为疾病之总途，生死之分界，萃万理为一言，谁能外之？《内经》谓：精者，身之本也，故藏于精者，春不病温。是则藏精之人，外邪不入，身如药树，百病不生矣。即不然，冬藏已敌春温，积贮为命，主

卷
五
下

一
九
三

---

① 濬（jùn竣）：通"浚"。疏通之义。

② 冽彼之泉：寒冽奔流的水泉，意指人体肾藏之精津水液。语本《诗经·曹风》："冽彼下泉，浸彼苞稂。"

张畚计在是，胡乃泥沙掷之耶？泥沙掷之，其后则肾虚甚而温死矣，尺热甚而温死矣。谷气既馁，转输不给，关门闭而水谷难通，大事去矣。况肾虚尺热，一呼脉三动，一吸脉三动而躁，准平人十二时脉，更增四时，三日促为二朝，再促则脱而不续矣。所以狂言失志，脱精则死，以此故也。上古中古①两大圣神，如出一手，倒说竖说，变化生心，万理渊源，烂然生色。千载以后，乃至传为土苴②，不论不议，奈之何哉？吾徒七十有五，始知理障稍尽，矩则昭然，兹时不言，更待何年耶？岐伯言阴阳交，交者死，黄帝愿闻其说，岐伯但发谷气之妙，至阴阳交，一言而终，不更再举。向者胸为疑府，今乃知谷气之旨既明，则阴阳交与不交，了然定矣。上古荣未交，证之轻者；荣交阴，重且死者。中古冬伤于寒，春必病温，证半轻者；冬不藏精，肾虚尺热，重且死者，圣神心印，妙义天开，变化错综，愈出愈奇。上古太阳与厥阴为偶，少阳与少阴为偶，而阳明太阴虽不言之，而其相偶更定位也。中古太阳与少阴一府一藏，独主其重，盖太阳主外，少阴主内；太阳司阳经之温，少阴司阴经之温；太阳交少阴，少阴交太阳，阴阳交而死矣。然掌上意珠③，不叙其文，若隐若显，俟之后人，何乃竟成绝学耶？岐伯妙翻千古变证，若相忤而实相成，贤智不识其旨，况庸人乎？谓二阳搏，其病温，死不治，不过十日死，乃阳经荣未交之轻证，而举为死不治，必有其说。言二阳搏，虽未入阴，

---

① 上古中古：上古又称"远古"，指有文字以前的时代；魏晋南北朝至唐宋之间为"中古"，也有把两汉包括在内者。

② 土苴（jū咀）：渣滓，糟粕，比喻微贱的东西。

③ 掌上意珠：手掌中的如意珠，此指经常使用、通达明了的医理。意珠，佛教语，如意珠、清净珠、宝珠等的简称，比喻佛性、智慧。

病温至极，必死；不治，稍延不过十日死，较三日死阴之属，少饶其期耳。二阳者，手大肠足胃，手经足经，并主阳明。金土燥刚，亢熯①阴绝胃谷肠津，水谷将绝，乃至肠胃如焚，纵延多日，究竟不得不死。至上古足阳明胃、足太阴脾，一阳一阴，虽不相错而相偶，然吾徒荣未交，待时汗已，经气虚者，辰巳经王，汗乃尽解，必然之理也。门人有蓄疑义，谓：脾胃以膜相连耳，脾胃荣交相连，直是易易，所以上古不言之也。予曰不然。伤寒传经，如胆藏肝叶，岂不表里相合？然必少阳胆，乃传太阴，再传少阴，乃传厥阴，绕经而走，不能直截合胆也。今阳明胃，乃传少阳胆，少阳始传太阴，绕经传次亦然。固知阳明、太阴，交与不交，各分疆界矣。两颧颊后，荣交相争，部位不远；颊前与颐，荣交相争，部位不远；頞中②鼻准，荣交相争，部位不远。必至荣交不分，乃为死也。至于太阳、少阴阴阳正交，吾徒更深言之。《内经》两感证，一日太阳、少阴，二日阳明、太阴，三日少阳、厥阴，三日死。由是论之，与温证微不相同。温证一日，太阳而交少阴，有十分交者，有五分交者，有一二分交者，所以温证太阳少阴，本经与病相持，即十日半月，总为一日之期，不传二日三日之促而骤死者。盖以谷气平时觉不相同，营卫平时觉不相等，病之精津不枯，谷气不尽，热势少衰，肌肤渐渍微汗，两交忽为两解，病医相成者多有之矣。半月一月，待毙无医，谷气不得不尽者，非天也，人也。然医之手眼，审几决择，一日以前，图而又图，邀非倖

① 熯（hàn 汉）：同"暵"。干燥。
② 頞（è 饿）中：鼻梁中间。与针灸学之頞中穴有所区别，頞中穴，经外穴名，又称鼻交，《中国针灸学》定位于鼻骨最高处微上陷中，沿皮刺0.3～0.5寸。頞，鼻梁。

邀，生机可待，此为超医。至一日以后，二日阳明太阴，三日少阳厥阴，谷气精血，传经立尽，则死矣。岐伯先师曰：病而留者，其寿可立而倾也。又曰：今见三死，不见一生，虽愈必死也。然则阴阳交，交者死，予向以为一言而终，随病随死之候，几误一生，墙面惶汗①，常栗然之矣。立志奇男子，冬至闭关，储蓄内富，岂非第一义乎？

上堂师嘉言老人第三会语录　会讲《伤寒论》中论温证一段

上古中古，首重温证，民生最赖之矣。周秦以降，如扁鹊越人，起家数辈，各树伟义，经纬裁成。后代宗匠，至于温证，绝不言之，由是论温，駸②传駸失，乃至人去书存，几千百年，黯然无色。汉末张仲景，前圣后圣，同符一揆③，其著《伤寒论》，虽述实为作也，三百九十七法，一百一十三方，其功远绍④轩岐。于中温证一法，划然天开，步步着实。绎⑤伤寒家，成朱十余辈，义例多获，独温证从不知为何事？由晋至今，窜人者叛窃，指为圣神传心；庸陋者井蛙，诬为同侪⑥小视。予步趋仲景，至老不辍，诸公会讲，大举温证，欲建当世赤帜，老人曷能任此？然既壹志和衷，细求名理贞识，协赞一番设施，

---

①　墙面惶汗：指面墙而立，惶恐而汗下。墙面，语本《尚书·周官》："不学墙面。"指不学之人面墙而立，目无所见。此处喻氏自谦，面壁思过，惶然汗下。

②　駸（qīn 钦）：逐渐。

③　前圣后圣同符一揆：意谓古代圣人和后代圣人的所作所为是完全相同的。语本《孟子·离娄下》："得志行乎中国，若合符节，先圣后圣，其揆一也。"一揆，谓同一道理，一个模样。

④　远绍：源远承继。绍，继承。

⑤　绎（yì 义）：寻绎探究，注释。

⑥　同侪（chái 柴）：平辈、同类的人们。此指医界同行。

传兹西昌胜事，俾仲景寒灰火传，老人将没世望之矣。太阳病发热而渴、不恶寒者为温病，即《内经》冬伤于寒、春必病温之说，谓冬寒久郁，太阳经受，肌表营卫主之，与冬月骤病，发热恶寒且不渴者，证则不同。故春月寒郁既久，发热而渴、不恶寒，自内出外，与上古荣未交、待汗自解同义，其证不过十之一二耳。若发汗已，身灼热者，名曰风温，风温证少阴冬不藏精，与太阳病随时忽至，势则病之八九矣。风温与风伤卫又不同，中风脉浮弱，独主太阳；风温脉尺寸俱浮，兼主太阳少阴，肾水本当沉也，风温载之，从太阳上入，根本拨而枝叶繁矣。春月木长势强，吸汲肾水，已为母虚，加以风温之病，俄顷少阳相火、厥阴风木，风火炽然，能无殆乎！故"若发汗已"四字，包括错误，见医未病之先，及得病之顷，须诊足太阳、足少阴一府一藏，此千古独传妙诀也。诊之，辨其有无伏气①，有伏气者，冬寒太少二经，久伏身中，时当二月，其病先见露矣。发则表热太阳，与里热少阴，将同用事，恣汗无忌，灼热反倍，是为风温。风温表里俱见浮脉，其证自汗身重，肾本病也；多眠睡，鼻息鼾，语言难，肾本病也；肾中之候，同时荐至，危且殆矣。古律垂戒云：风温治在少阴，不可发汗。发汗死者，医杀之也。讵意发热之初，不及脉理，轻易发汗，蚤已犯此大戒，生命可轻试手乎？既肾中风邪外出，以阳从阳，热无休止矣。被下者，小便不利，伤其膀胱气化，直视失溲，太阳藏府，同时绝矣；被火，微发黄色，剧如惊痫，时瘈疭，火热乱其神明，扰其筋脉也。伤寒燔针灼艾，仲景屡戒，至温

---

① 伏气：又称"伏邪"。指邪气伏藏于体内，不即刻发病，过后方才引发疾病的一类邪气。

证尤当戒之。被火微发黄色一段，乱其神明，扰其筋脉，重证莫重于此。稍轻者误火，少阴脉系咽喉，干痛乃至唾血，亦多死者，如何妄人喜火，如晋崔文行①，劫灰亿兆，能不寒心耶？一逆发汗，已是引日待毙；再促，圣神莫挽矣！故治温病，吃紧在未发汗前，辨其脉证，补救备至，防危可也。发汗以后，凶咎卒至，亦何措其手足哉！上古论温，荣交以后，其病内连肾；中古论温，专论谷气。肾中精胜，乃汗则生；肾中虚甚，更热则死。其旨至矣！尽矣！即叔季复有圣出论温，别无剩义。仲景出不尽之藏，论肾更视膀胱以纬之，小便伤膀胱气化，甚则直视失溲，谓太阳入络膀胱命门穴中者，藏精光照，两目直视，则光绝矣。瞳子高者，太阳不足；戴眼者，太阳已绝。太阳气绝者，其足不可屈伸，是则太阳之脉，其终也，有五大证：戴眼、反折、瘛疭、色白、绝汗。太阳关系，岂不最操其重哉！所以中风暴证，多绝膀胱，人不识者，故风温扼要膀胱。若肾藏将绝，宁不膀胱先绝乎？因是吾徒敢论太阳春温受证，虽不类夫风温，然阳热势极，肾吸真阴上逆，地道不通，亦成太阳死证。盖由误发其汗，致少阴随之上入，大类《内经》风厥②同也。《内经》巨阳主气，故先受邪，少阴与其为表里也，得热则从之，从之则厥也。泻阳补阴，是则能治风厥，多不死者。然而中风、风温、风厥，太阳才涉三风见证，总当回护阴之根底，勿使阴不内守，勿使阳之上厥，百凡③封蛰不露，乃可需其正汗，风始熄也。必能若此，乃为泻阳补阴之妙。若阳邪狂

---

　　① 崔文行：唐代医家。《备急千金要方》《外台秘要》《伤寒总病论》有引其方剂。
　　② 风厥：厥证之一。肝气化风所致的厥证。
　　③ 百凡：犹凡百。泛指一切。

逞，少水不能胜火，虚风洞然，果何为哉？

上堂师嘉言老人第四会语录　会讲温证自晋至今千年绝学一段

仲景叔季①天生圣人，其道如日月之明，无斁②之矣。叔和何如人也？以为得统而学圣人之徒，则由宫墙而升堂入室，言圣人之言，行圣人之事，仲景世世赖功臣矣。异哉叔和，乃以序例插入论中，如吕不韦之奇货，岂非窃耶？叛耶？今且谭从前英贤过信叔和之弊，以明医学继统，升天之难也。叔和为晋太医令，一时医流，既以浅陋，更甚荒唐，如西晋崔文行，谬传解散温法，用桔梗、细辛、白术、乌头四味，后世奉为灵宝，更增附子，名老君神明散，更增荧火，名务成子荧火丸，托老君务成子售欺，妖妄极矣。后代朱肱《活人书》，具载其方，确信以为有，见时疫为寒疫，故谓阴毒伤寒，所以久宗之耳。及以毒攻毒，受劫必死，朱肱复改圣散子，仍用附子，而表里香燥同之。东坡学士在黄州，见其随施辄效，载之集中，后世又以过信坡公，杀人多误。讵知坡公集中，朱肱已三改其方？始用败毒散，不用热药，厥功少减前罪，然虽改易其方，不识圣神心法，竟无益矣。朱肱论伤寒注释，颇合圣矩；但其论温，传派不清，违悖圣言，未可枚举。如仲景谓太阳病发热而渴、不恶寒者为温病，朱肱谓夏至以前，发热恶寒、头疼身体痛，其脉浮紧者，温病也；仲景所言者，冬月感寒，至春始发之温病；朱肱所言者，春月病温，重感于寒之变病。苟朱肱立百法以治正病，外立一法以治变病，于理甚融，乃千百年绝人绝世；

---

① 叔季：指没落之世，末世将乱时代。

② 斁（yì 以）：终止，穷尽。

从未论温正病，即指为正病，又皆为邪说妖言，所以其法其方，咸入室操戈也。叔和云，更遇温热，变为温毒；朱肱即云，初春发斑咳嗽为温毒；吴绶①谓伤寒坏证，更遇温热，变为温毒，乃以温毒为坏证，亦宗叔和序例，依旧坏证而治之也。朱肱、吴绶，埙篪迭奏②于叔和之庭，正乎邪乎？洁古伤寒名家，惑叔和变法，则亦不为正矣。其子云岐，竟指叔和信为经言，谓经曰：温病之脉，行在诸经，不知何经之动，随其经之所在而取之。凡伤寒汗下不愈，过经其证尚在而不除者，亦温病也。太阳证汗下后过经不愈，诊得尺寸俱浮者，太阳温病也；身热目疼，汗下后过经不愈，诊得尺寸俱长者，阳明温病也；六经过经不愈，各现本证本脉，俱为温病，是故随其经而取之。将伤寒过经不解，扯入温病，梦魇迷心，直易易耳！赵嗣真③谓仲景所云，重感异气变为他病者，即索矩④所谓二气三气杂合为病也；朱肱谓仲景云，冬温之毒，与伤寒大异；汪机谓仲景云，遇温气为温病，遇温热为温毒。不知仲景几曾有是言哉？叛逆相承，诸多推戴，仲景黄袍加身，倒绝倒绝矣！巢氏《病源》，宗序例四变，用崔文行解散法，庞安常亦然。治法初用摩膏火灸；二日法针解，散取汗；不解，三日复汗之；又不解，四日用藜芦丸微吐愈；不愈，改用瓜蒂散吐之解；尚未了了者，

①　吴绶：明代医家，浙江钱塘人，曾任太医院院判，著有《伤寒蕴要》等医著。

②　埙篪（xūnchí 勋驰）迭奏：旧时比喻兄弟和睦。此有附和、献媚之义。语本《诗经·小雅·何人斯》："伯氏吹埙，仲氏吹篪。"埙篪，古代的两种乐器；迭奏，交替或轮流演奏。

③　赵嗣真：元代医家，著有《活人释疑》，已佚。其言论见于《玉机微义》。

④　索矩：金元医家。《丹溪治法心要》《局方发挥》《卫生宝鉴》等书有引其言论及方剂。

复一法针之；七日热已入胃，乃以鸡子汤下之。巢庞比匪极矣！后安常自撰微言，有和解因时法，于春分、夏至前后，一以和解为主，增一味，减一味，即名一方，岂始崔文行蜂螫蛰手耶？然只定不移，移则蹶矣。李思训①亦用和解，海藏谓二公当宋全盛，其法明哲莫逾。然欲汗不敢，欲下不敢，迁延渺法，无可奈何矣。大率委置圣言，传会多口，几千年来，祖孙父子，一派相承，盈庭聚讼，各逞其端而未已也。丹溪究心杂证不事仲景，遇外感宗东垣补中益气，兼行解散，终非正法。况惑异气之说，决择不精，然既外感不习，独主杂证，何由登峰造极耶？东垣不解伤寒正治，盖一生精神在内伤也。乃由《内经》深入至理，发出冬温、春温二义，真千百年之一人也。云：冬温者，冬行春令也，当寒而温，火盛而水亏矣。水既已亏，则所胜妄行，土有余也；所生受病，金不足也；所不胜者侮之，火太过也；火土合德，湿热相助，故为温病。又云：春月木当发生，阳以外泄，孰为鼓舞？肾水内竭，孰为滋养？生化之源既竭，木何赖以生乎？身之所存者热也，时强木长，故为温病。此二则温证，从《内经》立说，入理深谭，不辟②叔和。叔和自妄，盖时强木长，肾水不足供其吸取，故为温病，较叔和三月四月，不为寒折，病热犹轻；五月六月为寒所折，病热则重，盛夏寒折，倒见不成事理。东垣一则冬温妙义，一则春温妙义，几千年来，独步悟入，伟哉伟哉！贤关③首肯此老矣。上堂展

---

① 李思训：宋代医家，著有《保命新书》。《医学纲目》《证治准绳》《金匮翼》等引有其言。

② 辟（pì僻）：驳斥，排除。

③ 贤关：指太学，国家之最高学府机构。语本《汉书·董仲舒传》："太学者，贤士之所关也，教化之本原也。"

敬，执香一拜。每举二则，令诸公朗诵，虚怀励志，极深研几，吾为日考月课，引之于前，督之于后，西昌一派，天外杰出，是所望矣。

上堂师嘉言老人第五会语录　会讲温证正名辨脉之要一段

仲景祖《素问·热病》，作《伤寒论》，以伤寒皆为热病也。然于冬月正病綦①详，而春温、夏热，则但述大意，比类一二，惟风温、湿温二证，春司风温，夏司湿温，独主其重，千古不易也。前第三会已论风温之戒矣，今举湿温言之。伤寒湿温，其人尝伤于湿，因而中暍，湿热相搏，则发湿温。苦两胫逆冷，腹满，叉胸，头目痛，苦妄言，治在足少阴，不可发汗。汗出必不能言，耳聋，不知痛所在，身青面色变，名曰重暍。如此者，医杀之也。然风温二律，指为医杀，叔和当时，既凛若斧钺②，不敢妄干，何忽又插入重感异气，变出四证，以诳惑后人？曰：脉阴阳俱盛，重感于寒者，变为温疟；阳脉浮滑，阴脉濡弱，更遇于风，变为风温；阳脉洪数，阴脉实大，更遇温热，变为温毒；阳脉濡弱，阴脉弦紧，更遇温气，变为温疫，真乃指鹿为马！天下后世，以为仲景若此，叔和不得不若此，浑如庙祝尸之③矣。予既自任仲景之徒，不得不重折其妄。盖温疟、风温、温毒、温疫四变，总由不识仲景风温、湿温二大证耳。明二大证，无不明也。风温为少阴证，微分太阳、厥阴，即温疟亦该少阴统属。《素问》谓冬伤于寒，藏之骨髓，

---

① 綦（qí其）：极也。

② 凛若斧钺（yuè越）：威严肃杀像斧钺一样寒光四射。斧钺，泛指兵器，喻指刑罚、杀戮。

③ 庙祝尸之：寺庙中掌管香火的人放任不管，无所作为。庙祝，指庙宇管理香火之人；尸之，陈放不为；尸，作动词用。

遇大暑内灼髓空而发。温疟，此正理也。若重感于寒而变疟，无是事也。即有之，先治其寒疟，再治其温乎？抑一案同结之乎？无端插入不了之局，真丑妇效颦、巧言簧鼓耳！至湿温一大证，从不言及，则是夏月竟无着落矣。讵知湿温，即疫证亦该在内，湿热至盛，长幼相似则疫矣，疫亦暑湿之正法也。其外感发疟，证之轻者也。今脉反加重而证变轻，何以得此耶？至温毒，则证之重者，三阴更重，砌出脉状，洪数实大有之，其人元气实盛，可堪大汗大下，外邪立解，何至发为温毒乎？且阳毒若此，其阴毒又何脉耶？谓阳脉濡弱，阴脉弦紧，变为温疫，濡弱本名湿温，而弦紧乃伤寒定脉，一湿一寒，何从主之？叔和至夏暑为病最重，《内经》原无其说，杨上善云：轻者夏至前温病，甚者夏至后暑病。不知何见？予谓初春寒芽，或谓柔折可也；至盛夏时强木长，反谓疫寒，断不其然。第四会东垣老人，片言而折矣。盖春月风温，多死在三日；夏月湿温，多有可愈者，安得反重之耶？至于脉法微妙，理之所在，显然易征。伤寒浮大而紧，中风浮缓而弱，春温浮而且弱；风温弗举，风温尺寸俱浮，风火洞然；中暍弦细芤迟，暑伤其气；湿温沉弱濡缓，湿流其经。至于痎疟，仍是脉合火土主之。脉之应病，步步着实，自然之理也。叔和左更遇，右更遇，左变为，右变为，从无黄岐仲景之徒，悟其真知真见者。韩氏《微旨》，本欲惩艾①，而见龌龊，和解因时，听病自愈。正如用小柴胡汤，诚亦一法，第②守此，将三百九十七法，尽为赘庞，其可乎哉！然几千年来白眉在是，天限之矣。风温湿温，天大二证。

---

① 惩艾（yì yì）：意即"惩戒"。以前失为戒，吸取过去教训。亦作"惩乂（yì yì）"或"惩刈"。

② 第：仅，只。

风温，朱肱五方：萎蕤①汤、知母干葛汤、防己汤、瓜蒌根汤、葛根龙胆汤，其风火相炽，顷刻危亡，全不知矣。至于湿温，君火心、太阴脾，从不识正法若何？但施邪术而已。韩朱②湿温，无方可言，兹后隔靴千层，如斯而已。其治温证总诀：治热以寒，温而行之；治温以清，冷而行之；治寒以热，凉而行之；治清以温，热而行之。吾不知取义何事？又谓春感清邪肝，夏感热邪心，秋感湿邪肺，冬感寒邪肾，感四时者，皆为温病，然二说几番择术，聊免落寞无奈耳，真见则安在哉？吾徒品骘③温证，列眉如炬④，诸公目击胜义，千里同风，是所望矣。

上堂师嘉言老人第六会语录　会讲论温古今粹美同堂悦乐一段

人无古今，性有完缺，吾生所赋，一隙微明而已。然静里索照⑤，觉无极太极以来，虽未生人，先具人理。人理者，天地之心也。向著《阴病论》，少摹开辟一班，而劫初⑥上帝以为之君，其臣以为之教，创著《上经》《中经》《下经》三卷。中古辽邈⑦，全书未睹，而岐伯时与黄帝相授一堂。《内经》以后，十不征一，况古经论温哉！然上古荣未交前及荣交后，生死燎然，但温旨莫能几及。绝世知识明明，见莫问，问莫究，岂不世界空掷人理乎？吾徒神酣上古，志观玉京⑧，绘为空中

① 萎蕤：即"葳蕤"，玉竹之别称。

② 韩朱：指宋代医家韩祗和、朱肱。

③ 品骘（zhì 至）：犹评定。论定高低。骘，评论，评定。

④ 列眉如炬：两眉对列，如火把明照。比喻真切明白。

⑤ 索照：思索省悟。

⑥ 劫初：佛教用语。谓成劫之初，即有情世界成立之初，引申为人类起源或世界形成之初。

⑦ 辽邈：犹辽远。辽阔遥远。邈，久远。

⑧ 玉京：天外仙境。

楼阁之想，步虚陟降①，游焉息焉，自觉目光心朗，温证开先，即使拱璧以先驷马，不若晤言一室②，求志千古矣。此吾徒一大畅也！岐伯论运气曰，尺寸交者死，阴阳交者死，各有其义。惟论温曰：阴阳交，交者死也。一言而终，更不再举。吾徒何从得之？然溯上古前圣，徐觉荣交、未交，两端而生死定之也；仲景后圣，徐觉温与风温，两端而生死定之也。今始阴阳交、交者死论温，比类列眉，岐伯从前大呼疾声，向不悟则不闻耳，悟则岂论岐伯即吾徒交与未交，自炯两目。胃为肾关，同一机轴，温证才一见之，而意中已先觉矣。此吾徒一大畅也！仲景宫墙，吾徒步趋，垂老弥任，忽发未刊之旨，意谓冬寒、春温、夏热，分之三时，觉三大纲，建鼎足焉。冬月太阳寒水，继以厥阴风木，则统伤寒、中风两证为一大纲，以伤寒该中风，天然不易也；春月厥阴风木，继以少阳相火，则出温证、风温两证为一大纲，以温病该风温，天然不易也；夏月少阴君火，继以太阴湿土，则出暍、湿两证为一大纲，以暍病该湿温，天然不易也。精微之蕴，声臭尽泯③。叔和以后，歧路羊肠，蓁披

---

① 步虚陟（zhì 治）降：原作"步虚涉降"，据《尚论篇》及文义改。指如神仙一般升降往来于虚空。步虚，道家传说中神仙的凌空步行；陟降，升降，引申作往来之义。

② 拱璧……一室：以拱璧在先、驷马在后的形式来彰显自己，不如悟言一室之内。拱璧以先驷马，语出老子《道德经》，指立天子、置三公的形式位次；拱璧，指天子礼天之仪；驷马，指三公乘驾之马车。晤言一室，语出王羲之《兰亭集序》，指在一室之内畅谈感悟之言；晤言，见面谈话，又作"悟言"，感悟之言。

③ 声臭尽泯：名声和形迹全部隐没。声臭，原指声音与气味，喻指名声或形迹；泯，消失，尽灭。

鸟道①，多少沉沦，天意未丧，乃至吾世，视履昭然②。此吾徒一大畅也！仲景以前无方，以后其方充栋，大率禁方失传，寖成邪僻③，所以有晋温证，疑鬼疑神，相沿未已，亦以后人莫得仲景之方耳。吾徒《伤寒论》方，取裁温证诸方，逐一发明其义，无方乃有定方。此吾徒一大畅也！晋唐宋元以来，贤者和解因时，铢铢两两，无可奈何，犹可言也。不肖者荡检逾闲④，妄行汗下，生命试手，不可言也。几千年来，独东垣老人二则，谈言微中，域外伟观，异时同调。此吾徒一大畅也！嗣后诸君，精参各出一则二则，竖义警切⑤，蕴理新硎⑥，应接不暇。吾徒且大畅大畅矣。

① 榛（zhēn 臻）披鸟道：充满荆棘、险峻狭隘的小道。榛，通"蓁"，指丛生的草木荆棘，《庄子·徐无鬼》云"逃于深蓁"；鸟道，只有鸟才能飞越的路道，比喻狭窄陡峻的山间小道。

② 视履昭然：察看行迹明显易见。

③ 寖（jìn 浸）成邪僻：渐渐导致乖谬歪偏。寖，同"浸"，逐渐，渐渐；邪僻，亦作"邪辟"，乖谬不正。

④ 荡检逾闲：形容行为放荡，不守礼法。逾、荡，超越；闲、检，指规矩、法度。

⑤ 竖义警切：立意深切。竖义，立义，阐明义理；警切，犹警策，指文句精炼扼要而含义深切感人。

⑥ 蕴理新硎（xíng 形）：蕴含医理新颖锋锐。蕴理，蕴含事理、医理；新硎，像新磨出的刀刃一样锋利，喻指医理观点锐利突出；硎，磨刀石，作动词用，磨。

卷　六

南阳　张　机　仲景　著
西昌　喻　昌　嘉言　注
武原　吴仪洛　遵程　订
贲湖　周学江　襟三　参
海昌　周广业　勤补　参

夏热全篇

天之六气，春秋冬各主一气，独夏月兼主三气，所以夏月之病最繁且重。仲景立痓湿暍三种：痓者，热病之至极，多死少生之候；湿者，地之湿，浊阴之毒也；暍者，日之暍，阳光之毒也。夫热而益之以湿，则其中于人也，无形与有形相得而不散矣；湿而益之以暍，则其中于人也，地气挟天气蒸动而不解矣。天之热气下，地之湿气上，人在气交之中，其身体丰伟者，更受其困，加以醇酒厚味，房劳无忌，精神昏倦，诸病由此而成。所以善养生者，夏月淡泊独宿，堤防金水二藏，勿为湿热所乘，为最要也。王叔和编次《伤寒论》，提出痓、湿、暍，以为宜应别论，另立篇目。后人纷纷，有谓叔和采择①《金匮》之文，以补其缺者；至于成无己之注释，不过附会叔和序例异气，而不顾仲景立言精蕴。不知所谓宜应别论者，即于原论三百九十七法之中摘出，显然可见也。痓湿暍三证，虽同属太阳经，然皆夏月热病，非伤寒之所有事。后人先以伤寒无全书一语，横于胸中，况

---

① 采择：选用，选取。

所宗主①皆有晋以后之伪派，其孰从而辨之？盖痉湿暍亦如鼎之三足，夏月之病，三者为多，见夏月极湿之时、极热之时、有极湿热交蒸之时，故太阳经所受之外邪，比之冬月伤寒，另有此三种时分时合，如湿得热则发黄，热得湿则身重，湿热交炽则致痉。而痉病中，又以湿多为柔痉，热多为刚痉也。仲景于此三证，但论其病，而不立方，后人以为无方可考，愈不知其证为何证，反见《金匮》稍载其方，遂以为伤寒于此三种略于《金匮》矣！不知《伤寒论》通体皆灵，虽不立方，而方且森然眉睫。如太阳结胸项背强，如柔痉状，早已揭痉病之端矣。太阳风湿相搏，一身尽痛，早已揭湿病之端矣。太阳发热口渴，白虎汤之证，早已揭暍病之端矣。既识其端，要在能竟其绪为何绪耳。一方之中，有宜于冬、不宜于夏者，有宜于冬、即宜于夏者，皆绪之属也。霍乱亦夏月之病，故汇此篇之末。

痉病五条②

一、太阳经夏月亦有伤寒病，但其脉必洪大，今**发热而脉**反见**沉而细**者，此即名曰痉。

仲景以痉湿暍为太阳外感之候，合而名篇，盖痉为热病之最恶，而皆为湿热之所酿，正从三气交动中会其微旨也。唯是病属太阳，即是营卫所主，下文刚痉、柔痉即分营卫之例，刚痉如伤寒，柔痉如中风也。然证虽若同，药则不同，此夏月湿热所伤之营卫，非冬月风寒所伤之营卫比耳。痉，强也，有作痓者，传写之误也。成无己谓：痓，恶也，非强直之谓，病名且失，何以辨证？王冰注《内经》谓：柔痉者，谓气骨皆热，故筋柔而无力，骨强而不举，明训痉为强矣。凡外淫内溃之热，皆足以致痉；热深入髓，不充于骨，则为骨强；止从表热得之，

则为经筋之强也。《金匮》曰：痉脉按之紧，直上下行。《脉经》曰：痉家其脉伏，坚直上下。而此条则特论夏月痉病之脉，与冬月感寒之紧、及杂症之伏，与坚劲直上直下之象不同，而但见沉细耳。盖湿病脉必沉濡，暍病脉必弦细芤迟，劲直上下，非其质也。《金匮》有"为难治"三字者，以夏月脉本洪大，今反得沉细之脉，则湿热之中人正深，未易攘除①也。

二、太阳病，服辛热发汗之药过多者，必愈增其热，筋脉得热，则强劲而不柔和，或衣被不更，其湿乘虚而渗注关节，因此两者皆足致痉。

成无己谓：汗多则亡阳，亡阳则筋无所养，因而成痉。此十中容有一二，其实痉病不尽然也。

三、太阳病，有全似中风，**发热汗出**，然风为阳，暑亦阳也，暍胜则虽汗出不止，而却**不恶寒**者，**名曰柔痉**。与风伤卫之例同也。

四、太阳病，有全似伤寒，**发热无汗**，但夏月病多不恶寒，今**反恶寒**者，盖以寒为阴，湿亦阴也，湿胜则渗注于经络而恶寒，**名曰刚痉**。与寒伤营之例同也。

五、有全似太阳风寒两伤之病，暍者上先受之，湿者下先受之，湿暍交胜，则**身热**而足寒，**颈项强急**，其恶寒而时显头热，**面赤**，**目脉赤**者，湿上甚为热也；太阳脉足走至头，湿热在经，阳气不舒，筋脉牵掣，故**独头摇**；湿热内外感召，痰涎壅塞，故**卒口噤**；太阳行身之背，湿热乘之，筋脉拘急，**背反张**者，太阳之痉病也。

---

① 攘除：驱除，清除。

王海藏①谓：三阳太阴皆病痉。若背反张，则属太阳；低头视下，手足牵引，肘膝相构②，则属阳明；一目或左右斜视，并一手一足搐搦，则属少阳；发热，脉沉细，腹痛，则属太阴。各就本位主病，引伸以开豁后人，不愧名贤矣。惜其于少阴厥阴，何独遗之？《灵枢》云：足少阴之经筋，循脊挟膂，上至项，与足太阳经合，其病在此，为主痫瘈及痉，在外阳病者不能俯，在内阴病者不能仰，此非少阴之痉病乎？厥阴肝藏主筋，又岂不有风热过盛而自伤其筋，濡短之强，十中常见三四耶？冬寒、春温，以及杂症，原各有痉证，而夏月湿暍所主之痉，尤为多而难治。夏月之病，虽仍以伤寒统之，然以湿热为主。暍，亦热也，仲景原文以痉湿暍三字名篇，何成无己谓重感寒湿变为刚痉、重感风湿变为柔痉耶？以夏月之病，作冬月之解，悖理甚矣！

附：痉病论

《素问》谓：诸痉项强，皆属于湿。是病机颛主于湿矣。《千金》推广其义，谓太阳中风，重感寒湿则变痉。见太阳中风，身必多汗，或衣被不更，寒湿内袭，或重感天时之寒、地气之湿，因而变痉，是合风寒湿三者以论痉矣。《金匮》以痉湿暍名篇，又合热暑湿三者言之，然所谓柔痉、刚痉，未尝不兼及风寒，且亦云发汗过多因致痉，见夏月人本多汗，尤不可过发其汗也。古今言痉之书止此，后世王海藏论痉，知宗仲景，虽识有未充，要亦识大之贤矣。《伤寒论》此篇载痉病五条，《金匮》又增十条，其旨已悉。然终古大惑，不立论以

---

① 王海藏：即王好古。元代医学家，字进之，号海藏。师从张元素和李东垣，著有《阴证略例》《医垒元戎》《此事难知》《癍论萃英》《汤液本草》等书。

② 肘膝相构：指肘膝弯曲，交合不能直伸。构，交结，勾连。

破其疑，心有未慊①。诚以仲景论痉病，所举者太阳一经耳。后之治此痉者，谓太阳行身之背，故颈项强、背反张，属在太阳，而用《金匮》桂枝、葛根二方，茫不应手。每归咎于仲景之未备，不思外感六淫之邪，由太阳而传六经，乃自然之行度，邪未尽，传即不已，故三阳三阴皆足致痉。仲景之书通身手眼，虽未明言，其引而不发之旨，未尝不跃然心目。如太阳之传阳明，项背几几，少阳之颈项强，是知三阳皆有痉矣。而三阴岂曰无之？海藏谓：三阳太阴皆病痉，独不及少阴厥阴。云：背反张，属太阳；低头视下，手足牵引，肘膝相构，属阳明；一目或左或右斜视，一手一足搐搦，属少阳；发热，脉沉细，腹痛，属太阴。以防风当归汤，治太阳阳明发汗过多而致痉者；以柴胡加防风汤，治少阳汗后不解，寒热往来而成痉者。虽不及少阴厥阴，然其制附子散、桂心白术汤、附子防风散，意原有在②。观其白术汤下云：上解三阳，下安太阴。一种苦心，无非谓传入少阴厥阴，必成死证耳！讵知传经之邪，如风雨之来，而画地以限其不至，岂可得乎？况足少阴、厥阴之痉，不死者亦多。《灵枢》谓：足少阴之经筋，循脊内挟膂，上至顶，与足太阳筋合，其病在此，为主痫瘈及痉。在外，阳病者不能俯；在内，阴病者不能仰。是则足少阴之藏与足太阳之府两相连络，而以不能俯者，知为太阳主外；不能仰者，知为少阴主内，其辨精矣。《素问》亦谓太阳者一日而主外，则阳明、少阳之主外，从可识矣。少阴主内，则太阴、厥阴之主内，从可识矣。《素问》又谓，肾病者，善胀，尻以代踵③，脊以代头④，形容少阴病俯而不能仰之状更著。海藏谓，低头视下，肘膝相构，正不能仰

---

① 慊（qiè 怯）：满足，满意。

② 在：作名词解，指地方、处，引申作出处、依据。《辽史·营卫志上》："无日不营，无在不卫。"

③ 尻以代踵：指足不能站立和行走，以尻代之。尻，尾骶部；踵，足后跟。

④ 脊以代头：指头俯不能仰，背驼甚，脊高于头。

之阴病，反指为阳明之痓。立言殊有未确，亦可见由贤希圣①，升天之难。若不肖者之涉诞，则坠渊之易矣。即如小儿之体脆、神怯，不耐外感，壮热，多成痓病，后世妄以惊风立名，有四证生八候之凿说：则指痓病之头摇手劲者，为惊风之抽掣；指痓病之卒口噤、脚挛急者，为惊风之搐搦；指痓病之背反张者，为惊风之角弓反张。幼科翕然②宗之，病家坦然任之，不治外淫之邪，反投金石脑麝之药，千中千死而不悟也。又如新产妇人，血舍空虚，外风袭入而成痓病，仲景之所明言，不肖者不顾悖圣，辄称产后惊风，妄投汤药，亦千中千死而不悟也。噫！可慨也已。

附：痓脉论

痓证异于常证，痓脉必异于常脉。是故体强其脉亦强，求其柔软和缓必不可得，况强脉恒杂于阴脉之内，所以沉弦沉紧，邪深脉锢，难于亟夺。仲景谓，脉阴阳俱紧，亡阳也，此属少阴，见非太阳之紧比也。又谓，少阴病脉紧，至七八日脉暴微，手足反温，脉紧反去者，为欲解。可见痓证之欲解，必紧实之脉转为微弱，而现剧病之本象，乃可渐返平脉，不遽③解也。古今言痓证之及脉者莫如《金匮》，然皆片言居要，非深明伤寒比类互推之法，茫不知其立言之意，故因论痓病而并及痓脉焉。其曰：太阳病，发热，脉沉而细，名曰痓，为难治。以发热为太阳证，沉细为少阴脉，阳病而得阴脉，故难治也。难治初非不治，仲景治发热脉沉，原有麻黄附子细辛之法，正当比例用之。设仍用太阳之桂枝葛根二方，则立铲孤阳之根，真不治矣。以少阴所藏者精，所宅者神，精者阴也，神者阳也。凡见微脉，即阳之微；见细脉，即阴之细。微则易于亡阳，细则易于亡阴，此其所以难

---

① 由贤希圣：从贤人希望达到圣人的境界。语本孔子《论语·为政》："苟志于学，希贤希圣，孰能御之？"

② 翕然：一致貌。亦作"安然"义解。

③ 遽（jù具）：急，仓促。

治也。故病传厥阴，而少阴之精神未亏，即无死证。其厥逆下利、烦躁、脉微而死者，究竟以厥阴而累少阴之绝耳。此脉中之真消息，凡病皆然，不但为痉脉之金针也。其曰太阳病，其证备，身体强几几，脉反沉迟，此为痉，虽亦阳证阴脉，而迟与微细大有不同。迟乃太阳营血之阴受病，故脉之朝于寸口者，其来迟迟，是营血不能荣养筋脉而成痉。但取益阴生津，以和筋脉，而不与少阴同法矣。两证之夹阴脉，其辨如此。其引《脉经》云：痉家，其脉伏，坚直上下，而复以按之紧如弦，直上下行。互发其义，明伏非伏藏之伏，按之可得，即所谓沉也；坚非漫无着落，即紧如弦，不为指挠，邪气坚实也；直上下行者，督脉与足太阳合，行于脊里，太阳邪盛，督脉亦显其盛，缘督脉行身之背，任脉行身之前，如天地子午之位，居南北之中，故其脉见则直上直下。《脉经》谓：直上下行者，督脉也。见之则大人癫、小儿痫者是也。惟其夹于沉脉之内，重按始得，所以病癫痫及痉，有非阳病可比。若举指即见，直上直下，则病为阳狂，其证登高逾垣，勇力且倍平昔，何至挛缩若是耶？痉证阴脉之似阳，其辨又如此。然在伤寒误发少阴汗者，必动其血，为下厥上竭，亡阴而难治。而痉病之误发其汗者，必动其湿，湿虽阴类，乃外受之阴邪，非身中阴血之比；但所动之阳，奔入湿中，为湿所没，而成灭顶之凶，即是亡阳之变证。仲景曰其脉如蛇，不言其证。然未发汗之先，已见恶寒、头摇、口噤、背张、脚挛，几几①阳之欲亡，则发汗以后，肉𥆧、筋惕、舌卷、囊缩、背曲、肩垂、项似拔、腰似折、颈筋粗劲、四末逆冷，皆痉病之所毕具，不待言矣。第因发汗而动下焦之湿，又因发汗逼令真阳脱入湿中，是则多汗亡阴之外，更添亡阳一证。所以形容其脉如蛇，言脱出之阳，本急疾亲上，轻矫若龙，为湿之迟滞所纽，则如蛇行之象，尽力奔进，究竟不能奋飞也。此脉之至变，义之至精，而从来未解者也。更有暴腹胀大者为欲解，脉如故，反伏弦者痉之文，不

① 几几：几乎。底本为"幾幾"，有别于"项背强"之"几几"。

叙病之原委，突云欲解，如禅家半偈①，令人何处下参耶？试一参之，妙不容言矣。盖伤寒传至厥阴，有欲解者，有过经不解者，此之出欲解之证，复出不解之脉，殆谓经传厥阴，其经已尽，解与不解，辨其脉证而可知也。欲解之证，厥阴之邪，必传脾土，克其所胜，腹当为之暴胀，本《内经》厥阴在泉、民病腹胀之义以论证，亦见厥阴不再传太阳，而但转太阴，邪欲解耳。解则其脉必见微浮，何以知之？于伤寒厥阴中风，脉微浮为欲愈、不浮为未愈而知之也。若脉仍阴象，反见沉弦，必自病其筋脉，而拘急成痉，亦如过经之例，未可定其解期矣。至于论治，六经皆有成法，《金匮》但取太阳二方、阳明一方为例，而厥阴之筋脉自病，又必少阴之阳虚，不能柔养筋脉所致，所以脉反沉弦，此当用温以救其阳也。伤寒厥阴亡阳，必显内拘急之证。内拘急者，即《灵枢》在内者阴病不能仰之奥旨，故知少阴主内，厥阴之用温，仍从少阴温之也。又厥阴下利、腹胀满者，仲景亦先温其里，病机虽云"诸腹胀大皆属于热"，而暴腹胀大，乃是少阴阳虚更兼阴盛，故其腹之胀大不徐而暴也。阴故暴，阳即不暴，故知厥阴亦从少阴之温法也。不温，则不但无解期，且有死期矣。

附：袁仲卿郎医案

袁仲卿郎，入水捉蟛蜞②为戏，偶仆水中，家人救出，少顷大热呻吟，诸小儿医以镇惊清热，合成丸散与服。二日，遂至昏迷不醒，胸高三寸，颈软，头项侧倒，气已垂绝。诊其脉，止存蛛丝，过指全无。以汤二茶匙滴入口中，微有吞意，谓之曰：吾从来不惧外证之重，但脉已无根，不可救矣。一医云：鼻如烟煤，肺气已绝，纵有神丹，不可复活。余曰：此儿受证，何至此极？主人及客俱请稍远，待

---

① 半偈（jì继）：即半句词。偈，和尚唱的词句。

② 蟛蜞（péngqí彭其）：淡水产小型蟹类，又称磨蜞、螃蜞。

吾一人独坐，静筹其故，良久曰：得之矣！其父且惊且喜，医者愿闻其说。余曰：惊风一说，乃前人凿空妄谈，后之小儿受其害者，不知几千百亿兆。昔与余乡幼科争论，殊无确据，后见方中行《伤寒条辨》后附痓书一册，专言其事，始知昔贤先得我心①，于道为不孤。如此证因惊而得，其实跌仆水中，感冷湿之气，为外感发热之病，其食物在胃中者因而不化，当比夹食伤寒例，用五积散治之。医者不明，以金石寒冷药镇坠，外邪深入藏府，神识因而不清。其食停胃中者得寒凉而不运，所进之药皆在胃口之上，不能透入，转积转多，以致胸高而突，宜以理中药运转前药，倘得证减脉出，然后从伤寒门用药，尚有生理。医者曰：鼻如烟煤，肺气已绝，而用理中，得无重其绝乎？余曰：所以独坐沉思者，正为此耳。盖烟煤不过大肠燥结之征，若果肺绝，当汗出大喘，何得身热无汗？又何得胸高而气不逼，且鼻准有微润耶？此予之所以望其有生也。于是煎理中汤一盏与服，灌入喉中，大爆一口，果然从前二日之药一齐俱出，胸突顿平，颈亦稍硬，但脉仍不出，人亦不苏。余曰：其事已验，即是转机，此为食尚未动、关窍堵塞之故。再灌前药些少，热已渐退，证俱递减。乃从伤寒门例，以玄明粉一味，化水连灌三次，以开其大肠之燥结。是夜下黑粪甚多，次早忽言一声云：我要酒吃。此后尚不知人事。以生津药频灌一日而苏。

附：沙宅小儿治验

沙无翼，门人王生之亲也。其儿纵啖生硬冷物，一夕吐食，暴僵，不省人事。医以惊风药治之，浑身壮热，面若装硃②，眼吊，唇掀，下利甚多，满床皆污。余诊毕，曰：此慢脾风候也。脾气素伤，

---

① 先得我心：先于我说出了心中同样的想法感悟。语出《孟子·告子上》："圣人先得我心之所同然耳。"

② 面若装硃：脸上好像化妆成朱红色。装，通"妆"，修饰，打扮，唐·杜甫《后出塞》："千金装马鞍，百金装刀头。"硃，朱砂之色。

更以金石药重伤，故显若干危证。本有法可救，但须七日方醒，恐信不笃，而更医无识，反得诬罪生谤。王生坚请监督其家，且以代劳，且以壮胆，于是日灌乌蝎四君子汤一剂，内用人参一钱，渠家虽暗慌，然见面赤退，而色转明润，便泻止，而动移轻活，似有欲言不言之意，亦自隐忍。至第六晚，忽觉手足不宁，揭去衣被，喜吞汤水，始极诋人参之害。王生先自张皇，竟任其转请他医，才用牛黄少许，从前危证复出，面上一团死气，但大便不泻耳。重服理脾药，又五日方苏。是役也，王生于袁仲卿一案若罔见，而平日提命，凡治阴病得转为阳病，则不药自愈。纵不愈，用阴分药一剂，或四物二连汤，或六味地黄汤，以济其偏，则无不愈。亦若罔闻，姑为鸣鼓之攻，以明不屑之诲。

门人问曰：惊风一证，虽不见于古，然相传几千百年，吾师虽辟其谬，顽钝辈尚不能无疑，请明辨之，以开聋聩。答曰：此问亦不可少，吾为子辈大破其惑，因以破天下后世之惑。盖小儿初生以及童幼，肌肉、筋骨、藏府、血脉俱未充长，阳则有余，阴则不足，不比七尺之躯，阴阳交盛也。惟阴不足，阳有余，故身内易至于生热。热盛则生痰、生风、生惊，亦所恒有。设当日直以四字立名，曰热痰风惊，则后人不炫①。因四字不便立名，乃节去二字，以惊字领头，风字煞尾，后人不解，遂以为奇特之病。且谓此病有八候，以其头摇手劲也，而立抽掣之名；以其卒口噤、脚挛急也，而立目邪、心乱、搐搦之名；以其脊强背反也，而立角弓反张之名。相传既久，不知其妄造，遇见此等证出，无不以为奇特。而不知小儿之腠理未密，易于感冒风寒，风寒中人，必先中入太阳经。太阳之脉，起于目内眦，上额，交巅，入脑，还出，别下项，夹脊，抵腰中，是以病则筋脉牵强。因筋脉牵强，生出抽掣、搐搦、角弓反张种种不通名目，而用金

---

① 炫：迷惑，惑乱。

石药镇坠，外邪深入藏府，千中千死，万中万死。间有体坚证轻得愈者，又诧为再造奇功，遂至各守颛门，虽日杀数儿，不自知其罪矣。百年之间，千里之远，出一二明哲，终不能一一尽剖疑关。如方书中有云：小儿八岁以前无伤寒。此等胡言，竟出自高明，偏足为惊风之说树帜，曾不思小儿不耐伤寒。初在太阳一经，蚤已身强、多汗、筋脉牵动、人事昏沉，势已极于本经，汤药乱投，死亡接踵，何由见其传经解散耶？此所以误言小儿无伤寒也。不知小儿易于外感，易于发热，伤寒为独多，世所妄称为惊风者即是也。小儿伤寒，要在三日内即愈为贵，若待经尽方解，必不能耐矣。又刚痓无汗，柔痓有汗，小儿刚痓少、柔痓多，世医见其汗出不止，神昏不醒，往往以慢惊风证为名，而用参芪术附等药闭其腠理，热邪不得外散，亦为大害，但比金石药为差减耳。所以凡治小儿之热，但当彻其出表，不当固其入里也。仲景原有桂枝法，若舍而不用，从事东垣内伤为治，毫厘千里，最宜详细。又新产妇人，去血过多，阴虚阳盛，其感冒发热，原与小儿无别，医者相传，称为产后惊风，尤堪笑破口颊。要知吾辟惊风之说，非谓无惊病也。小儿气怯神弱，凡遇异形异声，及骤然跌仆，皆生惊怖，其候面青、粪青、多烦、多哭，尝过于分别，不比热邪塞窍，神识昏迷，对面撞钟放铳，全然不闻者。细详勘验，自识惊风凿空之谬，子辈既游吾门，日引光明胜义，洗濯肺肠，忽然灵悟顿开，便与饮上池无二。若但于言下素解，则不能尽传者多矣。

门人又问曰：伤寒原有一表一里之法，今谓热邪当从表出，不当令其深入，则里药全在所摈①矣，岂于古法有未合与？答曰：此问亦不可少，古法甚明，但后人卤莽不悟耳。盖人身一个壳子，包着脏腑在内，从壳子上论，即骨亦表；而从近壳子处论，即膀胱尾闾之间，亦出表之路也。在外以皮毛为表之表，在内以大小孔道为里之表，总

---

① 摈（bìn鬓）：排除，弃除。

驱热邪从外出也。惟有五藏之间，精神魂魄，意之所居，乃真谓之里，而不可令外邪深入耳。如盗至人家，近大门则驱从大门出，近后门则驱从后门出，正不使其深入而得窥寝室耳。若盗未至后门，必欲驱至，及已至后门，必欲驱从大门出，皆非自完之道也。试观心肺脾肝肾之内，并无血脉、皮毛、肌肉、筋骨也，而所主者，乃在外之血脉、皮毛、肌肉、筋骨，则安得以在外者即名为里耶？所以伤寒之邪入内，有传腑传脏之不同，而传腑复有浅深之不同。胃之腑，外主肌肉，而近大门，故可施解肌之法；内通大小肠，而近后门，故间有可下之法。至胆之腑，则深藏肝叶，乃寝室之内，去前后门俱远，故汗下两有不宜，但从和解而已。若传至三阴，则已舍大门，而逼近寝室，设无他证牵制，惟有大开后门，极力攻之，使从大便出耳。今之治伤寒者，误以包脏腑之壳子分表里，故动手乖错。诚知五脏深藏于壳内，而分主在外之血脉、皮毛、肌肉、筋骨也，胸中了然矣！

门人又问曰：获闻躯壳包乎五脏、奉之为主之海，心地顿开，但尚有一疑，不识人身之头，奉何脏为主耶？答曰：头为一身之元首，穹然①居上，乃主脏而不奉脏者也。虽目通肝，耳通肾，鼻通肺，口通脾，舌通心，不过借之为户牖，不得而主之也。其所主之脏，则以头之外壳包藏脑髓，脑为髓之海，主统一身骨中之精髓，以故老人髓减，即头倾视深也。《内经》原有九脏之说，五脏加脑、髓、骨、脉、胆、女子胞，神脏五，形脏四，共合为九，岂非脑之自为一脏之主耶！吾谓脑之中，虽不藏神，而脑之上为天门，身中万神集会之所，泥丸一官②，所谓上入景也。惟致虚之极者，始能冥漠上通，子辈奈何妄问所主耶？凡伤寒显头疼之证者，用轻清药，彻其邪从上出，所

① 穹然：高大隆起貌。穹，天穹，高远空深之义。

② 泥丸一官：即"泥丸官"。道家用语。指脑神居住之所。脑神，名精根，字泥丸，又称上元真君、太乙帝君，统帅诸神，为脑中之脑，脑中之核心。

谓表也；用搐鼻药，搐去脑中黄水，所谓里也。若势已平复，当虑热邪未尽，用下药时，大黄必须酒浸，藉酒力以上达，所谓鸟巢高巅、射而取之之法也。今世治大头瘟一证，皆从身之躯壳分表里，不从头之躯壳分表里，是以死亡莫救。诚知脑之自为一脏，而颛力以功之，思过半矣！

湿病七条①

六、湿家之为病，太阴湿土之气自外而入，先伤肌肉，故一身尽疼，湿郁而蒸，故**发热**，但此与中风之蒸蒸发热相类，不比伤寒之干热耳。湿热交蒸，**身色如熏黄**，则晦滞不明，而湿家之全身毕现矣。

脾恶湿，夏月湿热相蒸，多有发黄之候。然与伤寒阳明瘀热发黄微有不同，彼属热多，其色明亮，此属湿多，其色暗晦。

七、湿家挟风之病，风性上行，身半以上疼痛，发热，面黄而喘，头痛，鼻塞而烦，其脉大，自能饮食，腹中和无病，病在头中寒湿，故鼻塞。纳瓜蒂散之药于鼻中，搐去鼻中黄水，则愈。

诸证俱系风湿，而云中寒湿者，谓湿性本地气之阴寒，非谓风湿更兼寒湿也。

八、湿家挟风挟寒，其人阴邪既客于阴，则阳上越而不通于下，但头汗出，因得风湿而**背强**，因得寒湿而恶寒，**欲得被覆**，且向火，是其病尚在表。若下之早，则虽不痞结，必致哕，或胸满，且因下而表邪内陷，小便不利，舌上如胎者，以丹田有下陷之邪热，胸中有未解之寒邪，故**渴欲得水而不能饮**，则口燥而烦，其病正在表里之间也。

① 湿病七条：原本无此标题，今据总目补。

九、太阳病，湿邪由表入里，关节疼痛而烦，脉沉而细，无表证相杂者，此名湿痹。湿痹之候，其人小便不利，大便反快，但当利其小便。与太阳用五苓散为下法之意同也。

十、病者一身尽疼，发热，本太阳中湿，而转属阳明，日晡则剧者，此名风湿。此病但偶尔伤于汗出当风，或久伤于取冷所致也。

十一、问曰：风湿相搏，一身尽疼痛，法当汗出而解。值天阴雨不止，医云此可发汗，汗之病不愈者，何也？答曰：此因大发其汗，致汗大出者，但使风气因汗出而去，而反重引其在内之湿气在外，是故不愈也。若治风湿者，微发其汗，但使微微似欲汗出者，则风湿俱去也。

此言治太阳中风湿之法，不可大发其汗。盖在内之湿，但当利其小便；而与风相搏在外之湿，不得不微微表散之也。

十二、湿家误下之，额上汗出，微喘，小便利者死。若下利不止者，亦死。

伤寒证中，误汗而额上汗出、微喘者，为亡阳；误下而下利不止者，为亡阴，皆主死。乃湿家误下，何以亦致亡阳？又何以小便利者即死？且伤寒证中，谓微喘、直视、循衣、撮空、小便利者，其人可治矣。而湿家下之，又何以小便利反主死耶？若下利不止者亦死。"若"字亦字，不得草草读过。盖湿土居中，脾中运动之阳，与胃中停蓄之阴，两相留恋，抱而不脱，今以误下而致额上汗出、微喘，则脾中之阳欲上脱矣。而小便不利，则胃中停蓄之阴，尚足以维系之也。设小便利，则阳上阴下，两不相顾，故主死也。即小便不利，若下利不止，仍是阳上阴下，两不相顾，亦主死也。与伤寒证误汗，而肾中之真阳上越，似同而异，微矣微矣！

附：风湿论

风也，湿也，二气之无定体，而随时变易者也。以湿土寄旺于四季之末，其气每随四时之气而变迁，惟风亦然。《内经》谓风者百病之长，其变无常者是也。其中人也，风则上先受之，湿则下先受之，俱从太阳膀胱经而入。风伤其卫，湿流关节；风邪从阳而亲上，湿邪从阴而亲下；风邪无形而居外，湿邪有形而居内。上下内外之间，邪相搏击，故显汗出、恶风、短气、发热、头痛、骨节烦疼、身重、微肿等证，此固宜从汗解。第汗法不与常法相同，用麻黄汤必加白术、或加薏苡仁以去其湿，用桂枝汤必去芍药加白术，甚者加附子以温其经。其取汗又贵徐、不贵骤，骤则风去湿存，徐则风湿俱去也。其有不可发汗者，缘风湿相搏，多挟阳虚，阳虚即不可汗，但可用辛热壮气之药，扶阳以逐湿而已。故风湿证，凡见短气，虽为邪阻其正，当虑胸中阳虚；凡见汗出微喘，虽为肺气感邪，当虑真阳欲脱。明眼辨之必早也。前论中，风湿相搏，以冬寒而例三时；痉湿暍篇中，风湿相搏，以夏热而例三时。其曰：病者一身尽痛，发热，日晡所剧者，名风湿。此病伤于汗出当风、或久伤取冷所致，岂非夏月当风取凉，过久而闭其汗乎？日晡所剧，其病在阳明，然与痉病之龄齿[1]，热甚入深，阳明可下之证不同。此但可汗而不可下也，何以言之？《内经》谓太阴阳明为表里，外合肌肉，故阳受风气，阴受湿气，所以风湿客于太阴阳明，即为半表半里，而一身之肌肉尽痛，即为半表之邪未除，故可汗而不可下也。况人身之气，昼日行阳二十五度，平旦属少阳，日中属太阳，日西属阳明，日晡所剧，邪在阳明，而太阳少阳之气犹未尽退，故亦可汗而不可下也。观《金匮》一则曰：可与麻黄加术汤，发其汗为宜，慎不可以火攻之。再则曰：可与麻黄杏仁薏苡甘

---

① 龄（xiè 泄）齿：症名。为痉病常见之紧咬牙齿症状。龄，《说文》云"齿相切也"，指牙齿咬合相互磨切。

草汤。虽未言及不可下，而其可汗不可下之意，比例具见矣。若下之，则虚其胃气，而风邪下陷，湿邪上涌，其变不可胜言矣。其湿流关节之痛，脉见沉细者，则非有外风与之相搏，只名湿痹。湿痹者，湿邪痹其身中之阳气也。利其小便，则阳气通行无碍，而关节之痹并解矣。设小便利已，而关节之痹不解，必其人阳气为湿所持而不得外泄，或但头间有汗而身中无汗，反欲得被盖、向火者，又当微汗以通其阳也。因风湿相搏之文错见不一，难于会通，故并及之。

暍病三条①

十三、太阳中暍者，即中热是也。其人汗自出，不若中风之微汗，且仍有恶寒表证，身热，邪耗津液而渴也。

夏月汗出恶寒者，卫气虚也。身热而渴者，肺金受火克而燥渴也。《内经》曰：心移热于肺，传为膈消。消亦渴也，心火适王，肺金受制，证属太阳。然与冬月感寒之治不同。《金匮》用白虎加人参汤以救肺金，是为第一义也。

十四、太阳中暍者，既有汗出而渴，中热之证矣，复有身热疼重，外不见汗，内不见渴，而脉反见微弱，此亦夏月所伤，但其所伤在冷水，或因饮水过多，或以冷水灌汗，水气渗溢行于皮中所致，与中热之证不同也。

《金匮》治此证，用一物瓜蒂汤主之。变散为汤，而去赤小豆、酸浆水，独用瓜蒂一味煎服，搐去胸中之水，则皮中之水得以俱出也。搐中有宣泄之义，汗如其故，不复水渍皮间矣。此即《内经》以水灌汗、乃至不复汗之证。仲景会其意，言中暍者，兼乎中湿，有所祖②也。然水行皮中，何以脉见微弱耶？

---

① 暍病三条：原本无此标题，今据总目补。

② 祖：效法，遵循。

盖中暍脉本虚弱，而湿居皮肤，内合于肺，阻碍营卫之运行，其脉更见微弱也。暍脉虚弱，按之无力；湿脉微弱，举之不利；湿与暍合之脉，则举按皆不利也。搐去其水，而营卫通，肺气行，举之流利，即湿去之征，按之有力，即暍解之征。一物之微，其功效之神且捷者，有如此矣！水行皮中，乃夏月偶伤之水，或过饮冷水，或以冷水灌汗，因致水渍皮中，遏郁其外出之阳，以故身热疼重，用瓜蒂一味驱逐其水则阳气行，而遏郁之病解矣。凡形寒饮冷则伤肺，乃积渐使然，此偶伤之水，不过伤肺所合之皮毛，故一搐即通，并无藉赤小豆、酸浆水之群力也。即是推之，久伤取冷，如风寒雨露，从天气而得之者，皆足遏郁其上焦之阳，又与地气之湿从足先受、宜利其小便者异治矣。可无辨欤？

　　《金匮》治暍病，止出二方：一者白虎加人参汤，专治其热，以夏月之热淫，必僭而犯上，伤其肺金，耗其津液，用之以救肺金、存津液也，孙思邈之生脉散、李东垣之清暑益气汤，亦既祖之矣；一者瓜蒂汤，专治其湿，以夏月之湿淫，上甚为热，亦先伤其肺金，故外渍之水得以聚于皮间，皮者肺之合也，用以搐其胸中之水，或吐或泻而出，则肺气得以不壅，而皮间之水得以下趋也。何后人但宗仲景五苓散为例，如河间之通苓散、子和之桂苓甘露饮，非不得导湿消暑之意，求其引伸瓜蒂汤之制，以治上焦湿热而清夫肺金，则绝无一方矣。故特举二方合论其义，见无形之热伤其肺金，则用白虎加人参汤救之；有形之湿伤其肺金，则用瓜蒂汤救之，各有所主也。二方《伤寒》痉湿暍篇中不载，《金匮》痉湿暍篇中复出之，金针暗度，宜识之矣。

　　十五、太阳中暍者，发热恶寒，身重而疼痛，其证皆暑热水湿之因，其脉弦细芤迟，即热伤气、湿碍气之应也。所以小便已，洒洒然寒凛而毫毛耸直，且手足逆冷，气泄于下，动其虚寒也。小有劳，身即热，以热召热也，口开，前板齿燥，外水虽持①而内津仍耗也。若发汗，则恶寒甚，重亡其阳也；加温针，则发热甚，助其暑邪也；数下之，则淋甚，重亡其阴也。

伤暑之脉，《内经》曰：脉盛身寒，得之伤寒；脉虚身热，得之伤暑。《甲乙经》曰：热伤气而不伤形，所以脉虚者是也。若《难经》曰其脉浮大而散，殊有未然。夫浮大而散，乃心之本脉，非病脉也。仲景但补其偏，曰弦细芤迟。芤即虚豁也，弦细迟即热伤气之应也。其水行皮中之脉，则曰微弱。见脉为水热所持，阳气不行也，统而言之曰虚，分而言之曰弦细芤迟、微弱。其不以浮大之脉混入虚脉之中，称为病暑之脉，虑何周耶！夏月人身之阳，以汗而外泄；人身之阴，以热而内耗。阴阳两俱不足，仲景于中暍病，禁用汗下温针，汗则伤其阳，下则伤其阴，温针则引火热内攻，故禁之也。而其用药但取甘寒、生津、保肺、固阳、益阴为治，此等关系最巨，今特挈出。《灵枢》有云：阴阳俱不足，补阳则阴竭，泻阴则阳亡。盖谓阳以阴为宅，补阳须不伤其阴；阴以阳为根，泻阴须不动其阳。夫既阴阳俱不足，则补泻未可轻言。才有补泻，必造其偏，如重阴、重阳之属，其初不过差之毫厘耳。所以过用甘温，恐犯补阳之戒；过用苦寒，恐犯泻阴之戒。但用一甘一寒，阴阳两无偏胜之药，清解暑热而平治之，则善矣。

湿温证一条②

十六、伤寒中有湿温病，其人素常既伤于湿，因而复中暑

---

① 持：僵持，争执，对抗。
② 湿温症一条：原本无此标题，今据总目补。

暍，湿热两邪相搏，深入太阴则发湿温。病苦两胫逆冷，腹满叉胸，此湿得暑而彰其寒也；头目痛，苦妄言，此暑得湿而彰其热也。治在足太阴，但当分解湿热之邪，而息其焰，不可发汗，令两邪混合为一。汗出则口必不能言，耳不能闻而聋，心不知痛苦所在，但身青面色变，显露于肌肉之外耳，名曰重暍。暍病而至于重暍，又非虚虚实实之比，如此死者，实为医杀之也！

霍乱证九条①

十七、问曰：病有霍乱者何？答曰：呕吐而利，肠胃之气，挥霍扰乱，名曰霍乱。

《灵枢》曰：清气在阴，浊气在阳，清浊相干，乱于肠胃，则为霍乱也。

十八、问曰：病人发热头痛，身疼恶寒，俱为外感之证，其肠胃间之水谷，挟外感而悖乱，吐利者，此属何病？答曰：此名霍乱。霍乱本自上吐下利，今又吐利皆止，更复发热，乃内解而外仍不解也。

外邪固当从外解，而治霍乱之外邪，又与伤寒外解之法不同。伤寒可发汗，而霍乱不可发汗也。

十九、凡病伤寒者，其脉本盛，今反微涩者，因本是霍乱，今转而是伤寒，却于四五日，传至阴经上，凡伤寒自阳转入阴，必下利。若本自下利，至此又增其利者，不可治也；若欲似大便，而反失气，仍不利者，属阳明也，便必硬，虽属阳明下证，亦不可攻，必俟十三日自愈。所以然者，十三日再经已尽，正气平复，

---

① 霍乱证九条：原本无此标题，今据总目补。

故邪解而自愈也。盖病源起于霍乱，胃中天真之气已亏，恐攻之而立致脱离耳。

二十、阳明病宜候勿药，盖以始虽下利后便当硬，硬则惟能食者，胃气已复，故愈。今始先六日之中，反不能食，到后经十二日之中，颇能食，是过前一经，方能食也，则过后经之一日，十三日之期，当愈。不愈者，不属阳明，又当于表里阴阳间求之，勿泥经尽自愈之说，而坐困也。

二一、霍乱证见头疼，发热，身疼痛，热多，欲饮水者，在表之阳邪，不为不多矣。然不可径行表散也，惟有用五苓散主之，导水而溉热汤，以散邪之一法耳。若寒多不欲用水者，虽有头痛、发热、身疼痛之证，其手足逆冷、脉微欲绝等候，直在俄顷①间耳。惟宜理中丸主之，以分理阴阳，为定法也。

深居广厦，袭风凉，餐生冷，遏抑其阳，而病暑者，一切治暑清凉之方，即不得径情直施。如无汗，仍须透表以宣其阳；如吐利，急须和解以安其中，甚者用温热药以从治之。故冒暑之霍乱吐泻，以治暑为主；避暑之霍乱吐泻，以和中温中为主。不可不辨也。

二二、吐利汗出，发热恶寒，四肢拘急，手足厥逆者，阴寒证具，真阳欲亡，虽有发热一证微阳相间，急宜四逆汤主之，以温里而回阳也。

二三、即吐且利，小水复利，而大汗出，下利清谷，内寒外热，脉微欲绝者，四逆汤主之。

此证阴阳两易竭绝，然里寒已甚，而亡阳更易。虽有外热，

① 俄顷：片刻，一会儿。

在所不计，亦用四逆汤主之。

四逆汤中，附子配干姜，补中有发，可以散邪退热，故此条与上条正以发热相错而用之也。

二四、吐已下断，汗出而厥，四肢拘急不解，脉微欲绝者，通脉四逆加猪胆汁汤主之。

吐已下断，非美事也，必其人胃中之水谷已尽，无物复可吐下耳。汗出而厥，阳微欲绝，而四肢拘急，全然不解，又兼无血以柔其筋，脉微欲绝，固为阳之欲亡，亦兼阴气亏竭，故用通脉四逆以回阳，而加猪胆汁以益阴，庶几将绝之阴不致为阳药所劫夺也。注认吐已下断为美事，谓此条为余证不解者，更出其治，且谓阳极虚、阴极盛，故用反佐之法，以通其格拒，岂有阴盛格阳而谓之余证乎？岂有阴欲亡而谓之阴盛乎？

二五、恶寒脉微而复利，亡阳之候也，今利虽止，亦亡其阴血也，四逆加人参汤主之。

观此而上条之文意灼然矣。恶寒、脉微而利止，非阳回利止，乃阴尽利止，故加人参以益阴血。

痉病诸方

瓜蒌桂枝汤　葛根汤　大承气汤以上三方，《金匮》载之，本篇不载。

附：论痉病方　防风当归汤　柴胡加防风汤　桂心白术汤附子防风散

湿病诸方

瓜蒂散　术附汤　麻黄加术汤　麻黄杏仁薏苡甘草汤　防己黄芪汤　桂枝附子汤　去桂加术汤　甘草附子汤以上八方，本篇不载，《金匮》载之。

附方：桂枝去芍药加术汤　麻黄加薏苡仁汤　桂枝去芍药加附子汤

暍病诸方

白虎加人参汤　一物瓜蒂汤上二方，《金匮》载之，本篇不载。

附方：生脉散　清暑益气汤　通苓散　桂苓甘露饮

湿温方

苍术白虎汤

霍乱诸方

五苓散　理中丸　四逆汤　通脉四逆加猪胆汁汤　四逆加人参汤

卷七上

南阳　张　机　仲景　著

武原　吴仪洛　遵程　辑注

海昌　周广业　勤补　参订

秦溪　许　栽　培之　参订①

脉法前篇

伤寒有六经，所区而别之者，全在于脉。阴阳为纲，表里藏府为目，务使标本主客、邪正虚实，各各了然指下，方从六经勘合之，现证为真为假，总不能逃矣。盖辨证不可无法，而察脉尤不可无法，舍脉言治，虽千百法，将于何用？故四时六经主病诸篇，皆归宗于此，以为法之祖云。喻氏所注脉法篇，惜已亡失，兹所辑前后二篇，仅于《医门法律》及《伤寒问答》罗之，止得数条，余则于方、程诸家注内，窃取其精粹之义以补之。

问曰：脉有阴阳，何谓也？答曰：凡脉大浮数动滑，此名阳也。其所生病，曰实、曰热、曰表、曰府，皆从此五等脉中，体认一阳字，勿令误也。**凡脉沉涩弱弦微，此名阴也。**其所生病，曰虚、曰寒、曰里、曰藏，皆从此五等脉中，体认一阴字，勿令误也。**凡阴病**受邪虽深，若能见阳脉者，则藏邪从里还表，邪退而正欲复，主生；**阳病**受邪本浅，若见阴脉者，则府邪去表入藏，正虚而邪渐盛，主死。学者须于脉理之精微，穷其变伏，防其胜复。何法维护此

---

① 参订：原无，因与上行文义并列，据上文补出。

阳，图几于早；何法消弭此阴，补救于先也。

天地之道，不外乎阴阳，人身亦然。故万有不齐之脉，万有不齐之病，皆于阴阳统之。此仲景于首章特设为问答以明之也。凡阴病见阳脉者生，阳病见阴脉者死，此二语乃伤寒脉法吃紧大纲，如汉法三章，允为律令之祖。至其比例详情，自非一端可尽。如厥阴中风，脉微浮为欲愈，不浮为未愈，是阴病贵得阳脉也；如谵语妄言，脉沉细者死，脉短者死，脉涩者死，是阳病恶见阴脉也。又如太阳蓄血病，六七日表证仍在，脉微而沉，反不结胸，其人发狂者，下血乃愈，此亦阳病见阴脉，仲景复推出可生之路，见六七日太阳之表证仍在，自当见大浮数动滑之脉。设其脉微而沉，自当比动数变迟之条，而证成结胸。今乃反不结胸者，明是阳邪不结于太阳之经，而结于太阳之府，果真蓄血，必发狂而成死证，计惟急下其血，庶结邪解而可愈耳。今人但疑抵当汤为杀人之药，而孰知急夺其血，正所以再生其人乎！又如厥阴下利，寸脉反浮数，此阴病得阳脉，本当愈者，设其人尺中自涩，则是阳邪陷入阴中，其浮数之脉，为血所持而不露也。然阳邪既陷入阴，寸脉不加浮数，则阳邪亦属有限；今寸脉反浮数，其在里之热，炽盛难除，更可类推，故知其必圊脓血，而成半死半生之证也。合两条论之，上条可愈之故，全在阴脉，见脉既转阴，阳邪原有限也；下条难愈之故，全在阳脉，见阳邪既从血下出，阳邪不尽，血必不止，倘血尽而阳邪未尽，能免脱阴而死乎？可见阴病、阳病二语，特举其大纲。至其微处，听人自会耳。大纲云者，谓证属于阴，其脉反阳，必能鼓勇以却敌；证属于阳，其脉反阴，必难婴城以固守①。故得沉涩弱微之脉者，其人血气精津，未病先亏，小病且难胜，况能胜传经之热病哉？弦脉有阴阳之别，兼见沉涩弱微，为阴弦，如此条是也；兼见大浮数动滑，为阳弦，如疟病及少阳经证是也。

脉既有阴阳，而阴阳贵和平，倘有不和而偏阴、偏阳，其穷极必至阴结、阳结。故又设问曰：脉有阳结、阴结者，何以别之？答曰：其脉浮而数，阳脉也，能食不大便，阳病也，此为胃家实，而阳邪固结，名曰阳结也。一日太阳，二日阳明，期至十七日，又当少阴三候主气之期，水不胜火，当剧。其脉沉而迟，阴脉也，不能食，身体重，阴病也，阴病当下利，今大便反硬者，阴气固结不通，名曰阴结也。期至十四日，又当阳明三候主气之期，土不胜水，当剧。此所谓亢则害也。

脉始于足少阴肾，生于足阳明胃，是少阴、阳明为脉之生始而阴阳之总司，故必于少阴、阳明主气之期而决其当剧。《内经》曰：一候后则病，二候后则病甚，三候后则病危也。

独阳无阴，独阴无阳，则为阴结、阳结。究竟阴阳相胜，彼此相乘者为多，故又设问曰：病有洒淅恶寒，皮毛肌肉间，若有细洒水冷、肌窍不胜之状，而复发热者何？答曰：此乃阴部之脉不足而无力，阳往从之；阳部之脉不足而无力，阴往乘之也。曰：何谓阳不足？答曰：阳脉不必于寸口见之，亦无不可于寸口见之。假令寸口脉微，名曰阳不足，阴气即以有余乘之，上入阳中，则洒淅恶寒，阳不足以胜阴，而与阴俱化也。曰：何谓阴不足？答曰：阴脉不必于尺中见之，而无不可于尺中见之。假令尺中脉弱，名曰

---

① 婴城以固守：即"婴城固守"。围绕城池以牢固设防。语出《汉书·蒯通传》："边城之地，必将婴城固守，皆为金城汤池。"婴城，环城而守；婴，围绕，环绕。

阴不足，阳气即得以有余乘之，下陷入阴中则发热，阴不足以胜阳，而从阳之化也。

阴在内，阳之守也；阳在外，阴之使也。**阳脉浮**于外，不内顾其阴，而**阴脉弱**者，则内守空而**血虚**，血虚则无以荣筋，必筋急而拘挛也。

阳浮阴弱，同于中风之缓脉。而此云血虚者，彼之阴阳以浮沉言，此之阴阳以尺寸言也。

其脉沉而发热恶寒无汗者，营气虚微不能作汗也；其脉浮而汗出如流珠者，卫气衰微表不固也，此卫气衰所易明耳。其营气微者，阴血虚而有热，医者不知，加烧针劫汗以伤其阴，则血之流行者凝泣而不行，且反助其阳，必更加发热而躁烦也。

上二条以尺寸合外证，辨阴阳之不足；此条以浮沉合外证，辨营卫之衰微也。烧针者，针其穴而复以火烧其针尾，是针而复加之灸也。唐不严①云：流或作留，非，方其始也。虽微而不得不流者，烧针以迫之也。及其既也，已衰而不能复流者，烧针以竭之也。

脉蔼蔼如车盖大而浮旋于上者，为阳气郁结于外，不与阴气和协，亦名曰阳结也；脉累累如循长竿，紧弦而沉直于下者，为阴气郁结于内，不与阳气和谐，亦名曰阴结也；脉瞥瞥如羹上肥，轻浮而宕漾无根者，阳气微也；脉萦萦如蜘蛛丝柔弱而极细难寻者，阳气衰也；脉绵绵如泻漆之绝，前大后细渐渐减少者，亡其血也。

前阳结之脉浮数，此复以蔼蔼如车盖者，形容其一等浮数

① 唐不严：明代医家，生卒不详。对仲景伤寒有注述，《古今医案按》载"仲景书为叔和编次……续注者张卿子、王三阳、唐不严、沈亮宸、张兼善、张隐庵、林北海诸人，总不越其范围。"

中有拥上之象；前阴结之脉沉迟，此复以累累如循长竿者，形容其一等沉迟中有牢劲之象；前卫气衰之脉浮，此复以瞥瞥如羹上肥者，状其一等浮而且衰之象。浮虽同，而羹肥之浮，与车盖之浮异矣。前营气微之脉沉，此复以萦萦如蜘蛛丝者，状其一等沉而且微之象，沉虽同，而蜘蛛丝之沉与累累如循长竿之沉又异矣。且营气微之脉沉，经烧针而欲绝可知，兹复以绵绵如泻漆之绝者补出而形容之，欲绝不绝，正肖夫血流不行之状。得诸脉之形容，而阴阳有偏有损，有微有甚，自不得据六经之见证而妄施汗下矣。

脉双弦而迟者，乃阴寒而挟饮，必心下硬也。

脉大而紧者，阳邪中有阴邪也。

上二节，王叔和分类入可下之条，汇作一节。末有可下之、宜大承气汤句，今删正之，分作两节。

问：脉双弦而迟者，必心下硬也。脉大而紧者，阳中有阴也，可下之，宜大承气汤。设遇此证，果可下否？答曰：脉双弦而迟，谓左右皆然，乃阴寒内凝，心下必硬，其脉其证必因误下，邪未尽退，而反致其虚寒也。仲景《金匮》方论云：脉双弦者寒也，皆大下后虚脉。所以于结胸条论脉，谓太阳病脉浮而动数，医反下之，动数变迟，一以误下而脉变双弦，一以误下而脉变迟，可互证也。结胸条，以其人邪结在胸，不得已而用大陷胸汤，涤去胸间之邪，则与用大承气汤峻攻肠中之结者悬①矣。然且谓脉浮大不可下，下之则死，是并陷胸汤亦不可用，垂戒甚明也。双弦脉即欲用下，当仿用温药下之之例，今反谓宜大承气汤下之者，何耶？至于脉大而紧者，阳中有阴，明谓伤风有寒，属大青龙汤证，其不可下更明矣。两段之文，迥

---

① 悬：相差较大、相距甚远之义。

不相蒙①，叔和汇凑一节，指为可下之脉，贻误千载，诚斯道之大厄也。尊问不敢行其所疑，具过人之识矣。

脉来缓时一止，能自还而复来者，名曰结。脉来数时一止，能自还而复来者，名曰促。阳盛则促，脉行疾而遇阻则蹶②也；阴盛则结，脉行钝而遇阻则停也，此皆病脉。邪虽盛而犹可治，然渐退则吉，渐进则凶也。

缓者，迟于平而駃③于迟。促，催促也，与短促不同。结、促、代，皆动而中止，但能自还为结、促，不能自还为代；止无常数为结、促，止有常数为代；结、促为病脉，代为死脉。问：此之结、促，与桂枝去芍药加附子汤之促、炙甘草汤之结，何处分别？曰：促、结则同，而脉势之盛衰自异。彼之促者，疲于奔而自憩；彼之结者，不能前而代替。总非关于前途之阻也。此处之结、促，曰阳盛阴盛；彼处之结、促，自是阳虚阴虚。此处曰病脉，彼处曰脉病。二脉虽有盛衰之别，然渐退则吉，渐进则凶，一也。此因其人有停积痰饮，邪气自内达外，不能宣越，所以脉有一止。阳盛阴盛者，正外邪挟积而愈盛也，常见不感外邪而亦得此脉，又纯是内积滞而为之阻也。

阴阳不合，互相搏击于指下，数而兼紧，名曰动。若见于寸，是阳动则阴随而汗出；若见于尺，是阴动则阳应而发热。若不汗出发热，而形冷恶寒者，此三焦不能温肌肉，真火受伤也。夫动脉必有动脉之形，若紧数脉止见于关上，而不及尺寸，上下无头尾，圆如豆大，短而缩厥厥动摇者，名曰动也。

脉之动者，皆因阴阳不和，不能贯通三部，虽多见于关上，

---

① 相蒙：相关联，相符合。

② 蹶（jué 觉）：脉搏流行急遽遇阻而跳起之象。

③ 駃（kuài 快）：通"快"。迅疾。《元好问诗》："駃雨东南来。"自注云："駃与快同。"

然尺寸亦常见之。本文言"若数脉见于关上","若"字甚活，是举一隅为例耳。今世以尺寸之动，强饬为滑，殊不知动脉是阴阳相搏，虚者受邪则动，故单见一部；滑脉是邪实有余，多兼见二三部，或两手俱滑。以此辨之，则动滑之虚实判然矣。王宇泰云：阳升阴降，二者交通，上下往来于尺寸之内，方且冲和安静，焉睹所谓动者哉！惟夫阳欲升而阴逆之，阴欲降而阳逆之，两者相搏，不得上下，鼓击之势，陇然①高起，而动脉之形著矣。

阳部寸脉浮大而濡，阴部尺脉浮大而濡，阴脉与阳脉上下同等无有偏胜者，名曰缓，是阴阳之气和缓，非若迟缓之有邪也。

缓为血气和平，与前节之缓不同。缓有三义：阴阳同等而濡，为胃气之正脉；阳浮阴弱，为卫不和之脉；阴阳同等而欠濡，为胃气实之脉。脉势虽不同，却总无紧急之象，故皆得名之曰缓。

脉浮而带紧者，名曰弦也。弦者，状如弓弦，按之劲急而不移动也；脉紧者，移动如转索之无常也。弦紧之分，在移与不移耳。

许叔微云：少阳之气通于春，春脉弦者，以应春阳时令也，如浮大而弦、洪长而弦、浮滑而弦、浮数而弦，皆为阳也；若沉微而弦、沉涩而弦、沉细而弦，皆为阴也。仲景以弦脉分阴阳二用之理，其义微矣。

弦脉有阴阳二义，若脉弦而大者为纯阳，不大为纯阴。阴盛则阳虚，故弦则为减；大为纯阳，阳盛则阴虚，故大则为芤。气少则寒，故减则为寒；血空则虚，故芤则为虚。寒虚相搏，阳气减损而

---

① 陇然：像田埂一样隆起。此指脉象三部隆盛之形。陇，田埂。

不足，阴血衰竭而空虚，脉必外硬中空，如按鼓革，**此名为革。妇人得此脉，则为半产漏下；男子得此脉，则为亡血失精。**皆因气血虚损不能内固也。

问曰：**病有战而汗出，因得解者，何也？答曰：脉浮而紧**，邪虽还表，而为阴寒所持，**且按之反芤，此为根本空虚，故当战而汗出也。**以其人根本空虚，邪得以与正争，是以发战。然以脉浮，邪已外向，故正卒胜，邪卒散，自当汗出而病解也。

问曰：**病有不战而汗出解者，何也？答曰：若脉浮而数**，阳邪已外向矣，**且按之不芤，此人根本不虚。若欲自解，但汗出耳**，邪不能与正争，不发战也。

数本为在里之脉，而浮数则多在表。

问曰：**病有不战、不汗出而解者，何也？答曰：其脉自微**，邪正俱衰，**此以曾经发汗，若吐，若下，若亡血，以内无津液**，已无作汗之邪也。至**此阴阳自和，津液复生，必自愈，故不战、不汗出而**病解也。

阴阳自和，即下十四条寸关尺同等之脉，为津液复生之候也。

问曰：**伤寒三日**，未经历尽汗吐下诸治，**脉浮数而微**，非正气全虚，**病人身凉和**，津液未亡，**如是者何也？答曰：此为欲解也**。然其解必以夜半，以未得阴消阳长之子刻，无以助微脉之纤阳，而协浮数也。设**脉浮多而解者，必濈然身和而汗出也；脉数多而解者，必胃强而能食也；脉微多而解者，必因体虚而大汗出也。**

此条脉浮数，邪已还表，而兼微者，内气虽虚，不似上条之微，曾经汗吐下，已无邪留者比也。

问曰：**脉病欲知愈未愈者，何以别之？答曰：寸口、关上、尺中三处，大小、浮沉、迟数同等，虽有寒热诸证不解者，此脉阴阳为和平，虽剧必愈。

三部同等，虽有邪不能害。然此以大概言，不独谓外邪也。

师曰：立夏夏至后得洪大脉，是其本位，为夏令之脉。设其人身体苦疼重者，则洪大亦为邪盛之脉，须发其汗。若明日身不疼不重者，不须发汗。若汗漐漐自出者，明日便解矣。何以言之？立夏夏至后得洪大脉，是其时脉，有病则从邪，无病则从令，四时仿此。春秋冬各有应时之脉，为病虽异，而易解则同也。

脉和平而证自解，固已。然有病脉而混乎本脉者，亦有本脉而类乎病脉者，因举一时令脉以明之，言脉得应时而王，则病有当解之自然，举夏以例其余也。问曰：从霜降以后，至春分以前，凡有触冒者，名曰伤寒，余时则非伤寒也。今日立夏得洪大脉，是其本位。其人身体苦疼重者，须发其汗，非伤寒而何？答曰：冬月伤寒，春月病温，夏秋伤暑湿热，此四时之正病也。然夏秋亦有伤寒，冬春亦有伤暑伤湿，乃四时之客病，所谓异气也。此段叮咛，仲景特于湿家不可发汗之外另竖一义，盖以夏月得洪大脉，是心火之本脉，其人身体苦疼重，又似湿土之本病，恐后学误遵湿家不可发汗之条，故以此辨析之耳。见湿病，虽夏月脉必濡弱，不能洪大，且额上有汗，非如伤寒病，腠理闭密，即在夏月亦必无汗之比也。又见洪大，既为夏月本脉，断无当暑汗不出而身体疼重之理也。两相比照，则其疼重，仍系太阳经伤寒无疑。但在夏月受邪原微，见证亦稍轻，令人难辨，故于脉法中揭此大疑，以昭成法，为虑抑何周耶①！可见，不但冬月正病，有汗为伤风，无汗为伤寒，即夏秋正病，有汗为伤暑、伤湿，无汗仍为伤寒。参脉辨证，了然明矣。

问曰：凡病欲知何时得？何时愈？答曰：假令夜半得病者，明日日中愈；日中得病者，夜半愈。何以言之？日中得病、夜

①　抑何周耶：还是那么的周全啊。抑，文言助词，还是，或是。

半愈者，以阳得阴则解也；夜半得病、明日日中愈者，以阴得阳则解也。

阴阳相际，气血平复，所以自然当解。此条一"凡"字，所以总结上文之意，乃反不言脉而言病者，盖无论大小、浮沉、迟数等脉，只以调其阴阳二气为主，阳得阴则解，阴得阳则解，特举日中、夜半以示例，而正邪、虚实、脉治之大端，无不可就此二语推及之也。

寸口脉浮为在表，沉为在里；数为在府，迟为在藏。假令脉迟，此为在藏也。

凡单言寸口，统六部而言，乃手脉也。下趺阳乃足脉，每每对举，互文也。《针经》以寸口人迎分别藏府，此以浮沉迟数定表里藏府，而全重于"迟为在藏"句，故重申以明之。设脉见浮迟，虽有表证，只宜小建中和之，终非麻黄、青龙所宜，以藏气本虚故也。此条以表里藏府，换出从前阴阳，又为以下诸条作纲，下文俱从此条细分之。

趺阳脉本迟而缓，乃胃气之常脉也。今浮而涩，而少阴脉则如经常也，此非少阴之气，不与阳明相合而为病，其病在脾，不为胃行其津液耳。法当下利，何以知之？若脉浮大者，阳明之气实，少阴之血虚也。今趺阳脉不大，但浮而涩，故知脾气转输之不足，以致胃气之虚非关少阴也。夫所谓如经者，以少阴脉弦而浮，才见此阴柔之气，上与阳明相合，为调和之脉，故称如经也。若反滑而数者，得少阴君火之气，热甚于经，故知当屎脓血也。

趺阳脉浮涩，为脾胃不足，故当下利，此易明也。至少阴脉弦而浮，称为调和如经之脉，此必有说焉。盖伤寒热传少阴，仍得弦浮阳脉为轻，若见沉迟，则为少阴病脉矣。夫所谓弦者，少阳生发之气也；浮者，太阳表证之脉也。虽证见少阴，而少阴病脉不见，不失经常之度，故为调脉。若见滑数，则为邪热内盛，必挟热便脓血也。凡言趺阳，皆当推之右关；少阴，皆当验于尺部。若必候诸于足，在妇人殊为未便，"握手不及足"之讥，所不辞也。趺阳在足跗上骨间动脉处，去陷骨三寸，一名会元，主脾胃也。

寸口脉浮而紧，浮为阳脉，风为阳邪，故浮则为风；紧为阴脉，寒为阴邪，故紧则为寒。卫为阳，营为阴，阳邪伤阳，阴邪伤阴，各从其类，故风则伤卫，寒则伤营，营卫俱病，卫气郁而不舒，营血涩而不行，故骨节烦疼，当发其汗，使风寒去而营卫流行也。

此举太阳下篇首条用大青龙汤，申其脉而详明其义。

趺阳脉以候脾胃，迟而缓，乃胃气如经常之脉也。今趺阳脉不缓而但浮，不迟而反数，浮则为虚，故伤胃；数则为热，故动脾，此非脾胃本然之病，医特妄下之所为也。夫营卫环转之气，流行于脉中脉外，妄下之则营卫之气不能外达，而内陷，其脉之数者，先变为微，而脉之浮者，当变为沉，今反但浮，而无他脉，故既未见有营卫之病，其人必见大便硬、气噫而除之脾胃病也。何以知之？本以数脉动脾，其数先微，故知因脾气不治，失于转输，而有大便硬、气噫而除诸证。今脉反浮，其数改微，邪气独留，所以心中虽则知饥，而口不能食，乃邪热不杀谷也。抑且潮热发渴，未有愈期，若能愈，其数脉当转为迟缓如经常脉，因前后度数如法不忒，病者则饥而能消谷矣。若数脉于迟缓后，又不时见数，则陷入之邪，已着滞在经络间，必生恶疮也。

趺阳脉以迟缓为经常，不当浮数，若见浮数，知医误下，而伤胃动脾也。营卫环转之气，以误下而内陷，其数脉必先改为微，而脾气不治，大便硬，气噫而除，此皆邪客于脾所致，即《针经》脾病者善噫、得后出余气则快然如衰之谓也。邪热独留，心下虽饥，复不杀谷，抑且潮热发渴，未有愈期，必俟数脉之先微者，仍迟缓如经常，始饥而消谷也。若数脉于迟缓后，仍有时见数，则邪已郁于营卫，主生恶疮而已。

师曰：伤寒病后之人，脉见阳微而阴迟涩者，此为医所病也。大发其汗，又数大下之，两伤其营卫，其人亡血，以故病当伤寒已愈，仍先恶寒，后乃发热，无休止时。至夏月盛热之时，欲着复衣，寒之极矣；冬月盛寒之时，欲裸其身，热之极矣。所以然者，阳微则恶寒，阴弱则发热，此因医发其汗，令阳气微；又大下之，令阴气弱。五月之时，阳气在表，胃中虚冷，以阳气内微不能胜冷，故欲着复衣；十一月之时，阳气在里，胃中烦热，以阴气内弱不能胜热，故欲裸其身。又阴脉迟涩，故知亡血也。

人身之脉，阴阳相抱，营卫如环。伤寒病已之后，脉见阳微阴涩，知为医之所累。大汗大下，两伤其营卫，以故伤寒病虽愈，恶寒发热无休止时，乃至夏月反毗于阴，冬月反毗于阳，各造其偏，经年不复，其为累也大矣。即阳脉之微，以久持而稍复，而但阴脉迟涩，亦为亡血，以阴血更易亏而难复耳。设其人平素脉微且涩，医误大汗大下，死不终日矣。此论病时汗下两伤，所以经年不复之脉也。王肯堂曰：大发其汗，伤阳也，宜其脉微而恶寒；又数大下之，伤阴也，宜其脉涩而发热。阴阳两伤，则气血俱损，而首未独言亡血者，何也？曰：下之亡阴不必言，汗亦血类故也。内虚之人，夏月阳气在表，则内无阳也，故不胜其寒；冬月阳气在里，阴既虚不能当阳光之灼烁，故不胜其热。然诸脉弦细而涩，按之无力者，往往恶寒，苦振栗不止，或时发躁，蒸蒸而热，如坐甑①中；必得去衣，居寒处，或饮寒水，则便如故。其振寒复至，非必遇夏乃寒、遇冬乃热也。此但言其例，论其理耳。

脉浮而大，浮为太阳，大为阳明，法当从乎太阳，似宜用表。而证则**心下反硬**，有烦躁发渴之**热**，**属心藏痞结者，宜攻之**，不可因浮大之脉而**令发汗**也。**若属府胃实者，亦宜攻之，不可利小便而令溲数**，溲数则大便硬，津愈干，胃愈实，愈无解期矣。盖此证当未传里之时，若汗出多，则邪服而**热愈**矣，惟因汗出少，则热邪不服而传里，津液耗而**便难**，故急宜攻下以存津液。若**脉迟者**，则证夹虚寒，**尚未可攻**也。

此举结胸、痞气、胃实等之当下者，概致叮咛戒慎之意，乃从证、不从脉之法也。属藏，主结胸痞气也，故曰攻之，不令发汗；属府，指胃实等也，故曰不令溲数，谓不可利小便也。汗多则热愈，汗少则便难，乃推原②所以当下之故，谓服药得汗，腠理既开，两三日内，仍觉絷絷微汗，则邪服而热除，不传里矣。若汗才得，而腠理随闭，则热邪不服而传里。热既传里，则津液必耗，而便难，故宜攻下以存津液。观下文，复云脉迟尚未可攻，又戒其勿误攻以重伤津液，又当从脉、不从证也。要知此三语，总顶③属府者不令溲数，而为阳明病④下注脚耳。属府者病已传里，不当汗也。成注谓当先解表，误矣！

脉不但**浮而涌起洪空**，证见**身汗如油**，真津外泄也；**喘而不休**，气不归元也；**水浆不下**，胃气尽也；**形体痿痹不仁**，营卫绝也；**乍静乍乱**⑤，正气脱而阴阳离，**此为命绝也**。

---

① 甑（zèng 赠）：古代蒸饭的一种瓦器。
② 推原：从本原上推究。原，同"源"。
③ 总顶：指总领、统领。
④ 阳明病：原作"阳胡病"，据文义改。
⑤ 乍静乍乱：神情时而安静时而烦乱。乍，忽然之义。

此节乃下六条之总，下五节乃五目，末节乃总结上文之词。皆合色脉，以决五藏阴阳竭绝之先后也。

命绝者，五藏绝也。故设问曰：又未知何藏先受其灾而绝？答曰：若汗出发润，喘而不休者，此为肺先绝也。

汗出发润，即身汗如油变文之互词，喘而不休同然。上节曰命绝，此节曰肺绝，何也？曰：人以气在则生，气绝则死。肺主气，气主命，故以总一身而概言之，则曰命绝；及以通下文，析五藏而详言之，则又曰肺先绝也。

阳气先绝，乃死道之常。然亦有阳气反独迟留，而阴先绝者，形体如烟熏，火欲烬而昏暗先形，直视摇头者，此为心先绝也。

人之有生，气血焉耳。气在则存，气去则死。然血气之交，亦有偏胜，而不可以常论者。心主血，血，阴也，故次言之。直视者，少阴之脉，其支者从心系上挟咽，系目也；头摇者，头为诸阳之会，阴去则阳无所依附，故不宁也。

唇吻反青，四肢染习者，此为肝先绝也。

唇吻者，脾之候。肝色青，肝绝则真色见于所胜之部也。四肢者，脾所主。肝主筋，肝绝则筋脉引急，发于所胜之分也。染习者，为振动，若搐搦，手足时时伸缩也。

环口黧黑，柔汗发黄者，此为脾先绝也。

口为脾之窍，黧黑熏黄，黑暗土败之色也。柔汗者，柔腻而冷，俗谓冷汗是也。盖汗者血之液，血虽阴，行之者阳，脾败不能统血，则阴不守，阳不固也。发黄者，脾属土而主肌肉，土欲败而色外夺也。

溲便遗失狂言，目反①，直视者，此为肾先绝也。

---

① 目反：即"目翻"，两目吊视。

肾司二便，主阖辟①。阖辟废，故二便不能禁约也。肾藏志，经曰狂言者是失志，失志者死。肾主骨，骨之精为瞳子，目反直视者，骨之精不上荣于瞳子，瞳子偝②而不能转也。按：五藏绝证，有因贼邪胜克而死者，有本藏之邪亢极而死者，有子气过逆、母气告竭而死者，有本藏之气衰竭而死者，有藏府俱绝而死者，不可一概论也。

问曰：又未知何藏阴阳前绝？答曰：若阳气前绝，阴气后竭者，其人死。身色必青；阴气前绝，阳气后竭者，其人死，身色必赤，腋下温，心下热也。

五藏绝之先后，不可以上文之次第为拘，故复言藏气之阴阳前后绝竭，有以验之于既死之后，则藏有胜负，绝有迟速，大率可见矣。腋，左右肘胁之间也。成氏曰：阳主热而色赤，阴主寒而色青，其人死。身色青，则阴未离乎体，故知阴气后竭也；身色赤，腋下温，心下热，则阳未离乎体，故知阳气后竭也。

寸口脉浮大，病全在表，医反下之，则在表之阳邪下陷，而胃中之真阳不治，遂成结胸等证，此为大逆。浮则主气，为无血，大则为外感寒邪全未解散，于是下陷，寒邪与藏气相搏，则为肠鸣。医乃不知其邪已内陷者，宜将错就错，内和其气，而反饮冷水，又水灌令大汗出，是下之一损其胃中之阳，饮水再损其胃中之阳，腹中之邪，从汗出还返于胃，水得寒气，冷必相搏，且夹带浊气上干

---

① 阖辟（hépì合僻）：即"开合"。辟，开，打开。
② 偝（bèi倍）：通"背"，不能向前正视。《礼记·投壶》："毋偝立。"《注》："偝立，不正乡前也。"乡，通"向"。

清气，其人即饐①。

浮则无血，即浮为在表，未入于阴之互词。寒气相搏，则为肠鸣，此必未尝痞结至极，盖痞结即不复转气也。饐，同噎，气窒而不能通利，伤寒之危候也。然其死与不死，尚未可定。盖脉之浮大，本非微弱之比，而邪之内陷，当大逆者，止成肠鸣小逆，倘病饐已后，阳气渐回，水寒渐散，仍可得生。后条谓寒聚心下，当奈何也。此则聚而不散，无可奈何，仁人之望绝矣。

邪入阳明，必诊趺阳。趺阳脉浮，浮则为胃气虚馁，不可发汗。强发其汗，虚浮相搏，故令气饐，言胃气虚竭也。若其脉浮中带滑，则胃之虚馁少差，但为哕，比饐较轻，此为医者不察趺阳之咎。且强责胃气之虚，劫汗以取其实邪，必致胃中之守空，而迫动其血外出，未知从何道出，若脉浮而外邪胜，且鼻中燥者，必衄也。

寸口脉浮，宜发其汗，以邪在太阳营卫间，未深入也。若至阳明，即使是在经之邪，亦以汗为大禁矣。设其人胃气充实，亦何必禁之。故邪入阳明，必诊趺阳。趺阳脉浮，即是胃气虚冷，不可发汗。所以有建中之法，建立中气，然后汗之，以汗为胃之津液也。津液不充，强发其汗，则邪与虚搏，其人必饐。若其脉浮中带滑，则胃之虚馁少差，但为哕而已。且阴在内，为阳之守，胃中津液为阳，其不外泄者，赖阴血以守之，故强逼其津液为汗，斯动其所守之血而必衄也。其不衄者，亦瘀蓄而生他患。此与误发少阴汗者，同科而减等。少阴少血，动其

---

① 饐（yì 艺）：同"饐"。噎也，气逆而噎塞。张隐庵曰："频呃无声之谓。"

血，则下厥土竭而难治。阳明虽多血，但酿患未已耳。

寸口阳脉濡而阴脉弱，阳濡即恶寒，阴弱即发热，濡弱相搏，为藏气素来衰微之征。今患胸中苦烦，此为虚烦，非结热也。而反认为结热，令其凉薄居处，以水渍布冷铫贴之，重伤其胸中之阳，致阳气遂微。夫胸中之阳，为诸府所依藉，阳气一微，诸府无所依藉，阴气与血脉即凝泣，而聚结在心下，而不肯移动，胃中虚冷，水谷不化，水寒下流，小便纵通，而阳不化气，复不能多。此时病若微，则犹可用回阳温中之剂以救之，若病甚而聚寒不散，当奈何也？亦因平素脉之虚弱，知其胸中之阳，不能复辟耳。

诸脉浮数为表热，固当发热，而且兼洒淅恶寒，似寒伤营之证，若有痛处，而非一身尽痛，饮食如常，邪又不在里，如是者非表非里，其为阳热之邪逆于肉里，而蓄积有脓也。

脉浮且数，因血气凝泣，发为痈脓。以痈疽之发，亦必恶寒发热，而非外邪入里之候也。

脉浮而数，伤寒中多有此脉，今之浮虽不失其为风，而数脉无力之甚，则为虚矣。风乃阳邪，故不失其为热，而虚因脏得，故不免为寒，风虚相搏，则虽发热，而复时时洒淅恶寒也。

脉浮数而无力，为虚风发热之候，证虽发热，而本属虚寒，是以仍洒淅恶寒。言数为虚，虚为寒，明所以当用温经散邪，不可竟行表散也。

脉浮为邪在表，而迟则为正气虚，面热赤为阳气怫郁于表，而战惕者，里气虚也。六七日经周之期，当汗出而解，乃不汗出而反发热者，所差在于脉迟也。迟为无阳，则阴无以化，故不能作汗，邪欲出而不得出，逆于皮肤，其身必痒也。

寸口脉阴阳部分俱紧者，法当清阳之外邪从鼻息而入，中于上焦，以人之鼻气通于天也；浊阴之外邪从口舌而入，中于下焦，以人之口气通于地也。清邪中上，名曰洁也；浊邪中下，名曰浑也。三阴主内，若三阴中于浊邪，必不战而心惕然内栗也，此由三阳之表气微虚，以致三阴之里气不守，故使邪中于阴也。三阳主表，若三阳中于清邪，必有发热头痛、项强颈挛、腰痛胫酸诸证也。夫所谓清邪浊邪者，若阳中在天雾露之气，即清邪也；阴中在地水土之气，即浊邪也。因上下而分清浊，故曰清邪中上，浊邪中下也。若阴中于邪，则不发热，阴气盛则阳虚，而为内栗。三阴之脉俱起于大小指之端，故足膝逆冷。三阴之气主二便，故便溺妄出。此因表气微虚，则阳邪内入；里气微急，则阴邪上逆。三焦者，所以通会元真于肌腠，主行营卫阴阳者也。表里之气虚急，则三焦相混溷，内外不通。上焦溷而怫郁于上，则藏真阳热之气相熏蒸，而口烂食龂①也。中焦溷而不治于中，则胃气不归于部，而反上冲，脾气不能转输，胃中之津液不行，而为浊矣。夫营出中焦，卫出下焦，三焦溷乱，则营卫之气不通。营行脉中，卫行脉外，营卫不通则血脉凝泣而不流行，为不治之证矣。若止卫气前通，而阴气未至者，则小便赤黄。卫气与热气相搏，因热作使，游行于经络之间，出入于藏府之内，热气所过之处，则为痈脓，亦病邪之出路也。若止阴气前通者，阳气不相顺接，便为厥而虚微。阳在外，阴之使也，无阳则阴无所使，阳者卫外而为固也，外卫虚微，客气易于内入，里气不纳，仍复嚏而出之，声音嗢②而混浊，咽喉塞而难出，阴阳之气不相交通，寒气厥逆相为往来驰逐，又为热气所壅，不得外出。寒为热壅，则血凝自下，状与色如豚肝，此营卫渐

---

① 食龂（yín 银）：指牙龈溃烂。食，通"蚀"，亏蚀，烂损，《史记·货殖列传》："易腐败而食之货勿留。"龂，同"龈"，齿根肉。

② 嗢（wà 袜）：咽中息不利也，指语声重滞。《说文》释曰"咽也"，意指吞咽、梗咽。

通，亦非为危候也。若下焦之阴、上焦之阳，两不相接而俱厥，则脾气于中，孤而且弱，难以独运，不能收摄五藏之津液而注下，于是下焦溜而不阖，清便下利而里急后重，欲令便而又不得便，频数而艰难，阴阳之气不得施化，而横逆脐中，筑动而湫痛难忍，是神去机息，气止化灭，命将难全矣。

此条及下二条，俱论阴阳错杂之邪。所谓三焦相溜，内外不通，为时行疫疠之总诀。言寸口脉阴阳俱紧者，邪气乘虚，初犯中焦，流布上下二焦也。寸脉浮而紧者，清阳雾露之气伤于阳，故曰清邪中于上焦；尺部沉而紧者，浊阴寒湿之邪伤于阴，故曰浊邪中于下焦。清邪中上，则有发热头痛、项强胫挛等证；浊邪中下，则阴气为栗，言身不战而但心惕惕然内栗、足膝逆冷等证。今表气微虚，则阳气内入；里气微急，则阴邪上逆，由是三焦溜乱，内外不通矣。郁于上焦，则嗢伤不能啮物；中焦不治，则不能运行水谷；营卫不通，而血凝不流。若阳气前通，膀胱之邪欲散，故小便赤黄；邪热游溢经络，则为痈脓也。设阴气前通者，则阳气厥微，不能卫外，寒气内客于肺，嚏而出之，以寒气客于肺，故声嗢咽塞，言声塞不能出也。寒者，外邪也；厥者，内邪也。内外之邪合并相逐，为热所拥，则血凝自下也。阴阳俱厥者，言脾胃之气不相顺接，胃中阳气不行，不能敷布中外，故四肢逆冷；脾中阴气孤弱，不能约束下焦，故五液注下，圊便频数，下重而难也。脐为生气之源，脐筑湫痛[1]，则生气欲绝。盖邪气伤犯中焦，清浊相溜，三焦俱病，汗下两难，治稍失时，则变证百出矣。

---

① 脐筑湫（qiū 秋）痛：指当脐周旁筑筑搏动，凝滞绞痛。筑，犹筑杵捣物状；湫，凝滞、挛缩貌。

附：喻氏瘟疫论

圣王御世，春无愆阳，夏无伏阴，秋无凄风，冬无苦雨①，乃至民无夭札，物无疵疠②，太和之气，弥满乾坤，安有所谓瘟疫哉！然而《周礼》傩③以逐疫，方相氏④掌之，则瘟疫之由来，古有之矣。乡人傩，孔子朝服而致其诚敬，盖以装演巨像为傩神，不过仿佛其形；圣人以正气充塞其间，俾疫气潜消，乃位育⑤之实功耳。古人元旦汲清泉，以饮芳香之药；上巳采兰草，以袭芳香之气，重涤秽也。后汉张仲景著《伤寒论》，故明冬寒、春温、夏秋暑热之正，自不能并入疫病，以混常法。然至理已毕具于脉法中，叔和不为细绎，究竟所指之疫仍为伤寒、伤温、伤暑热之正病耳。夫四时不正之气，感之者因而致病，初不名疫也。因病致死，病气尸气，混合不正之气，斯为疫矣。以故鸡瘟死鸡，猪瘟死猪，牛马瘟死牛马，推之于人，何独不然？所以饥馑兵凶之际，疫病甚行，大率春夏之交为甚。盖温暑湿热之气，交结互蒸，人在其中，无隙可避。病者当之，魄汗淋漓。一人病气，足充一室，况于连床并榻，沿门合境，共酿之气，益以出户尸虫，载道腐殢⑥，燔柴掩席，委壑投崖，种种恶秽，上混苍天清净

---

① 春无愆阳……冬无苦雨：语出《左传·昭公四年》："冬无愆阳，夏无伏阴，春无凄风，秋无苦雨。"但文字已有改动，文义应属相同。比喻一年四时有序，节气调和。愆阳，过于温暖；伏阴，夏寒；凄风，寒风；苦雨，久下不停的雨。

② 疵疠：指灾害疫病；灾变。《庄子·逍遥游》："其神凝，使物不疵疠而年谷熟。"

③ 傩（nuó 诺）：指古代腊月驱逐疫鬼的仪式。

④ 方相氏：官名，古代傩祭仪式的主持者。《周礼·夏官·方相氏》："方相氏，掌蒙熊皮，黄金四目，玄衣朱裳，执戈扬盾，帅百隶而时傩，以索室驱疫。"

⑤ 位育：指顺应天地、化育万物。语本《中庸》："致中和，天地位焉，万物育焉。"

⑥ 载道腐殢：指到处都是腐烂败臭的尸体。

之气，下败水土物产之气，人受之者，亲上亲下，病从其类，有必然之势。如世俗所称大头瘟者，头面腮颐肿如瓜瓠①者是也；所称虾蟆瘟者，喉痹失音，颈筋胀大者是也；所称瓜瓢瘟者，胸高胁起，呕汁如血者是也；所称疙瘩瘟者，遍身红肿，发块如瘤者是也；所称绞肠瘟者，腹鸣干呕，水泻不通者是也；所称软脚瘟者，便清泄白，足重难移者是也。小儿痘疮尤多。以上疫证，不明治法，咸委劫运，良可伤悼。大率瘟疫痘疹，古昔无传，不得圣言折衷，是以堕落叔和坑堑，曾不若俗见摸索病状，反可顾名思义也。予幸微窥仲景一班，其《脉法篇》云"寸口脉阴阳俱紧者"至"脐筑湫痛，命将难全"，凡二百六十九字，阐发奥理，全非伤寒中所有事，乃论疫邪从入之门，变病之总，所谓赤文绿字②，开天辟地之宝符，人自不识耳！篇中大意谓，人之鼻气通于天，故阳中雾露之邪者为清邪，从鼻息而上入于阳，入则发热头痛，项强颈挛，正与俗称大头瘟、虾蟆瘟之说符也；人之口气通于地，故阴中水土之邪者，为饮食浊味，从口舌而下入于阴，入则其人必先内栗、足膝逆冷、便溺妄出、清便下重、脐筑湫痛，正与俗称绞肠瘟、软脚瘟之说符也。然从鼻从口，所入之邪，必先注中焦，以次分布上下，故中焦受邪，因而不治。中焦不治，则胃中为浊，营卫不通，血凝不流，其酿变即现中焦，俗称瓜瓢温、疙瘩瘟等证，则又阳毒痈脓、阴毒遍身青紫之类也。此三焦定位之邪也。若三焦邪混为一，内外不通，藏气熏蒸，上焦怫郁，则口烂食龂；卫气前通者，因热作使，游行经络藏府，则为痈脓；营气前通者，因召客邪，嚏出、声嗢、咽塞，热壅不行，则下血如豚肝。然以营卫渐通，故非危候。若上焦之阳，下焦之阴，两不相接，则脾气于中，难

---

① 瓜瓠（hù 护）：即"瓠瓜"。植物名。葫芦的一个变种，果实长圆形，嫩时可食。

② 赤文绿字：相传龙马衔出献给尧帝的河图为赤文绿字，后指代内容精深的著作文章。

以独运，斯五液注下，下焦不阖，而命难全矣。伤寒之邪，先行身之背，次行身之前，次行身之侧，由外廓而入；瘟疫之邪，则直行中道，流布三焦。上焦为清阳，故清邪从之上入；下焦为浊阴，故浊邪从之下入；中焦为阴阳交界，凡清浊之邪，必从此分区。甚者三焦相溷，上行极而下，下行极而上，故声嗢咽塞、口烂食龂者，亦复下血如豚肝，非定中上不及下、中下不及上也。伤寒邪中外廓，故一表即散；疫邪行在中道，故表之不散。伤寒邪入胃府，则腹满便坚，故可攻下；疫邪在三焦，散漫不收，下之复合。此与治伤寒表里诸法有何干涉？奈何千年愦愦，试折衷于圣言，从前迷谬宁不涣然冰释哉？治法，未病前，预饮芳香正气药，则邪不能入，此为上也；邪既入，则以逐秽为第一义。上焦如雾，升而逐之，兼以解毒；中焦如沤，疏而逐之，兼以解毒；下焦如渎，决而逐之，兼以解毒。营卫既通，乘势追拔，勿令潜滋。或问：春夏秋蒸气成疫，岂冬温独非疫耶？余曰：冬月过温，肾气不藏，感而成病，正与不藏精之春温无异。计此时有春无冬，三气即得，交蒸成疫。然遇朔风骤发，则蒸气化为乌有矣。是以东南冬月，患正伤寒者少，患冬温及痘疮者最多；西北则秋冬春皆患正伤寒，殊无瘟疫、痘证之患矣。此何以故？西北土高地燥，即春夏气难上升，何况冬月之凝冱①！东南土地卑湿，为雾露之区，蛇龙之窟，其温热之气，得风以播之，尚有可耐，设旦暮无风，水中之鱼、衣中之虱且为飞扬，况于人乎？蒸气中原杂诸秽，益以病气、死气，无分老少，触之即同一病状矣。此时朔风了不可得，故其气转积转暴，虽有熏风，但能送热，不能解凉。盛世所谓解愠阜财②者，在兵荒且有注邪布秽之事矣。叔和以夏应大热而反大寒为疫，岂

---

① 凝冱（hù互）：冰冷冻结。冱，寒冻、闭塞。
② 解愠阜财：喻指为民安物阜、天下大治之典。语出《孔子家语·辩乐解》："昔者舜弹五弦之琴，造《南风》之诗，其诗曰：'南风之薰兮，可以解吾民之愠兮！南风之时兮，可以阜吾民之财兮'。"

知大寒正疫气消弭之候乎？故疫邪炽盛，惟有北方始能消受，诗恶谮人，思欲投畀有北①，以熄其焰，析义精矣。乡绅万吉人，茔②葬五雷惊蛇之地，触动土瘟，壮者病疫，少者病痘，一夕暴死五人。余令于茔北，掘井二丈，投猪首、馒头、蒸饭，促引土气下收，旋封其井，即得安全无损。此余偶试杨、曾③之秘，必心得也。范文正公④守饶，冬温，吏请祷雪，公取薄冰置座，默坐良久，瑞雪满空，顷深三尺，蟊贼⑤疫鬼，何地潜踪耶！可见先儒退藏于密，借凝冰为影，早已摄大地于清冷之渊矣。岂非法王手眼乎！洛按：喻氏此论，扫叔和之秽，阐仲景之奥，不剿陈言，独标新义，从前迷谬，涣然冰释。至于治法，高出千古，直发前人所未发。治瘟疫者，可奉之为指南矣。近吴又可《瘟疫论》，其治法与冬寒、春温、夏秋暑热之治法无别，惟达原饮一方不同耳。然其所论疫邪，在膜原半表半里之间，殊为未确，故达原饮亦非的对之方也。

脉阴阳俱紧者，阴邪极盛矣，乃口中气出，唇口干燥，又似由中发出热邪，且蜷卧足冷，全不发热，舌上胎滑，总是阴阳错杂之邪，勿妄治也。徐俟⑥之到七日以来，当解之候，其人微发热，

① 诗恶谮（zèn 怎）人思欲投畀（bì 必）有北：语本《诗经·小雅·巷伯》："彼谮人者，谁适与谋？取彼谮人，投畀豺虎。豺虎不食，投畀有北。有北不受，投畀有昊！"意指说别人坏话的人，应当流放到北方荒凉的地方去。此处指北方寒冷的天气能够防止瘟热疫邪的流行。谮，说别人的坏话，诬陷，中伤；畀，给予。

② 茔：坟地。原作"营"，据文义改。

③ 杨、曾：指唐代著名地理风水学家杨筠松、曾文辿。

④ 范文正公：即范仲淹。北宋名臣，字希文，谥号"文正"，苏州吴县人，和包拯同朝，政治家，文学家，军事家，有《范文正公集》传世。

⑤ 蟊（máo 毛）贼：指吃禾苗的害虫，喻指危害国家和人民的坏人或灾异。语出《诗·小雅·大田》："去其螟螣，及其蟊贼。"《毛传》："食心曰螟，食叶曰螣，食根曰蟊，食节曰贼。"

⑥ 徐俟：慢慢等待之意。

卷七上

二五一

手足温者，此为正气将复，邪气**欲解**，而自愈矣。或到八日以上，当解不解，反大发热者，因内外合邪，热盛正虚，知无已时，**此为难治**。设使虽热而恶寒者，知其**必欲呕**，其邪在三阳之表也；若**腹内痛者**，知其**必欲利**，其邪在三阴之里也。前之阴阳错杂，不可定拟，至此已有分明，可因其阳邪之上行，阴邪之下走，从其势而治之，尚非不可治也。

脉阴阳俱紧，至于吐利，阴邪极盛矣。倘吐利后余证虽减，而其紧脉独不解，则知阳邪虽去，而阴寒之本气，仍从紧伏，此际当专意治其紧矣，使紧脉去，知去危入安，**此为正气将复，阴邪欲解**而自愈也。**若脉迟至六七日，不欲食，此**非尚有前邪，只因脾上未复，**为晚发变证**，续得**水停胃中**故也，为未解，治须补土以胜之。**若食自可者**，是水之停自去，**为欲解**也。

病六七日，为周经应解之期，而手足三部脉皆至，阴阳大小同等，则知病邪将去，正气将复矣。乃忽大烦，而甚至口噤不能言，其人且**躁扰者**，知其**必欲作战汗而解也**。设非皆至之脉，则为内入躁扰之候矣。

今人但知六七日，欲作战汗而脉伏，不知三部脉皆至，而烦躁口噤，亦是作汗之兆，故仲景重申此义以明之。

若其脉紧去而和，其人虽大烦，湿热之气蒸于阳明，而目重，其脸内际黄，中土之色，已显于外者，**此**湿热之气得以散，其大烦正为欲解而烦也。

上条但脉之而知其解，此条兼望色而知其解也。

脉浮而滑，非不治之脉。然浮则为阳，滑则为实，阳实相搏，而其脉更兼数疾，是曰重阳，邪气极盛矣。卫气失度之所由来也，**浮滑之脉**数疾，**若复发热汗出者，此为不治**。

卫有常度，从虚而健运，昼则行阳二十五度，夜则行阴二十五度。今浮滑之脉数疾，则风痰实火，壅塞于躔次①间，卫气从何得署？失阳度，则不寤，所以有风痰卒壅、昏迷不苏诸证；失阴度，则不寐，所以有癫狂厥怒、目不得眴等证。若复发热汗出，则阳气喷薄，出而不入，遂致鱼口气粗，咽喉锯响，或为登高怒骂，卒然僵仆，而不可治矣。

伤寒咳逆上气，非死证也。若其脉散者，阴绝而阳离矣，主死。谓其早已形损故也。

实证以咳喘为轻，邪中表而不及里，中上而不及下；虚证以咳喘为重，正自里而损及表，自下而损及上。二者须于脉中辨之。伤寒脉浮虚，则浮而散漫无根；伤寒脉数虚，则数而散乱无绪。是谓两伤，正气虚极矣。所坐②在形损故也，夫形与气相依，既已成尪羸、瘦弱之体，自无复有充盈、腴泽③之气，一遇伤寒，而营卫才侵，气血即两夺矣。不死何待？

以上二条，所以结此篇之大旨。从前脉法，先举阴阳，复举表里藏府，反复详明者，良以人身有正气、有邪气。邪气盛则实，而实其实，则不治；正气夺则虚，而虚其虚，则死。故于上条出一"邪气盛则实"之脉法以示例，此条出一"正气夺则虚"之脉法以示例，所以双结上文也。

---

　　①　躔（chán 缠）次：日月星辰在黄道上运行的位次。躔，行也，运行之意。《方言·十二》："躔，历行也。日运为躔，月运为逡。"《汉书·律历志上》："日月初躔"。

　　②　坐：连词，因，由于。

　　③　腴泽：原作"腹泽"，据文义改。腹（shòu 受），同"瘦"，系"腴"之讹刻。

卷七下

南阳　张　机　仲景　著
武原　吴仪洛　遵程　辑注
海昌　周广业　勤补　参订
秦溪　许　栽　培之　参订

脉法后篇

上篇明脉理之精微居多，此篇示诊法之大要居多。盖脉理既无不明，而呼吸间又有一定之轨度，则于凡病之来，而藏气、而岁气、而形气、而阴阳二气，无不有以洞悉其盛衰。即相乘之脉、残贼之脉，亦若燃犀①莫遁。自此而可以守约，自此而可以该博②，自此而可以伤寒之脉、卒病之脉准诸杂症，亦可以杂症之脉准诸伤寒卒病。惟脉为斯道之根本渊源，恃源而往，自不穷矣。

问曰：**脉有三部**，阴阳似有定位，究竟阴阳之相乘者无定邪，然其所伤，犯要不外乎**营卫血气**，盖营卫血气，**在人体躬**，故邪之乘也，必乘乎此。营行脉中，卫行脉外，无不随脉道**呼吸**，而出入乎上下于中之三部。凡脉之见于寸口趺阳少阴者，无非此也。营卫**因息**以**游布**，**津液**因营卫以**流通**。故凡血气津液，皆得依营卫之盛衰，呈现于脉，**随时动作**，**效象形容**，自是不爽。如**春**而木用事，营卫发陈，脉应以**弦**；**秋**而金用事，营卫容平，脉应以**浮**；**冬**而水

---

① 燃犀：相传犀角燃之可照妖，使水中通明，妖孽真相毕现。比喻能明察事物，洞察奸邪。语本《晋书·温峤传》。

② 该博：概括全面。该，通"赅"。

用事，营卫闭藏，脉应以沉；夏而火用事，营卫蕃秀，脉应以洪之类。其间兼察形色以观脉象，大小不同，一时之间，就其经常言之，谁人不知？惟其变而无经常，尺寸参差，或短或长，上下乖错，或存或亡，病一至辄改易其常，进退低昂间，皆心迷意惑，动手便失平日所恃为纪纲者，愿为具陈其诊法，令得分明。师曰：藏府吉凶，皆取决于脉。子之所问，乃斯道之根本渊源也。脉有三部，尺寸及关。

寸关尺为三部之说，从鱼际至高骨有一寸，故名寸；从尺泽至高骨有一尺，故名尺；界乎尺寸之间，故名关。朱子曰，俗传脉诀，词最鄙浅，乃能直指高骨为关，似得《难经》本旨。然则关有定位，自《脉诀》始。滑氏曰：寸为阳，为上部，主头项已下至心胸之分也；关为阴阳之中，为中部，主脐腹胠胁之分也；尺为阴，为下部，主腹足胫股之分也。

营卫流行于其间，自不失其衡铨①。

《素问》曰：营者，水谷之精气，和调于五藏，洒陈于六府，乃能入于脉也，故循脉上下。卫者，水谷之悍气，其气慓悍滑利，不能入于脉也，故循皮肤之中，分肉之间。《灵枢》曰：人受气②于谷，谷入于胃，以传与肺，五藏六府皆以受气，其清者为营，浊者为卫，营行脉中，卫行脉外。《难经》同，而纪氏云，《素问》曰：营者，水谷之精气则清；卫者，水谷之悍气则浊。精气入于脉中则浊，悍气行于脉外则清。然则三经之文虽少别，而其旨则同；清浊之分虽殊，而其为气则一。然《三十二难》又曰：心者血，肺者气，血为营，气为卫。营行脉

---

① 衡铨：即"平衡"。《广韵·仙韵》："铨，平也。"《淮南子·主术》："衡之于左右，无私轻重，故可以为平。"高诱注曰："衡，铨衡也。"
② 受气：原作"气受"，据《灵枢·营卫生会》改。

中，卫行脉外，行中行外则同。而营又以血言，言心肺而不言水谷，故王氏曰：清者体之上也，阳也，火也，离中之一阴降，故午后一阴生，即心之生血也，故曰清气为营；浊者体之下也，阴也，水也，坎中之一阳升，即肾之生气也，故曰浊者为卫。滑氏曰：以用而言，则清气为营者，浊中之清者也；浊气为卫者，清中之浊者也。以体而言，则清之用不离乎浊之体，浊之用不离乎清之体，故谓清气为营、浊气为卫亦可也，谓营浊、卫清亦可也。又曰：统而言之，则营卫皆水谷之气所为，故悉以气言可也；析而言之，则血为营、气为卫，固自有分矣。是故营行脉中，卫行脉外，犹水泽之川浍①、风云之太虚②也。合经传而观之，则营卫之在人身，可以性能言，而不可以色象求。营行脉中，卫行脉外，盖亦以其分体、分用者之大端言也。会其极而言之，其犹氤氲之在天地与，衡铨称其喻平准也。

附：喻氏营卫论并答营卫五问

营卫之义，圣神所首重也。《灵枢》谓，宗气积于上焦，营气出于中焦，卫气出于下焦，论其所从出之根柢也。卫气根于下焦，阴中之微阳，行至中焦，从中焦之有阴有阳者，升于上焦，以独生阳气，是卫气本清阳之气，以其出于下焦之浊阴，故谓浊者为卫也。人身至平旦，阴尽而阳独治，目开则其气上行于头，出于足太阳膀胱经之晴明穴，故卫气昼日外行于足手六阳经。所谓阳气者，一日而主外，循太阳之经穴，上出为行次，又谓太阳主外也。卫气慓悍，不随上焦之宗气，同行经隧，而自行各经皮肤分肉之间，故卫行脉外，温分肉而充皮肤、肥腠理而司开阖也。营气根于中焦，阳中之阴，行至上焦，随上焦之宗气，降于下焦，以生阴气，是营气本浊阴之气，以其出于

---

① 川浍：指沟渠河道。川，两山之间的水道；浍，田间的水沟。
② 太虚：指天空。

上焦之清阳，故谓清者为营也。营气静专，必随上焦之宗气，同行经隧，始于手太阴肺经太渊穴，而行手阳明大肠经、足太阳膀胱经、足少阴肾经、手厥阴心胞络、手少阳三焦经、足少阳胆经、足厥阴肝经，而又始于手太阴肺经，故谓太阴主内，营行脉中也。卫气昼行于阳二十五度，当其王，即自外而入交于营；营气夜行于阴二十五度，当其王，即自内而出交于卫。其往来贯注，并行不悖，无时或息。营中有卫，卫中有营，设分之为二，安所语同条共贯之妙耶？营卫一有偏胜，其患即不可胜言。卫偏胜，则身热，热则腠理闭，喘粗，为之俯仰，汗不出，齿干，烦冤；营偏胜，则身寒，寒则汗出，身常清，数栗而厥。卫偏衰，则身寒；营偏衰，则身热。虽亦如之，然必有间矣。若夫营卫之气不行，则水浆不入，形体不仁；营卫之气泣除，则精气弛坏，神去而不可复收。是以圣人陈阴阳，筋脉和同，骨髓坚固，气血皆从，如是则内外调和，邪不能害。可见调营卫之义，为人身之先务矣。深维其机，觉卫气尤在所先焉。经谓阳气疲散，阴气乃消亡，是卫气者，保护营气之金汤[1]也；谓审察卫气为百病母，是卫气者，出纳病邪之喉舌也。《易》云，一阴一阳之谓道，乃其扶阳抑阴，无所不至，仙道亦然。噫嘻！鼻气通于天者也，口气通于地者也。人但知以口之气养营，惟知道者，以鼻之气养卫。养营者，不免纵口伤生；养卫者，服天气而通神明。两者之月异而岁不同也。岂顾问哉？凡医不能察识营卫受病浅深、虚实、寒热、先后之变，治必颠倒误人矣。

问：卫气昼行阳二十五度，岂至夜而伏耶？营气夜行阴二十五度，岂至昼而伏耶？曰：人身昼夜循环不息，只一气耳。从阴阳而分言二气：昼为阳，则卫气主之；夜为阴，则营气主之。卫气夜行于阴，营气昼行于阳，则不得而主之，譬日月之行，原无分于昼夜，而

---

① 金汤：即"金城汤池"的略语。指金属铸造的城墙，沸水流淌的护城河，形容城池坚固。此指卫气是坚固、保护营气的城垒。

其经天之度，则各有分矣。

问：营行脉中，卫行脉外，果孰为之分限耶？曰：此义前论中已明之矣。今更推其义，天包地，阳包阴，气包血，自然之理也。营卫同行经脉中，阴自在内，为阳之守，阳自在外，为阴之护，所谓并行不悖也。兵家安营，将帅自然居中，士卒自然卫外。男女居室，男自正位乎外，女自正位乎内，圣神亦只道其常耳。

问：《二十二难》谓经言脉有是动、有所生病，一脉变为二病，其义至今未解？曰：此正论营卫主病先后也。一脉变为二病者，同一经脉，病则变为二，浅深不同也。邪入之浅，气留而不行，所以卫先病也；及邪入渐深，而血壅不濡，其营乃病，则营病在卫病后矣。使卫不先为是动，而营何自后所生耶？至仲景《伤寒论》，太阳经一日而主外，分风伤卫、寒伤营、风寒两伤营卫，而出脉证及治百种之变，精义入神，功在轩岐之上。

问：居常调卫之法若何？曰：每至日西，身中阳气之门乃闭，即当加意谨护，勿反开之。经谓暮而收拒，毋扰筋骨，毋见雾露，隐括调卫之义已悉。收者，收藏神气于内也；拒者，捍拒邪气于外也。如晨门者昏闭明启，尚何暴客之虞哉？即使逢年之虚，遇月之空，身中之气自固，虚邪亦何能中人耶？

问：奇经之病，亦关营卫否？曰：奇经所主，虽不同正经之病，其关于营卫则一也。其阴不能维于阴，怅然自失志者，营气弱也；阳不能维于阳，溶溶不能自收持者，卫气衰也。阳维为病，苦寒热者，邪入卫而主气也；阴维为病，苦心痛者，邪入营而主血也。经所谓肺卫心营者是也。阴跷为病，阳缓而阴急，阳病而阴不病也；阳跷为病，阴缓而阳急，阴病而阳不病也。此等病多于正病中兼见之，惟识其为营卫之所受也，则了无疑惑矣。盖人身一气周流，无往不贯，十二经脉有营卫，奇经八脉亦有营卫，奇经附属于正经界中者，得以同时并注也。由阳维阴维、阳跷阴跷推之，冲脉之纵行也，带脉之横行也，任脉之前行也，督脉之后行也，孰非一气所流行耶？一气流行，即得分阴、分阳矣。营卫之义，亦何往而不贯哉？

肾沉、心洪、肺浮、肝弦，此自经常之本脉，自不失其铢分。肾为水藏，水性就下，故其脉循骨而沉；心为火藏，而合血脉，故其脉洪，犹洪水之洪，大而有波澜之谓也；肺为金藏，而合皮毛，金得五行之清，故其脉浮；肝为木藏，木性曲直，其脉循筋而行，故弦。经，正也；常，久也，亦经也。言平人之脉，以如此合四时为正，通常而可久也。《说文》十黍之重曰铢，六铢为一分，盖指脉之以三菽六菽①，约轻重而言也。然言四藏而不言脾者，脾之和平不可得见，故其经常不可言，欲人当自推也。

脉之出入升降，实应漏刻以周流旋转于身，水下二刻，一周循环。

出而升，气之上，来也；入而降，气之下，去也。漏刻，以一日一夜，漏水下百刻而言也。下二句乃申上文而详言之，滑氏曰：《平人气象论》云，人一呼脉再动，一吸脉再动，呼吸定息，脉五动，闰以太息，命曰平人。故平人一呼，脉行三寸；一吸，脉行三寸；呼吸定息，脉行六寸。以呼吸之数言之，一日一夜，凡一万三千五百息，每刻一百三十五息，每二刻二百七十息，脉行一十六丈二尺，为一周身也。积而盈之，每时八刻，计一千八百息，脉行六十四丈八尺，营卫四周于身。十二时九十六刻，计一万二千九百六十息，脉行七百七十七丈六尺，为四十八周身。刻之余分，得五百四十息，脉分行二周身，得三十二丈四尺。合一万三千五百四十息，总之为五十度周身，

---

① 菽（shū 疏）：豆类的总称，亦专指大豆。

脉得八百一十丈也。此呼吸之息，脉行之数，周身之度，合昼夜百刻之详也。

脉行周身五十度，当复始于寸口，以两手脉为百脉流注朝会之始，所以谓之循环也，而**虚实**无不于斯见焉。

脉之**变化相因而乘**，由阴阳之邪相干而犯。风则为阳邪，故**浮虚**，阳主外也；寒则为阴邪，故**牢坚**，阴主内也。**沉潜**为水饮停蓄于内，若支饮薄于外，则急而**弦**，**动**则阴阳相搏，聚而不散，所以为痛；**数**则阳盛，所以**热烦**。此虚实所见之目，病脉之大端也。

设或脉与病有不如此相应者，则又当知察识传变所缘由，况三部所属不同，病亦各自有异而变端。虚实之见，亦不可执前所言之数者，以为一定之限也。

太过实强，固为可怪，不及虚微亦然，以病**邪**之脉，必不空见，藏府**中必有病伏为奸**，当**审查其表里**，并三焦亦分别焉。斯知其病之所舍，从舍上**消息诊看**之，不料病而**料度**①其藏府，舍枝派而取根源，自独见若神矣。今为子敷陈其大纲，而**条记其节目**，子当非人勿授，以**传与贤人**。

太过不及，总虚实而言。怪，非常也，言二者不常见，见则当知其怪异也。奸，伤犯也。《难经》曰：上焦心下下膈，在胃上口，主内而不出，其治在膻中，玉堂下一寸六分，直两乳间陷者是；中焦者在胃中脘，不上不下，主熟腐水谷，其治在脐旁；下焦者当膀胱上口，主分别清浊，主出而不内，以传道也，其治在脐下一寸。故名三焦。舍，谓病邪客止之处也。

以上八节，设问答敷陈脉道之大概，故为首章，以发明诊

---

① 料度：观察判断。

家人武之始事。此节乃总结上文以起^①下章，示学者当从此以达彼，因略以致详也。

师曰：呼吸者，脉之头绪也。

呼者，气之出，脉之来也；吸者，气之入，脉之去也。脉随气之出入而来去，名状虽多，呼吸则其源头也。然此以两手之脉言，若以周身言之，则循环无端，无头尾之可言矣。

初持脉来疾去迟，此呼出而来则疾，吸入而去则迟，名曰内虚外实，阴不及、阳太过也；初持脉来迟去疾，此呼出而来则迟，吸入而去则疾，名曰内实外虚，阴太过、阳不及也。

刘氏曰：来者，自骨肉之分，而出于皮肤之际，气之升而上也；去者，自皮肤之际，而还于骨肉之分，气之降而下也。经曰来者为阳，去者为阴，此之谓也。疾，即上章之太过，亦阳也；迟，即上章之不及，亦阴也。然来去出入者，脉之大关键也；内外虚实者，病之大纲领也；知内外之阴阳，而明其孰为虚、孰为实者，诊家之切要也。为此章以次首章者，示学者下手功夫之急务也。

问曰：上工望而知之，中工问而知之，下工脉而知之，愿闻其说。师曰：病家人来请云，病人苦发热，身体疼，及师到，病人自安卧，则不见有发热身疼之苦矣。诊其脉，沉而迟者，则为表邪外解之沉迟，而非表邪入里之沉迟无疑矣，知其差也。何以知之？表有病者，脉当浮大，今脉反沉迟，故知愈也。

假令病家人来云，病人腹内仓卒作痛，及师到，病人自安坐，则不见有卒痛之苦矣。脉之，浮而大者，则为里邪已散，而见浮大之阳脉，知其差也。何以知之？若里有病者，脉当沉而迟。

① 起：开启，启发。

今脉浮大，故知愈也。

病家人来请云，病人发热烦极，明日师到，病人向壁安卧，此热已去也。凡阳热证多外向，阴寒证多内向，发热烦极而向壁卧，阳已得阴而解矣。设令脉不甚和，但余热未即尽也，可处言已愈。

假令病人向壁安卧，闻师到，不惊起而盼视①，若三言三止，脉之，咽唾者，此诈病也。设令脉自和，处言此病大重，当须服吐下药，针灸数十百处，乃愈。诈者闻之，必吐露实情也。

此复喻人恐足以胜诈，觉人勿售欺之意。盼，恨视貌。病非妇稚，诈者殊少。仲景为医，谋者至矣。

师持脉，病人张口气牾②而欠③者，惟阴阳和，相引则欠，无病也。

脉之有呻吟若声者，病也。

舌强而言迟者，风也。

言迟，即语言謇涩之谓。经络牵急，则舌强。筋挛，则经络拘急。肝属木，其合筋，其主风。

摇头言者，里痛也。

痛深则艰于出声，故必待头左右引而后能言。步履不随而行迟者，风邪束其经络，而表强也。

表以经络言，强以拘急言。

坐而伏者，内虚短气恐其动，则增促也。

坐而下一脚以求伸舒者，腰痛也。坐久则痛郁也。

里实护腹，仰手捧起下，如怀卵物而防坠者，心痛则伛不能伸也。

---

① 盼（xì 细）视：怒视。
② 牾（wǔ 舞）：背逆，抵触。
③ 欠：呵欠。

以上十二节，言望闻问切而知之之病。

师曰：伏气之病，伏藏于内，不即见于病，亦不见于脉，当以意候之，知为何气之藏伏也。今月之内，欲有伏气，是谓以意候之。假令旧有伏气，今时乃发，既见于病，亦必见于脉，当须脉之。若脉微弱者，为少阴之脉，少阴支脉从肾上贯肝膈，入肺中，循喉咙，当喉中痛。今但似伤，非若喉痹之有伤也。病人云：实咽中痛。虽尔咽痛似热，今复欲下利。又似寒，盖咽痛下利，皆少阴证也。

此即冬寒伏藏少阴肾中，至春分后、夏至前始发之温病也。喉痹一证，挟时令之气，亦发于春夏之交。病属实热，痛必有伤，此伏气痛而无伤，证似同，而表里寒热实不同也。

问曰：人病恐怖者，其脉何状？师曰：脉形如循丝累累然，联终不定，其面白，脱色也。

循，理治也；丝，言细也。肾主恐，病恐则肾之精液不能营于脉，华于色，所以有卒然之变也。凡病恐惧者，十中难愈一二。

问曰：人不饮，其脉何类？师曰：不饮则肺失游溢之精气，血自少，脉自涩，唇口干燥也。

此以不饮而然，非由此而不饮也。

问曰：人愧①者，其脉何类？师曰：愧则神消气阻，中无有主，脉浮而面色乍白乍赤游神不定，故气血乱而变不一也。

问曰：脉有灾怪，何谓也？师曰：假令人病，脉得太阳，与形证相应，因为作汤，比②还，送汤如食顷，病人乃大吐，

---

① 愧：羞愧，惭愧。
② 比：作"及"或"到"之意解。

若下利，腹中痛。师曰：我前来不见此证，今乃变异，是名灾怪。又问曰：何缘作此吐利？答曰：或有旧时服药，不与证合，已周于经，今乃发作，故名灾怪耳。

此勉医家病家，当两相敬慎，庶不为灾怪，致生疑累之意。

问曰：《难经》说，脉有三菽六菽重者，何谓也？师曰：凡诊脉者，越人教人以指着意候按之，其下指之法，轻重有差等，如三菽之重者，肺气也；如六菽之重者，心气也；如九菽之重者，脾气也；如十二菽之重者，肝气也；如十五菽之重者，肾气也。旧本有"按之至骨"四字，乃传讹之文。脉止在皮部，不在筋骨也。

菽，大豆也。滑氏曰：肺最居上，主候皮毛，故其脉如三菽之重；心在肺下，主血脉，故其脉如六菽之重；脾在心下，主肌肉，故其脉如九菽之重；肝在脾下，主筋，故其脉如十二菽之重；肾在肝下，主骨，故其脉如十五菽之重者，肾气也。下指之法，轻重有差等，盖五藏以上下之次第而居，故其气之至，有如此远近之约摸耳。此条言气，《难经》言部。部者，一定之部位，而气在其中。气者，元气谷气之精，而部位亦在不言之表也。虞氏①有言，假令左手寸口如三菽之重得之，乃知肺气之至；如六菽之重得之，知本经之至。虞氏以气推明越人言外之意如此。然则此条以气言者，岂非发明《难经》此意于虞氏未言之先与？不然，既曰经说，不易其部字也。虽然《难经》有与皮毛相得者、与血脉相得者、与肌肉相得者、与肝平者、举指来疾者五句，在各起句重字下，而此无之，则是《难经》详而此略，参看则义全矣。

---

① 虞氏：疑指虞庶，北宋治平年间医家，陵阳人，著《难经注》，见《撄宁集》。

问曰：脉有相乘，有纵有横，有逆有顺，何也？师曰：水行乘火，金行乘木，水能克火而乘火，金能克木而乘木，乘其所胜，其事直，故名曰纵。火行乘水，木行乘金，火受制于水而反乘水，木受制于金而反乘金，侮所不胜，其事不直，故名曰横。水行乘金，火行乘木，水生于金而反乘金，火生于木而反乘木，子来犯母，其势悖，故名曰逆。金行乘水，木行乘火，金能生水而乘水，木能生火而乘火，母之及子，其势从，故名曰顺也。

乘，犹乘舟车之乘。纵，直也；横者，纵之对。顺，从也；逆者，顺之反。上条言脉原于五藏，合二五而成部位之次第，乃推明脉之所以始也；此条言脉具五行刑生制化之义，乃五藏六府吉凶生死之枢机，脉之大要也。

问曰：东方肝脉，其形何似？师曰：肝者，木也，名厥阴，其脉微弦，濡直而长，是肝脉也。肝病自得濡弱者，愈也。

脉以有胃气为吉，微微之弦，有胃气之谓也。《难经》曰：春脉者，肝也，东方木也，万物之所以始生也。故其气来，软弱轻虚而滑，端直以长，故曰弦。盖肝主筋，故其脉如此。此述《素问》《难经》之大意也。

假令得纯弦脉者死，何以知之？以其脉如弦直，是肝藏伤，故知死也。

纯弦，即《素问》《难经》所谓真肝脉至如弦直，又谓中外急如循刀刃，责责然如按琴瑟弦，如新张弓弦是也。

又问曰：南方心脉，其形何似？师曰：心者，火也，名少阴，其脉洪大而长，是心脉也。心病自得洪大者，愈也。

心主血脉，其王在夏，故其脉洪大而长，应万物盛长之象也。然《素》《难》皆言心脉钩，钩以性情言，洪大以体势言。

心脉本洪大，假令脉来微，则举之无力；而去大，则按之有余，与本脉相异，故名曰反。因其沉取而大，知其病在里也。脉来头小本大者，初小则为正虚，续大则为邪复，故名曰覆。因其大非有力，知为病在表也。若上浮取之微，而初头来即小者，是表中气虚，则汗出也。若下沉取之微，而后本自大者，则为里衰邪实，而关格不通也。不得尿者，气化不下行也。头无汗者，犹可治。若头有汗者，阳气欲上夺也，主死。

　　又问曰：西方肺脉，其形何似？师曰：肺者，金也，名太阴，主皮毛，上为华盖，故其脉毛浮也。肺病自得此脉，若兼得迟缓胃土之本脉者，金得上为逢生，皆愈也。

　　若得数者则剧，何以知之？数者为南方火脉，火克西方金，金伤不能通调水道，法当为喘胀壅肿，是水火相射，为难治也。壅肿，一作痈肿，指肺痈肺胀言。

　　又问曰：北方肾脉，其形何似？师曰：肾者，水也，名少阴，其脉石沉，是肾脉也。肾病自得石沉者，愈也。此节旧脱落，今补正。

　　肾主寒水，其王在冬，故其脉石沉，应万物收藏之象也。

　　假令下利，则属少阴证，且寸口、关上、尺中悉不见脉，是气唯下泄，而不上达，大危之候也。然或尺中时一小见，是肾之生气未绝，而三部之脉得以再举头者，三部之脉，俱可以藉肾气而生也。若脉虽见再举，而一息再至之损脉来至，则生气衰微，仍为难治。此节旧错在本篇第二十八条下，今移正。

　　问曰：二月得毛浮脉，何以处言至秋当死？师曰：二月之时，春分后肝木用事，应得濡弱之弦脉，今反得秋分后之毛浮者，是肺脉也。肺属金，金来克木，故知至秋死。他皆仿此。

　　二月肝旺之时，不能自旺，反为胜我者而乘之，肝气愈矣。然不即死者，以尚有旺气相扶，所谓自得其位也。至秋而死者，金旺木空，藏气孤危，全无所倚矣。此承上文，复以四时脉气属五行生克应病，以主吉凶生死之理。揭一以例其余，所以示人持诊之要法也。

师曰：脉肥人责浮，瘦人责沉。肥人肌肤厚，其脉深，当沉，今反浮；瘦人肌肤薄，其脉浅，当浮，今反沉，故求责之。

褚氏①曰：肥人如沉，而正沉者愈沉；瘦人如浮，而正浮者愈浮，此之谓也。

师曰：寸脉为阳，阳生于尺而动于寸，故下不至关为阳绝；尺脉为阴，阴生于寸而动于尺，故上不至关为阴绝。此皆不治，决死也。若计其余命，未尽之天年，死生之日期，期约以月节克之也。与二月得毛浮脉至秋死同推。

师曰：脉病乍大乍小，或至或损，弦紧浮滑沉涩不一，残贼冲和之气，而人反不病，形体安和，是脉息不与形相应，名曰行尸，以无王气。卒眩仆不识人者，短命死。人病形体憔悴，食不忻②美，而脉反不病，得四时之从，无过、不及之偏，名曰内虚，以无谷神，虽困无苦。

经曰：形气有余，脉气不足者死，行尸之谓也。又曰：人受气于谷，谷入于胃，以传于肺，五藏六府皆以受气。然则内虚以无谷神者，谷气弗充之谓也。

问曰：脉有残贼，何谓也？师曰：脉有浮滑，阳盛也；弦紧沉涩，阴盛也。阳盛为太过，阴盛为不及。此六者，若见于各部之中，皆能伤害气血，名曰残贼，能为诸部脉作病端，如太阳之为病

---

① 褚氏：指褚澄。南齐医家，阳翟人，为吴郡太守，所著医论十篇，世称《褚氏遗书》。

② 忻：同"欣"。心喜。《淮南子·览冥》："忻忻然常自以为治。"注曰："得意之貌也。"

脉浮、伤寒脉阴阳俱紧之类，所谓邪不空见者，此之谓也。

问曰：翕奄沉，名曰滑，何谓也？师曰：沉为纯阴，没于下也；翕为正阳，盛于上也。阴阳和合，并集无偏胜也，故令脉滑，关尺自平。阳明胃脉微沉，食饮自可，胃不病也。少阴肾脉微滑，滑者水沉如石之滑，故谓紧之浮名也，此为阴实，邪在肾也。少阴支脉，出腘内廉，上股内，贯脊，属肾，肾主水，阳热陷入于阴，热郁而蒸发，其人必股内汗出，阴下湿也。

翕，起而盛动于上，旋复丛聚而合也，与《论语》始作翕如之翕同。奄，忽然覆也，沉没于下也。

问曰：曾为人所难，紧脉从何而来？师曰：假令无汗，若吐，以肺里寒，故令脉紧也；假令咳者，坐饮冷水，故令脉紧也；假令下利，以胃中虚冷，故令脉紧也。

此条一问三答，以揭紧之为寒而有三因之不同，以见脉非一途可取之意。

寸口脉主病不一，然不外乎气血寒热而已。故诸微为无阳，诸濡为无血。阴虚则热，故诸弱为发热；阳虚则寒，故诸紧为寒。诸为寒邪所乘者，虚而不通于四肢，则为手足逆冷而厥；虚而壅闭于上，则为郁冒；虚而不行于外，则为不仁。夫气血不自生，必藉胃府之谷气而生，以胃无谷气，不能上输于脾，而脾涩不通；不能内荣于心，则口急不能言；不能游溢于肺，则战而栗也。

脉濡而弱，弱反在关，濡反在巅；微反在上，涩反在下。微则阳气不足，涩则无血。阳气反微，中风汗出而反躁烦；涩则无血，厥而且寒。阳微发汗，躁不得眠。

叔和以濡弱、微涩之脉见，为阳气与阴血两虚，分类于不可发汗、不可下二篇之首。推其所以不可汗下之故，岂非以阳证阴脉乎？而阳证阴脉，大率又归重在阳微一边。观下文云：

阳微发汗，躁不得眠。又云：阳微不可下，下之则心下痞硬，差可睹矣。其中风汗出而躁烦一语，最为扼要。见无汗之躁烦，用大青龙不对，且有亡阳之变，况于有汗之躁烦，其亡阳直在转盻①间。此即用真武汤，尚恐不及，奈何可更汗、更下乎？

脉濡而弱，弱反在关，濡反在巅；微反在上，涩反在下。微则阳气不足，涩则无血。阳气反微，中风汗出而反躁烦；涩则无血，厥而且寒。阳微不可下，下之则心下痞硬。

义已见前条。

脉濡而弱，弱反在关，濡反在巅；弦反在上，微反在下。弦为阳邪运动，微为里阴虚寒，所以上则邪气实，下则里气虚，意欲得温。微弦得虚，不可发汗，发汗则寒栗不能自还。阳亡而阴独治也。此条连下二条，《脉经》只作一节，不分截。今按文意，此是首节，旧本误置中节。

此证若咳者，则病为加剧，剧则数吐涎沫，咽中必干，小便不利，心中饥烦，晬时②而发，其形似疟。虽似疟，但有寒而无热，是因虚而寒栗也。若因咳而发汗，则肺金愈寒，必身蜷而苦胀满，腹中必复坚也。此条旧本误置末节，今移置中节。

诸脉得动数微弱者，不可发汗。发汗则大便难，腹中干，胃燥而烦。三者之变，其形虽与寒栗不能自还、苦满、腹中坚诸证相象，而根本自异其源头也。此条旧本误置首节，今移置末节。

脉濡而弱，弱反在关，濡反在巅；弦反在上，微反在下。弦为阳邪运动，微为里阴虚寒，所以上则阳气实，下则里气虚，意欲得温。微弦为虚，虚者不可下也。

---

① 转盻（xì 细）：转眼。比喻时间短促。
② 晬（zuì 最）时：即一昼夜。陶弘景谓："周时也，从今旦至明旦。"

此举前不可发汗、发汗则寒栗不能自还一节，而复以"不可下"重出下文，乃言下之之变也。义已见前。

微则为逆，咳则吐涎，下之则咳止，而利因不休。利不休，则胸中如虫啮，粥入则出，小便不利，两胁拘急，喘息为难，颈背相引，臂①则不仁。极寒反汗出，身冷若冰，眼睛不慧，语言不休，而谷气多入，此为除中。口虽欲言，舌不得前。

寒以虚言，故曰反。汗出身冷，若冰也。不得前，犹言不能出也。

脉濡而弱，弱反在关，濡反在巅；浮反在上，数反在下。浮为阳虚，数为无血；浮为虚，数为热。浮为虚，自汗出而恶寒；数为痛，振寒而栗。微弱在关，胸下为急，喘汗而不得呼吸。呼吸之中，痛在于胁，振寒相搏，形如疟状。医反下之，故令脉数，发热狂走，见鬼，心下为痞，小便淋沥，小腹甚硬，小便则尿血也。

首三句与上虚者不可下也一条同。上条弦反在上，弦脉则为阴，阴者寒也，故曰微反在下；此条浮反在上，浮脉则为阳，阳者风也，故曰数反在下。盖两举伤寒中风之本虚者，绎其变以曲致叮咛之意。

脉数者，久数不止，止则邪结，正气不能复。正气却结于藏，故邪气浮之，与皮毛相得。脉数者，不可下。下之则必烦，利不止。

"皮毛相得"已上，明脉之所以浮数也。烦、利，亦协热也。

脉浮大，应发汗，医反下之，此为大逆。

---

① 臂：原作"臂"，据《脉经》改。

浮为太阳，大为阳明，二脉兼见，但当从太阳而发汗，不当从阳明而下夺。凡太阳表邪未尽，以下为大禁。

问曰：濡弱既为病脉，何以反适十一头？师曰：五藏六府相乘，故令十一。

此论先天之气，必赖后天水谷之气而生，以胃者五藏六府之本也。五藏六府之中，俱有胃气，如前所言。肝脉微弦，濡弱而长。弦长者，肝脉也；濡弱者，胃气也。以胃气而间于五藏六府之中，则为濡弱；以胃气而自见其脉，则又迟而缓，故曰趺阳脉迟而缓，胃气如经也。由是而知，迟缓与濡弱，皆胃土之脉也。故问濡弱之脉，何以反适十一头？答以十一者，五藏六府也；濡弱者，万物之初始，莫不皆濡弱。适，往也，言五藏六府相乘而往反，初皆濡弱。故濡弱者，通该夫十一者之首事也。

问曰：何以知胃气之乘六府？何以知胃气之乘五藏？师曰：五藏六府，不外阴阳。诸阳浮数而濡弱，为胃气之乘六府；诸阴沉迟而濡弱，为胃气之乘五藏也。

胃为五藏六府之本，十二经脉之长，气血生始之根。《素问》千言万语，总以胃气为本；而《伤寒论》自始至终，又无不归重于胃气。先圣后圣，其揆一也。世俗有饿不死伤寒之说，一见发热即禁其食，而饿死者，比比皆是。可慨也夫！

寸口卫气盛，丰隆而有充满之象，故名曰高。营气盛，润泽而有条理之象，故名曰章。高章相搏，气血俱盛，则脉有纲维之意，故名曰纲。

自此以至终，论寸口趺阳少阴之脉，有盛衰，有和平，有太过与不及也。

卫气弱，则心常自怖而震恐，故名曰惵①。营气弱，则心常自抑而伏下，故名曰卑。营卫俱弱，惵卑相搏，外不足以固护，内不足以荣养，则藏府因之有所伤损，故名曰损。

卫气和而舒，名曰缓；营气和而徐，名曰迟；营卫俱和，缓迟相搏，沉实而不虚浮，名曰沉。

上三节，首以寸口候营卫之有余、不足，以及和平也。

寸口脉缓而迟，卫为阳，主气，缓则阳气长，其色鲜而明，其颜光而泽，其声商而清，毛发盛且长；营为阴，主血，迟则阴气盛，骨髓日益生，血日益满，肌肉紧薄而鲜硬。阴阳相抱而不背，营卫俱行而不失，刚柔相得而交济，二气运行于内外而不息，名曰强。

此复以寸口之脉论营卫，以营卫阴阳之气，皆大会于寸口也。

跌阳脉主脾胃，今滑而紧，滑者为食在胃而谷气实，紧者为寒在脾而邪气强，胃实脾强，持实击强，两相搏击，其为病必至痛还自伤，譬则以手把刃，而坐令作疮，非由别藏府而传变也。

寸口脉浮而大，浮为正虚，大为邪实。浮大之脉在于尺，则为关阴；浮大之脉在于寸，则为格阳。关阴则阴气不得施化，主不得小便；格阳则阳气不能宣通，主吐逆。

此以寸口论关格也。

跌阳者土也，今脉伏而涩，土不宣通，谓之顽土。伏而不宣，则中焦不运，食入而吐逆，由水谷不化也；涩而不通，则上焦不纳，食并不得入矣。中上二焦壅塞而不通，亦名曰关格。

---

① 惵（dié 叠）：恐惧、害怕之意。

此以趺阳论关格也。

脉浮而大，浮为风虚，虚乡不正之邪风也；大为气强，邪风伤气，而气不柔和也。风虚气强相搏，则干于皮肤，必成隐疹，隐于皮肤，欲出而不出，故身体为痒。痒者风行皮肤，故名泄风。久久不去，则从皮肤肌腠，入于经脉，而为痂癞矣。

《素问》曰：外在腠理，则为泄风。又曰：泄风之状多汗，汗出泄衣上，口中干，上渍其风，不能劳事，身体尽痛则寒。痂癞者，厉风也。上章脉浮大为关格者，正气虚而阴阳不交通也；此条浮大为泄风、痂癞者，正气虚，而虚风之邪干于皮肤经脉也。均之浮大，而见证不同如此。

寸口脉弱而迟，弱者卫气微，迟者营中寒。然营中寒，实由于卫气微，以诸微亡阳故也。营为血，血寒阴盛，则拒阳于外而发热，诸弱发热也。卫为气，气微者非邪，故心内饥，虽饥而无阳以化谷，故虚满不能食也。

营卫虚寒如此，倘医者不察，以发热为外邪，虚满为内实，误治之，致趺阳脉全无和缓之象，反大而紧者，当即脾败而下利，为难治矣。

寸口脉弱而缓，弱者胃中真阳之气不足，则不能化谷；缓者胃中之谷气有余，而宿实也。有宿实，则郁而生热，故噫饱而吞酸，食卒不下，气填于膈上，此饮食之内伤也。

趺阳脉紧而浮，浮为阳气外越，紧为阴寒内盛；浮为阳气外出而腹中虚满，紧为阴邪壅滞而绞痛。浮紧相搏，气鼓则肠鸣而转，转即为气之运动，膈中壅滞之气乃得下趋。设少阴之脉不至，必其阴肿大，而正虚邪实，水不得泄。盖少阴之脉，循阴器而主水，惟趺阳之土败，而少阴之水所以无制也。

寸口脉微而涩，微者卫气衰而不行，涩者营气弱而不逮。营卫不能相和谐而将顺，三焦无所仰藉，身体顽痹不仁，不知痛痒。营气不足，则烦疼，心虚神短，舌强而口难言；卫气虚，则表疏不固而恶寒，气乏而数欠。三焦不归其部，各废其所司之职事。上焦不归者，噫而酢①吞，则受纳妨矣；中焦不归者，不能消谷引食，不司熟腐矣；下焦不归者，则不司约制而遗溲矣。

上焦主受纳，中焦主熟腐，下焦分清浊，主出而专约制。因营卫不相和，致三焦皆失其常也。

跌阳脉以候脾胃，今沉而数。沉以候里，故在脾胃，则为谷气实；数为阳热，能消谷，虽病，不为害。若脉得紧者，则阴寒胜，阴不化谷，病为难治。

寸口脉微而涩，微者卫气衰，涩者营气不足。卫气衰，面色黄；营气不足，面色青。营为根，卫为叶，营卫俱微，则根叶枯槁，而寒栗，咳逆，唾腥，吐涎沫也。

首三句，与上条差"衰"字。然"衰"即"不行"，"不足"即"不逮"，更互发明者也。气为卫，色本白，白属金，黄，土色也，金生于土，金无气，色不显，故土之色反见也；血为营，色本赤，赤属火，青，木色也，火生于木，火无气，色不明，故木之色反见也。营为根者，言血营于人身之内，犹木之根本也；卫为叶者，言气卫于人身之外，犹木之枝叶也。寒栗，营不足以养，而卫亦不能外固也；咳逆唾腥、吐涎沫者，气不利而血亦不调也。此言营卫外合于肺，而充于皮毛也。《内经》云：肺者气之本，其华在毛，其充在皮。今营卫之气衰微，不能外合于肺，华于毛，充于皮，故面色青黄也。

跌阳脉浮而芤，浮者为风虚，则卫气衰；芤者为失血，则营

---

① 酢（cù醋）：同"醋"。

气伤。卫伤则形损，其身体必瘦；营伤①则肌肉甲错，而枯坼②如鱼鳞。浮芤相搏，宗气衰微，四属断绝。

宗气，三焦隧气之一也。《针经》曰：宗气积于胸中，出于喉咙，以贯心脉，而行呼吸是也。四属，皮肉肌髓也。盖三焦乃气之道路，卫气衰而营气伤，所以宗气亦衰微，四属不相维而断绝也。

寸口脉微而缓，微者卫气不能固护而疏，疏则其肤空；缓者胃气有余而强实，实则谷消而水化也。谷入于胃，脉道乃行，而入于经，其血乃成。营盛则其肤必疏，三焦绝经，名曰血崩。

卫主温分肉、肥腠理，疏则分肉不温，腠理不肥，故曰空也。"谷入于胃"，至"其血乃成"，乃承上文而言水谷化消，则胃益实，而能淫精于脉，以成其血，而使营盛。营盛则卫益衰，故曰其肤必疏也。三焦者，气之道路也。经，径也；绝经，言血不归经也。崩，山坏之名也，阴血大下而曰崩者，言不能止静，与山坏之势等也。

趺阳脉微而紧，紧则为寒，微则为虚。微紧相搏，脾胃虚寒，不能化谷，谷气不充，则为短气，而神气不足也。

寸口脉洪而大，数而滑，洪大则营气长，滑数则卫气实。营长则阳盛，怫郁不得出身；卫实则坚难，大便则干燥。三焦闭塞，津液不通。此营卫强盛，三焦坚实之人，医发其汗，以散其阳邪之气，不能周到，必须重复汗之，以通其怫郁。医者不知更汗，反误下之，则热证百出。胃燥干畜，大便遂摈，小便不利。营卫相搏，心烦发热，两眼如火，鼻干面赤，舌燥齿黄焦，故大渴。

---

① 营伤：原作"营阳"，据文义改。

② 枯坼（chè 彻）：枯槁干裂。坼，裂开。

遂至过经成坏病，针药所不能制，势亦危矣。因与水灌以润泽其枯槁，阳邪之气微散，身稍觉寒，因以温衣覆之，令汗出，表里得通而愈。然其病即除，以其营卫素盛，故倖全耳。盖人之形脉多有不同，设营卫素弱，将奈之何？故此病之愈，非以正法治之，但为医者，所当慎持于汗下之先，勿使太过不及，乃为尽善。若不辨形脉之强弱，而凭臆汗下，必妄犯太过不及之戒，而伤人之营卫矣。

凡为医所误治，而不得以正法治之者，谓之坏病。前三阳经后，附太阳少阳之证，此未过经之坏病。仲景揭此二条，以昭成法，不过举隅为例耳。至于过经不解，历遍诸治，无非误治之坏病。但既列过经条，即不名之为坏病耳。其用变法以救误治，则同也。水灌者，谓凡患阳邪怫郁，大热体燥，内外如焚，不能得汗，以水灌其身，使之寒栗，然后温其盖覆以取汗也。北人有用此法者，然唯阳气素强之人，间有得效者，否则闭其腠理，汗愈难得，而毙者多矣。夏月贪凉，饮冷水，或以冷水灌身澡浴，亦大非所宜。《灵枢》云：形寒饮冷则伤肺。斯其最也。

脉濡而紧，濡则阳气微，紧则营中寒。阳微卫中风，外则发热而恶寒；营紧胃气冷，内则微呕心内烦。医不知其外热内冷，以为大热，解肌而发汗，亡阳虚烦躁，心下苦痞坚。表里俱虚竭，卒起而头眩。客热浅在皮肤，怅怏①不得眠。不知胃气冷，紧寒深在关元。技巧无所施，犹汲水灌其身。客热虽即应时而去，致寒证四出，栗栗而振寒。重被而覆之，汗出而冒巅。体惕而又振，小便为微难。寒气因水发，清谷不容间。呕变反肠出，

---

① 怅怏（chàngyàng 唱样）：即"惆怅"。怏，《广韵·养韵》谓"怏怅也"，又《漾韵》谓"情不足也"，指情志惆怅。

颠倒不得安。手足为微逆，身冷而内烦。迟欲从从救，安可复追还？虽欲救之，焉得而救之？

前条发汗太轻，加以误下，针药莫制，与之水而倅痓，以营卫素盛也。此则营卫素亏，虽不经下，但只误汗、误与之水，即属不救。然则证同脉异，不察其脉，但验其证，徒法不能行矣。过愆①其可免乎？

脉浮而大，浮为邪气实，大为营血虚。血虚为无阴，无阴则孤阳之邪，独乘虚而下陷入于阴部，当见小便因阴虚而难、胸中因阳陷而虚之证。今反小便利，而大汗出，外示有余，殊非细故矣。设卫气之实者，因得汗利，法当卫家之脉，转为微弱，藉是与营无忤，庶可安全。今卫分之脉，反较前更加坚实，则阳强于外，阴必消亡于内，所以小便利、大汗出者，乃津液四射之征，势必营竭血尽，干烦不眠，血薄肉消，而成暴液下注之证。此际安其胃，固其液，调和强阳，收拾残阴，犹恐不及，奈医复以毒药攻其胃，增其奔迫，此为重虚其虚，致客阳亦去而有期，必下血如污泥而死。伤寒病阳强于外、阴亡于内之证最多，医不知脉，其操刃可胜数耶？

少阴脉弱而涩，弱者微烦，涩者厥逆。

弱为虚损而不足，阴虚生内热，所以烦，然属少阴，故虽烦亦微也；涩为阴血少，而不能与阳相顺接，所以厥而逆冷也。

趺阳主脾胃，所关最重。若其脉不出，则脾不能淫输水谷之精气，以荣养周身之上下也。脾胃主肌肉，胃阳不为温，则身冷；脾阴不能润，则肤硬。

少阴为血气生始之源，若其脉不至，必肾之真气微，而少精血也。真气不足者，虚奔之气反促逼而上入于胸膈，宗气不能贯膈络

① 过愆（qiān谦）：过失，错误。

肺，出于左乳下，反留聚不行，因而血结心下，阻遏阳气不得上升，反退下陷入阴中，热归阴股，与阴相搏而动，上下之气不相顺接，所以令人身体不仁，而厥逆若尸之不温也。此为尸厥，当刺期门，所以散心下之血结也；刺巨阙，所以行宗气之反聚也。期门穴见少阳篇，巨阙穴在上脘①上一寸五分。

寸口脉微，阳气衰也；尺脉紧，阴邪盛也。阳衰阴盛，以致其人虚损而多汗，则阳愈虚，知其阴邪常在，埋没微阳，遂至绝不见阳也。

此应前篇第一章阴病见阳脉者生、阳病见阴脉者死二句，并结通篇阴阳之理，以明诸病以生阳为主，而独归重于生阳之义也。

---

① 上脘：原作"上腕"，据文义改。

卷 八

南阳　张　机　仲景　著
武原　吴仪洛　遵程　缵注
秦溪　许　栽　培之　较订①

诸方全篇

　　仲景一百十三方，喻氏《后尚论篇》有注释以推广之，惜未经梓行，致原稿散失，而徐忠可为喻门之高弟，其所著《一百十三方发明》，与《尚论篇》若合符节，此犹左国内外篇②也。洛因取其书稍为斟酌，以分注各方下，而仲景立法之妙，嘉言《尚论》之精，于斯益见。庶几西河洙泗③，后先倡导之意乎。诸家之注《伤寒论》者甚多，其方解之精当者，《成方切用》具载之，所当参看。

太阳上篇论列方

　　其有非本篇药，而借用者，仍入他经下，后皆仿此。

桂枝汤

　　桂枝旧本凡于桂枝下，俱误入"去皮"二字，诸家俱仍其误，今削正

---

　　①　较订：即"校订"。较，通"校"。

　　②　左国内外篇：指《左传》和《国语》。《左传》全称《春秋左氏传》，《国语》又称《春秋外传》或《左氏外传》，相传皆为春秋末年鲁人左丘明所著，二者并列为解说《春秋》的著作。

　　③　西河洙泗：指孔子儒家学术传承派别。孔子教于洙泗，孔子殁后，子夏离鲁至卫，教于西河，形成儒门以子夏为代表的西河之学和以曾参为代表的洙泗之学两大重要派别。

之。凡用肉桂、桂心，皆当去皮。桂枝乃顶上细枝，其气味全在皮尖，去之则全无气味矣。寇宗奭曰：《本经》止言桂，仲景言桂枝者，取枝上皮也。方中行曰：去皮者，非谓去其枝上之皮也，以桂之用皆皮，用枝自仲景始，故有去皮云耳。此说太纡凿① 芍药 生姜切，各三两 甘草炙，二两。古之三两，即今之一两。云二两，即今之六钱半也 大枣十二枚，劈

上五味，㕮咀谓碎之如大豆，其颗粒可以咀嚼，又吹去细末，煎取清汁也。后世制为饮片，煎之浓厚而不清，甚非法也。以水七升古之一升，即今之二合半也。微火煮取三升，取和缓不猛，而无沸溢之患，去滓古人药大剂金铛②中煮，绵绞漉汤，澄滤取清。适寒温，服一升。服后歠粥诸法，见卷一上太阳经上篇。

风伤卫，太阳经最在外，故先受之。卫为阳分，风为阳邪，桂为阳药，故风胜者以之为君；取枝者，本乎天者亲上也。然阳盛者热自发，阴弱者汗自出，幸阴之仅弱，未曾受邪，故以芍药一味坚之。东垣谓：桂枝汤为阴经营药，正以其和卫气，使阴气不泄之功也。若发汗过多，叉手冒心，心下悸，此营气已动，几于无阳而阴独矣，又何堪以芍药之酸寒，坚其凛冽之势？故竟以桂枝、甘草二味固表缓中。若误下而脉促、胸满，此表邪未清而内陷，亦于桂枝汤去芍药，以芍药酸收、阴降，恐其复领阳邪，由胸而下入腹中也。至于伤寒脉浮、脚挛，误攻其表而厥者，以温药令其厥愈足温之后，随用芍药甘草汤以伸其脚。芍药得甘草，能和其阴也。观其出入，则桂枝汤之所以用芍药可知矣。若阳脉涩，阴脉弦，法当腹中急痛，而用小建中汤，即以芍药为君，重加饴糖，桂枝甘草等佐之。因表虚、

① 纡凿：曲折附会。纡，纡回曲折；凿，穿凿附会。
② 金铛（chēng 撑）：金属制的三足型浅底药锅。铛，温器，似锅，三足。

里虚不同，而迭为主用，则桂枝汤但取解肌散表，而不欲动营之意，不更跃然哉！若姜枣之用，不独发散，专行脾中之津液，而和其营卫也。麻黄汤专于发汗，不用姜枣，不待行其津液也。**歠热稀粥**，乘内未受邪，扶其中气，以助药力耳！有疑芍药为赤芍药者，非也。此方专主卫受风邪之证，以其卫伤，不能外固而自汗，所以用桂枝之辛发其邪，即用芍药之酸助其阴。然一散一收，又须甘草以和其胃，况发汗必须辛甘以行阳，故复以生姜佐桂枝、大枣佐甘草也。但方中芍药，不言赤白，《圣惠》与节庵俱用赤，孙尚①与叔微俱用白，然赤白补泻不同。仲景云：病发热汗出，此为营弱卫强。营虽不受邪，终非适平也。故卫强则营弱，是知必用白芍药也；营既弱而不能自固，岂可以赤芍药泻之乎？虽然，不可以一律谕也。如太阳误下而传太阴，因而腹满时痛，则当倍白芍药；补营血之虚，若夫大实痛者加大黄，又宜赤芍药以泻实也。至于湿热素盛之人，与夫酒客辈，中风而兼湿热者，用桂枝汤即当加黄芩以胜热，则不宜白芍药以助阴，贵在临证活法也。凡阴血素亏之人，用桂枝汤必重加益阴药，如生地黄之类，以匡白芍药之所不逮，春温篇中已有详论。

按：桂枝入心，血药也，而仲景用以治风伤卫之证；麻黄走肺，气药也，而仲景用以治寒伤营之证，皆气病用血药，血病用气药。故许学士有脉浮而缓风伤营、脉紧兼涩寒伤卫之误，殊不知风伤卫则卫受邪，卫受邪，则不能内护于营，故营气不固而自汗，必以桂枝血药透达营卫，又须芍药护营固表，营卫和而自汗愈矣。寒伤营则营受邪，营受邪，则不能外通于卫，故气郁而无汗，必以麻黄气药，开通腠理，又须桂枝和营散邪，汗大泄而郁热解矣。

---

① 孙尚：宋代医家。字用和，卫州（今属河南）人，通经学，亦精于医方，曾官至尚药奉御，著有《孙尚药方》及《传家秘宝方》。

五苓散

猪苓去皮　术古本草止言术，不分苍、白，至梁·陶宏景始分苍、白。旧本术上俱加白字，皆后人添设也。此方之术，当用苍术　茯苓各十八铢。十黍为一铢，约今四分一厘七毫；六铢为一分，即今之二钱半也；四分成一两，十六两为一斤　泽泻一两六铢　桂半两。欲兼治表，必用桂枝；专用利水，则宜肉桂

上五味为末，以白饮和服方寸匕，日三服。多饮暖水，汗出愈。方寸匕者，匕即匙也，作匕正方一寸，抄散，取不落为度也。

太阳者，膀胱也。邪尚在表，则经热，经热则身热、恶寒；邪或入里，则府热，府热则烦渴，或小便不利。五苓散，利水药也，而仲景用之，反以有渴为主，或胃干脉浮者，或浮数烦渴者，或渴而燥烦者，或小便不利、欲饮水者，岂不知燥渴数热，去水则失润耶？谓渴虽燥热亡津液，而燥热之由，则以膀胱为津液之府，因太阳随经之热郁于膀胱，故逆上而为燥热，为烦渴，在本经则小便不利。是燥热为渴之本，膀胱又为燥热之本，惟以五苓通调水道，则邪热自化，而津液得全，治渴之本也。然太阳之经与府，气本相通，故有经之余邪袭入于府，为烦渴。而经热未除者，亦有府邪盛而牵定经络，致表未全解者。五苓中有桂枝以解表，暖水以助汗也，苓泽以渗湿泄热，术以理脾崇土，而内外之邪顿清，所以为两解表里之首剂。若无表，则当去桂枝矣，故又有猪苓之制也。白虎汤则正治烦渴之剂，以表证已解，邪去太阳，故不责膀胱也。此逐内外水饮之首剂。《金匮》治心下支饮眩冒，用泽泻汤；治呕吐思水，用猪苓散。止用二三味，总不出是方为祖剂云。凡太阳表里未解，头痛发热，口燥咽干，烦渴饮水，或水入即吐，或小便不利者，宜服之。又治霍乱吐利，躁渴引饮，及瘦人脐下有动悸，吐涎沫而颠眩者，咸属水饮停

蓄，津液固结，便宜取用，但须增损合宜耳。若津液损伤，阴血亏损之人，作渴而小便不利者，再用五苓利水劫阴之药，则祸不旋踵①矣。

真武汤入后太阳下篇

桂枝加附子汤

于桂枝汤内加附子一枚，炮去皮，破八片。凡云附子、乌头若干枚者，去皮毕，以半两准一枚，余依桂枝汤法。

此治太阳中风误汗之变证，未至亡阳而但成漏风也。亡阳者，是真气大泄，有虚无实，故或阳虚而阴盛，如入寒冰地狱，为厥逆下利等证，则以内寒为重，宜四逆汤以温经。或内怯外虚，则为心悸，头眩，身眲动，振振欲擗地者，如身全无外廓，则以汗泄为重，宜真武汤以温经摄水。若漏，是已得汗而复为风邪所袭，风宜有汗，因循不止，虽非如亡阳之大脱，然概比太阳之中风证，则加虚燥矣。于是有表则恶风，津液外泄而下燥，则小便难，兼以卫气外脱，而膀胱之气化不行也。筋脉无津液以养，则为四肢微急，难以屈伸，兼以风入而增其劲也。此阳气与阴津两虚，更兼风气缠绵，若用四逆，则不宜干姜之刚燥，用真武，则不宜苓术之渗湿，故用桂枝汤加附子，以固表驱风，而复阳敛液也。然观此方，更用于风湿相搏，身体尽痛，不能自转侧者，则知此处，尤著眼在四肢难以屈伸，故加附子以温经，而通其邪郁也。

桂枝加桂汤

于桂枝汤内更加桂二两，共五两，余依桂枝汤法。

此乃太阳风邪，因烧针令汗，复感寒邪，从太阳之府膀胱，袭入相合之肾藏，而作奔豚，故仍从太阳治例，用桂枝汤加桂，

① 祸不旋踵：灾难很快将到来。旋踵，旋转脚跟，比喻时间很短。踵，原作"腫"，据文义改。

以内泄阴气，兼驱外邪也。仲景止言针处被寒，核起而赤者，必发奔豚，原未尝及"惊"，成氏因《金匮要略》病有奔豚从惊发得之、肾气欲上乘心之语，遂注心气因惊而虚，肾气乘寒而动，是又注肾水敢于乘心之故也。然亦有心经素虚，不尽由于惊者矣。先灸核上以散寒，次与桂枝加桂汤以泄奔豚之气。所加之桂，当用肉桂为是。

桂枝人参汤

桂枝　甘草各四两　术　人参　干姜各三两

上五味，以水九升，先煮四味，取五升，内桂，更煮取三升，温服一升，日再服，夜一服。桂枝辛香，经火久煎，则气散而力有不及矣，故须迟入。凡用桂枝诸方，俱当依此为例。用肉桂，亦当临用去粗皮，切碎，俟群药煎好，方入，煎二三沸，即服。

此证之心下痞硬、下利不止，与生姜泻心汤证心下痞硬、下利同，与大柴胡汤证心下痞硬、下利亦同。此独主桂枝人参汤者，盖生姜泻心在汗出解之后，有里而无表，故但涤饮清热。大柴胡证与此证，则俱表不解矣，但大柴胡证，曾汗出，则似太阳已解，又呕吐，亦类兼少阳，故竟主大柴胡汤，以表邪欲去未去，因自汗而非因误下，则痞硬为实邪，故加大黄、枳实以攻里，而兼芍药以和之也。若此证则数下之，又利不止，且表里不解，是里虚不守而利、正虚邪凑而痞也，故用理中汤以救里虚，但表未解，故用桂枝以散表邪，是理中而仍不碍表，则因所误而法偶变耳。所以桂枝新加汤中倍芍药者，以误汗而阳虚邪凑，恐阳孤无偶，用芍药以和之，俾不至散乱也；此桂枝人参汤中独去芍药者，以误下而邪入于阴，芍药阴寒，无温散之力也。况下药皆寒，内已阴寒，何堪再益也。此方之术，当用白术。

葛根黄连黄芩汤

葛根半斤　甘草炙　黄芩各三两　黄连三两

上四味，以水八升，先煮葛根，减至二升，更入诸药，煮取二升，去渣，分二次温服。

成谓下利，脉微迟，邪在里也。若促，为阳盛，此虽下利而脉促，知邪在表是也。又谓病有汗出而喘者，为自汗出而喘也，即邪气外盛所致。此之喘而汗出，谓因喘汗出也，即里热气逆所致，故用此汤以散表邪、除里热是也。独用葛根，义何取乎？盖证属桂枝，医反误下，则热邪之在太阳者，未传阳明之经，已入阳明之府，所以其脉促急，其汗外越，其气上奔则喘，下奔则泄，故舍桂枝而用葛根，专主阳明之表，加芩连以清里热，则不治喘而喘自止，不治利而利自止矣。甘草甘温，调其胃耳。此与上条因同而变异，故其治殊。然两解表里之意，则一也。

桂枝去芍药汤

于桂枝汤内去芍药，余依桂枝汤法。

此条之误下，脉促，与用葛根芩连汤者同，而无下利不止、汗出等证。更见胸满，则阳邪仍盛于阳位，几与结胸同变，但满而不痛，且诸下证未具，胸未结也，故取用桂枝甘草之芳甘，姜枣佐之，以亟散太阳表邪。去芍药者，以误下，故不敢用，恐其助内入之势，复领阳邪，下入腹中，势必胸满不已，而为腹满也。且误下，则肠胃为苦寒所伤者，不堪复寒，芍药属阴，非寒滞者所宜，徒令下焦积虚，而阳邪凑之耳。此方主误下，而脉促、胸满也。

桂枝去芍药加附子汤

于桂枝汤内去芍药加附子一枚，炮，去皮，破八片，余依桂枝汤法。

前桂枝汤去芍药，以阳邪盛于阳位，欲一剂扫之，故不复用和阴之法，而去芍药以绝其留连。此亦误下，而致脉促，但邪盛挟虚，而微恶寒，又原病未解，则阳邪欲解而顿虚，阳证变阴之象，骎骎①可虞。故即于去芍药方中，加附子以回阳，使发表温经，各行其事，政②与麻黄附子细辛汤，以发少阴表里之邪，相仿佛耳！按：此与芍药甘草附子汤证，表不解而恶寒者相似，加附子则同，而去桂枝去芍药相悬者，盖彼以汗出不解，营卫新虚而反恶寒，则以恶寒为重而去桂枝，以收阴固阳；此以脉促而因误下，则表邪留扰为急，故去芍药而以桂枝清表耳。

桂枝加厚朴杏仁汤

于桂枝汤内加厚朴二两，杏仁五十个，去皮尖，余依桂枝汤法。

此本为太阳中风，下后微喘，表未解者用之。不言脉紧，必非无汗者也，故仍用桂枝汤。但误下该利不利而喘，是气因误下而上逆，与虚证不同，故于桂枝解表中，加厚朴、杏仁以利下其气，亦微里之意也。太阳病误下，微喘，脉促，宜用此汤。若阳明病误下微喘，胸膈不快者，又属小陷胸证矣。

桃仁承气汤

桃仁五十枚，去皮尖 桂枝 芒硝 甘草炙，各三两 大黄酒浸，四两

---

① 骎骎（qīn 钦）：迅疾貌。
② 政：通"正"。《说文》："政，正也。"

上五味，以水七升，煮取二升半，去渣，入芒硝，更上火微沸，下火。先食，温服五合，日三服。当微利。先食，谓服药先于饮食也。

脉未至沉，邪与血搏，而蓄膀胱，结未坚也。但膀胱为太阳寒水之经，水得热邪，加血搏之，则沸腾而上侮心火，所以如狂。其血稍行，故云外不解，尚未可攻，殆至以药解外，表邪新去，里血易动，所以不用抵当汤，而用桃仁加入承气。其加桂枝者，一恐余邪稍有未解，其血得以留连不下；一恐膀胱在下，药无向导，则转运不灵。然利小便之药，略入一味，即是利水，非利血矣。故因太阳腑邪，仍借太阳之药，凭硝黄之势，相将而成解散之功也。王三阳所谓厚桂而非枝，疑枝之亲上而不下也，不知肉桂但有温补之功，不能解太阳随经之瘀热，此虽桂枝，而有硝黄以挈之使下，岂若甘草姜枣并作一队，共为辛甘发散者乎？五苓与桃仁承气，均为太阳犯府之方。一利前，主气分；一利后，主血分。

抵当汤

水蛭熬　虻虫熬，去翅足，各三十个　桃仁二十个，去皮尖　大黄三两，酒浸

上四味，为末，以水五升，煮取三升，去渣，温服一升。不下，再服。

表邪在，脉宜浮，而反沉；脉沉，胸宜结，而反不结，证极可疑。乃少腹硬满，小便自利而人反发狂，然后知上焦之表，证脉相反，盖经府本通，总是太阳之邪相为留恋，不足虑也。且前如狂，而此发狂，则热邪已攻心矣；前血自下，此小腹硬满，则血蓄更坚矣。桃仁承气自不足以动其血，且小便因气化而出，而血不自下，是少腹中所结之血，既不附气而行，更有

何药可破其坚垒哉？所以用抵当汤之峻，单刀直入，斯血去而邪不留，并无藉桂枝分解之力耳。然抵当汤为重剂，当用而不用，与不当用而用，为害匪浅，故复以身黄一证，如脉沉结，少腹硬，小便不利，为无血，申辨之。见小便不利，乃热瘀膀胱，无形之气病，为发黄之候也。小便自利，则膀胱之气化行，然又小腹满者，允为有形之血耳。表证仍在，脉微而沉，是有表证，而无表脉，热在下焦可知，非桂枝所能散，桃仁所能攻，缘热结膀胱，与瘀热在里，邪有浅深，故桃仁承气与抵当汤，攻有缓急。

调胃承气汤入后阳明上篇

十枣汤

芫花熬　甘遂　大戟　大枣十枚，劈

将以上三味药各等分，各别捣为散，以水一升半，先煮大枣肥者十枚，取八合，去渣，内药末，强人服一钱匕，羸人服半钱匕，平旦温服之。若下少，病不除者，明日更服，加半钱匕，得快下利后，糜粥自养。凡方家云"等分者"，谓诸药斤两，多少皆同耳。多是丸散用之。云一钱匕者，匕者匙也，谓钱大之匙也。

下利呕逆，上下交征，病势亦孔亟①矣。设非痰饮，即是太阳表邪作呕，协热下利也。表里不明，祸在反掌，故以汗出、不恶寒，知其表解；心下痞硬满，引胁下痛，干呕短气，知其里未和；可疑者，发作有时，及头疼耳。不知痰湿壅燥，气湿困于中则满，燥攻于头则疼，且发作有时，则与表证之昼夜俱笃者，大不侔矣。但较之结胸，则位卑在心下，而非阳邪；较之痞证，同属阴邪，而多头疼、干呕，明是邪搏痰饮，势极汹

---

① 孔亟：很紧急、很急迫。

涌，水气下胃而利，邪隔在头而疼也。故以芫花之辛，甘遂、大戟之苦，以散泄其水邪；大枣之甘，以益土而胜水；其不用芩、连、干姜等者，痰饮窃据，势同篡汉之莽，非单刀直入，则汉兵虽多，无益成败耳！此邪实伏饮，搏满胸胁，与结胸虽涉近似，与胃实则大不相同，故但以蠲饮逐水为急。

大陷胸汤

大黄六两，去皮　芒硝一升　甘遂一钱

以水六升，先煮大黄，取二升，去渣，入芒硝，煮一二沸，内甘遂末，温服一升。得快利，止后服。

识得太阳结邪甚高，必用陷胸之义，不独泻心承气，可无混用。即结胸证中，种种变态，自可意会而得。如脉迟禁下，有时脉浮误下，动数变迟，以阳邪结上焦，不能复鼓也。然鬲①内拒痛，心中懊憹，非汗多恶寒脉迟者比，以骤变故也。如结胸属太阳，有从心上至少腹硬满而痛不可近，且舌上燥渴，日晡所小有潮热，而似阳明者，以"从心上"三字，辨其为太阳阳明，而治从太阳结胸例。有时伤寒头汗出，而审其为邪结在高，阳气不能下达；有时伤寒脉沉紧，心下痛而非胃实，知其为寒，因以致热，实不同于中风之阳，同于中风结胸之热。已上四证，概非大陷胸不可者，盖结胸虽非若痞之挟饮宜泻，然太空之地，单气不能结，亦必藉痰湿而邪聚至高，故用药必由胸胁以及肠胃，荡涤始无余，否则但下肠胃结热，反遗胸上痰饮也。由是高之又高，进而至颈项强，则变而为大陷胸丸。虽高不如正结，降而为小陷胸汤，总以极高稍下辨之，而不离陷胸之名，以为太阳里邪，必从高为辨也。若诸泻心，则于挟

① 鬲：同"膈"。《素问·风论》："食饮不下，鬲塞不通。"

热、挟寒、挟饮辨之。三承气，则于热势之微甚、虚实辨之，而不从高下起见矣。若大柴胡亦有因结在胸胁者，然挟表，则虽高而结未甚，不得从陷胸之例矣。岂非太阳结邪，有必不可混同于他下证者，惟此高下之间耶？但以痛、不痛为辨，似未详矣。胸膈满者，胸间气塞满闷也，非心下满。胁满者，胁肋胀满也，非腹中满。盖表邪传里，必先胸以至心下入胃。是以胸满，多带表证，宜微汗；胁满，多带半表半里，宜和解；胸中痰实者，宜涌之。如诸实燥渴、便秘，宜以此汤下之。总宜以脉之浮沉为辨。

大陷胸丸 凡云丸者，皆大弹丸，煮化而和滓服之也。后抵当丸、理中丸同

大黄　葶苈 熬　芒硝　杏仁 去皮尖，熬，各半斤

上四味，捣筛二味，内杏仁、芒硝，合研如脂，和散，取如弹丸一枚。凡云弹丸，及鸡子黄者，以四十梧桐子准之。别捣甘遂末一钱匕，白蜜二合，水二升，煮取一升，温顿服之。一宿乃下。如不下，更服，取下为效。禁如药法。

结胸邪高，原比心下痞塞者不同，所以仲景前另出正在心下之条，见结不止在心下也。然至项亦强，如柔痉状，但仰而不能俯，为高之至，肺中膹①满至急可知矣。故于大陷胸汤，又加属火性急、逐水之葶苈，以泄阳分。肺中之气闭，加杏仁兼治肺中气热，散结利气。但胸邪十分紧迫，大陷胸汤，恐过而不留；即大陷胸丸，又恐滞而不行，故煮而连滓服之。又加白蜜，留连而润导，以行其尽扫之能也。

---

① 膹（fèn 愤）：张景岳谓"喘急也"。

太阳中篇论列方

麻黄汤

麻黄三两,去节　桂枝二两　甘草一两,炙　杏仁七十个,汤泡,去皮尖

上四味,以水九升,先煮麻黄减二升,去上沫,内诸药,煮取二升半,去渣,温服八合。覆取微似汗,不须啜粥。余如桂枝法将息。

表受邪,必从表驱出之为便。寒伤营,而营血不利,则骨节皆痛,头身腰皆太阳经之所过也。邪在表,故脉浮;寒性劲急,故兼紧。汗即血也,在营则为血,在卫则为汗。寒伤营,营血内涩,不能外通于卫,卫气闭固,津液自郁,故无汗,发热而恶寒。然邪必由皮毛而入,皮毛者,肺之合也,肺主卫气,包罗①一身,是证虽属太阳,而肺实受邪气,故轻则时兼面赤怫郁、咳嗽有痰、胸满,重而暴则为喘,皆肺气膹郁也。面赤有戴阳证,须详辨脉证而治之。麻黄中空,味辛性热,为肺家专药。肺主气,血随气行,故用麻黄甘草,同桂枝引出营分之邪,达之肌表,佐以杏仁,泄肺而利气,是则麻黄汤虽太阳发汗重剂,实兼发散肺经火郁之药也。观朱肱于夏至后用此汤,每加石膏知母,意可知矣。汪石山云:辛甘发散为阳,仲景发表药中,必用甘草以载住邪气,不使陷入阴分也。若邪既入里,则内膜胀,必无复用甘草之理。试观五苓、抵当、大小承气、陷胸、大柴胡等,并不用甘草,惟调胃承气、桃仁承气二汤,以其尚兼太阳部分之表邪,故不得不用也。当知发表药中之甘草,必不可少。此汤须脉证全在于表,

---

① 包罗:原作"包罹",据《尚论后篇·太阳伤寒方》及文义改。罹,乃"罹"字讹刻。

方可用之。今人有执一二日在表，并宜发汗。设尺中弦数虚大，为阴虚多火，汗之则亢阳热厥而死；尺中迟弱足冷，为阳虚夹阴，汗之则亡阳厥逆而死。可不慎与！

小建中汤

胶饴一升　芍药六两　桂枝　甘草炙　生姜切，各三两　大枣十二枚，劈

上六味，以水七升，先将下五味，煮取三升，去滓，内胶饴，更上微火消解，温服一升，日三服。

证本伤寒，而借用桂枝汤，君以饴糖，又加倍芍药，则桂枝特和表而建功于中矣。其所以先建中者，谓寒邪与风邪不同，风邪顷刻外热，寒邪值中气虚寒之人，留连胸中，虽只二三日，邪气在表，未当传里之时，即为悸者，阳气内虚也，烦者，阴火内动也，将来邪与虚搏，必至危困，故乘寒邪未尽变热之前，建立中气，则邪不易入，即入亦易以御之也。如腹痛，亦宜倍芍药，故阳涩阴弦、腹中急痛者，亦用之。桂枝汤芍药桂枝等分，是用芍药佐桂枝，以治卫气；小建中汤加倍芍药，是用桂枝佐芍药，以治营气。更加胶饴，以缓其脾，故名之曰建中，则其功用大有不同耳！

桂枝汤见前太阳上篇

五苓散同上

茯苓甘草汤乃桂枝、五苓二方之变制也

桂枝　茯苓各二两　生姜三两，切　甘草一两，炙

上四味，以水四升，煮取二升，去渣，分温三服。

伤寒原无汗，今忽自汗，而又不解，大抵是传阳明。然无阳明证，是不传阳明，而传太阳之腑矣，有渴有不渴、甚不甚之别也。然曰伤寒汗出，不曰表解，是腑邪十之三，而表邪仍

十之七也。故于桂枝汤去大枣芍药，以直解其邪，加一味茯苓，利膀胱之气，亦内外两解，但重在表也。若伤寒厥而心下悸者，厥则为寒邪内中，假使无水气，虽甚阴寒，不致陵①心，何为悸也？既以水气而悸，是全里而无表，亦以此汤解之者，盖水气之壅，有或为之主也。若非太阳之邪，不能上逆心间，故以生姜为君，茯苓为臣，下其水；桂枝甘草为佐，解其初入太阳之寒邪。稍久则阴胜而阳负，入胃为利，即此饮矣。故须先治，殆后治厥，不过易以温经之剂耳。倘先施之于治水，则太阳之邪非其宜矣。彼少阳亦有悸，小柴胡正兼饮为治，亦先治之意也。按：此与茯苓桂枝甘草大枣汤、茯苓桂枝甘草术汤，不过大枣、术、生姜三味相为出入，而主治各异。盖发汗后脐下悸，虽有以臣伐君之势，地远而卑，此门庭外之寇，故以大枣扶土，固其城守，而渐致荡平心下逆满、气上冲胸，如据防要君；至误汗而振摇，倾覆之恐，举国共之，此城社之祸，故以术固本，使剪伐有权，而徐图恢复；若此之厥，而心下悸，则是削弱之国，贼居肘腋，寝殿为之振动，非有勤王急师，则苗刘之祸②，顷刻剥床，故以生姜之辛，开痰逐逆，一切城守固本之策，皆属迂阔，非救时急务耳。因生姜亦能发散，合桂枝甘草，势极犀利，得茯苓而兼效两解之绩，此如围郑之师③，而并剿外来

---

① 陵：侵犯，欺侮。《国语·晋语十一》："袭侵之事，陵也。"《玉篇·阜部》："陵，犯也。"《广韵·蒸韵》："陵，侮也。"

② 苗刘之祸：指宋建炎三年苗傅、刘正彦发动的兵变叛乱。

③ 围郑之师：指虎牢关之战，李世民率唐军玄甲精兵大破郑军王世充部。喻指茯苓甘草汤之功效犀利。

之窦建德①，其将将者②不同也。

禹余粮丸缺

芍药甘草附子汤

芍药　甘草炙，各三两　附子一枚，炮，去皮，破八片

上三味，以水五升，煮取一升五合，去滓，分温再服。

凡曰发汗，证必外因，则无不恶寒者也。今汗后而表不解，是证仍如故，而恶寒独曰反，比前有加也。恶寒，表征也，不因汗解而反有加，岂表邪因汗而更甚乎？其为营卫新虚，而汗过阳弱可知，故于阴则芍药、甘草以收之，而和其未和之营卫；于经则附子以温之，而固其已弱之阳。比四逆，则去干姜之阳，而加芍药和阴为异；比芍药甘草汤之和阴，则加熟附大热为异；比凡续行解表者，则全不用麻桂为异。似乎立方之意，全不为表里起见，而但为阴阳起见。药虽只三味，其用法则神变矣。盖仲景于表未解，原有更汗之条，此特拈出治法之独异者，以见恶寒在发汗后，须作阳虚之虑有如此也，否则将复解散，不蹈虚虚之辙乎？未汗而恶寒，邪盛而表实；已汗而恶寒，邪退而表虚。阳虚则恶寒，宜用附子固矣。然既发汗不解，可知其热犹在也。热在而别无他证，自是阴虚之热，又当用芍药以收阴，此营卫两虚之救法也。

调胃承气汤入后阳明上篇

桂枝加芍药生姜各一两人参三两新加汤

---

① 窦建德：隋末河北农民起义领袖。清河漳南（今山东武城东北）人。游侠出身，胆力过人，曾称"夏王"，优待将士，自行节俭。公元621年，李世民围攻王世充，窦建德率军驰援，在虎牢关战败被俘，斩首于长安。此喻一举两歼之义。

② 将将者：统领将帅的人，意指君王。前之"将"字，作动词用，统领、率领之义；后之"将"字，作名词，指将领、将帅。

此汤本为发汗后、身疼痛、脉沉迟者。曰发汗，其初为麻黄证可知。汗后身疼，或初挟微风、汗大出，阳气暴虚，邪不能尽出，而余邪挟虚作痛，所谓如水流漓，病必不除也。更脉见沉迟，挟虚无疑矣。然概曰脉沉迟，乃六部皆然，与尺迟大异。尺迟乃素虚，此为发汗新虚，即有余寒，必因微风相滞，但非因误下，则里未受寒，故于桂枝方中，但加芍药生姜各一两以去邪，人参三两以辅正。然人参固表，桂枝解肌，合用非正治之法也，故曰新加。见权宜之意耳！此因发汗后津液骤伤，非津液素亏之比，故宜和营卫药中，加人参以助津液也。

麻黄杏仁甘草石膏汤

麻黄四两，去节　杏仁五十个，去皮尖　甘草二两，炙　石膏半斤，碎，绵裹

上四味，以水七升，先煮麻黄，减二升，去上沫，内诸药，煮取二升，去滓，温服一升。

大青龙，原为伤寒无汗而且烦躁者。如发汗后，无桂枝之证，但汗出而喘，无大热，明是肺有偶感之寒，胃因郁热，如大青龙证，而不兼风者也。其汗者，已经汗而不复闭固也，故于大青龙汤中去桂枝姜枣，惟用麻杏甘石，驱寒化热，一举两得耳。若寒非偶感，则内不郁热，竟用麻黄汤，无石膏矣；若稍有桂枝证，而兼寒多，则必无汗，而用大青龙矣。故下以饮水必喘，水灌必喘，明其发汗后，偶然得寒而喘之由，见非如初感之寒，可以竟用麻黄汤，亦非风寒两感而有郁热，必须全用大青龙汤者比，故斟酌而用青龙汤之四，较麻黄汤，则去桂枝加石膏也。若下后，亦无可行桂枝之证，乃汗出而喘、无大热者，亦用此汤。谓本麻黄证，误下而表邪不去，故下寒。以久郁而热，上寒以未解而喘，欲用桂枝而无其证，欲用麻黄而

遗其热，故不若于麻黄汤中，去桂枝易石膏，为恰当耳。若概言汗下后，不可更行桂枝汤为戒之之辞，则仲景于误汗下之证，复用桂枝汤者多矣，此何独戒之深？且于汗后复两举致喘之因，而下后则不复举也？若所谓大热者，恶热谵渴之类，不独表热也，必察其无大热者，恐类白虎证也。盖汗出乃白虎之一，而无大热，不若白虎之甚，且喘则肺复因寒而火郁，不若白虎之专有里热耳。总是此汤，意在解郁清热，而不主于发表，发表不远热，而石膏非所宜矣。然仲景所以谆谆者，正恐人以伤寒已得汗之证，认为伤风有汗而误用桂枝，故拈出误汗误下两条，示以营卫分途，一涉于寒，同归麻黄一治，而不可混施，有如此也。此因邪热郁于肺中，故易桂枝以石膏，为麻黄汤之变制。

桂枝甘草汤

桂枝四两　甘草二两，炙

上二味，以水三升，煮取一升，去滓温服。

阳本受气于胸中，发汗过多，阳气大泄，则胸中阳气不足，故叉手冒心。然不说到阴血上，方用桂枝甘草，固表缓中，亦非养血也。彼脏结证，则云胁下素有痞积，故脏结无阳；彼太阳病，发热恶寒，热多寒少，脉微弱，则曰此无阳也。今发汗过多，而叉手冒心，心下悸，阳微故也。不曰无阳者，彼多热邪，此则单虚，彼以见烁而无阳，此则汗大泄而阳弱也，故但以桂枝甘草扶其阳耳。

茯苓桂枝甘草大枣汤

茯苓半斤　桂枝四两　甘草三两，炙　大枣十五枚，劈

上四味，以甘澜水①一斗，先煮茯苓，减二升，内诸药，

---

① 甘澜水：原作"甘烂水"，据文义改。

煮取三升，去滓，温服一升，日三服。甘澜水，一名劳水，一名扬泛水。作甘澜水法，取水二斗，置大盘内，以勺扬之千万遍，水上有珠子五六千颗相逐，取用之。

肾水能制心火，所以无焚如之患。然惟心阳本强，而藉肾水调剂，心虽受制，而实受益，如阳男操家，而妇女之阴，能为阳之守也。汗本心之液，发汗后，脐下悸者，心气虚而不能自主，肾邪欲上陵心，故脐下先悸。前为阳之守者，今欲为阳之寇，茯苓桂枝直捣肾邪，甘草大枣扶脾土以制水。土乃心之子，子强而仇可制也。煎用甘澜水者，水性本咸而重，扬之千遍，则甘而轻，取其不助肾邪，而益脾土也。汗后余邪，挟北方邪水为患，故取桂枝汤中之三以和营，五苓散中之二以利水。

厚朴生姜甘草半夏人参汤

厚朴去皮，炙　生姜各半斤，切　甘草二两，炙　半夏半升，洗。凡云半夏一升者，洗毕，秤五两为准。此云半升，二两半也　人参一两

上五味，以水一斗，煮取三升，去滓，温服一升，日三服。

凡吐后腹胀，与下后腹满，乃因宜汗不汗，误与吐下，表邪乘虚入里，“邪气盛则实”之证也。若发汗后表邪已解，而腹胀满，知非里实，缘脾胃气虚，津液搏结，阴气内动，壅而为满也。故以厚朴之苦泄腹满，半夏、生姜之辛以散滞气，人参、甘草之甘以益脾胃。

生姜泻心汤

生姜四两，切　甘草炙　人参　黄芩各三两　半夏半升，洗　干姜　黄连各一两　大枣十二枚，劈

上八味，以水一斗，煮取六升，去滓，再煎取三升，温服一升，日三服。去滓复煎者，要使药性合而为一，漫无异同，并停胃中，少顷随胃气以敷布，而里之未和者，遂无不和。所以方中，既

用人参、甘草，复加生姜、大枣，不嫌其复，全藉胃中天真之气为斡旋，盖取和之为义耳！甘草泻心汤、半夏泻心汤，三汤俱去滓复煎，亦同此义。以此三泻心，皆治里未和之证，故皆取复煎，以共行其事之义。

泻心诸汤，及陷胸汤，本为太阳表邪未解，误下而成痞，与结胸证同是胃气受伤之故。但阳邪从阳，故结胸证当着眼在胃中空虚、客气动膈八字，是正气不运，而阳邪先伤其膈，故阳邪即据阳位，而热聚膈上，甚则项强，治法以驱热为主而用硝黄；阴邪从阴，故痞证，当着眼在"胃中不和、腹中雷鸣"八字，是胃气馁弱，而阴邪不能上膈，反注腹中，故阴邪必与阴水为伍，而搏饮心下，甚则下利，治法以逐饮为主而用姜半。然亦有不因误下、胃气本虚者，津液素匮，复因发汗而外亡，入而内结，则心下亦遂痞硬，伏饮搏聚，胃气不足以开之也。于是胃病，故干噫食臭，食入而嗳馊酸也；胃病而水不下，故胁下有水气，饮入而旁渗胁肋也；胃病而胃中水谷不行，腹中必搏击有声，下利而清浊不分也。或言生姜泻心因于食，则谬矣！水谷不分，亦由胃虚也，故用人参甘草大枣以补中，干姜以温胃，生姜半夏以开痰饮，而以芩连兼清其邪也。此不因误下而反大补其胃者，要知不因下而致痞。若此虚非寻常之虚，且未经误下，反受补而无变尔。

甘草泻心汤此即生姜泻心汤去生姜、人参，而倍甘草、干姜也

甘草四两　干姜　黄芩各三两　黄连一两　半夏半升，洗　大枣十二枚，劈

上六味，以水一斗，煮取六升，去滓，再煎取三升，温服一升，日三服。

此方不专治结热而治胃虚。既治胃虚，正宜用人参，而去

之者，胃经再下，虚而加寒，急当温之为要矣。人参能补气，而温中之力缓且扶阳，而去虚热之功亦缓，故宁去之而倍甘草。甘草能调中，且生用则去虚热也。生姜止呕，而反去之者，复下益痞，是痞因虚而益，非因邪而益也。虚则生姜之辛，未开其饮，先虚其中，故倍用干姜代之，以温胃开痞。而君之以甘草坐镇中州，有恰当之妙也。中满忌甘，而此反多用甘草以除满，正《内经》所谓塞因塞用之理也。若芩连半枣干，不过泻心汤之偏裨耳。但易一主将，而三军效命，故泻心汤以此五味为专征不易之旅耳。

大黄黄连泻心汤

大黄二两　黄连一两

上二味，以麻沸汤二升渍之，须臾绞去渣，分温再服。麻沸汤者，言滚沸加麻也。一名百沸汤，一名太和汤。

此汤与附子泻心，又泻心汤之变法也。诸泻心汤，主涤饮以驱热，此则主气之虚热矣。浮紧之脉为寒，寒为阴邪，误下入里，果与内饮搏结，必硬满矣。今不硬而濡，是证非挟饮，乃外之阴邪与身中之阴气相迎，而痞聚心下也。郁热上逆，惟苦寒可泻之，故用大黄黄连。然气本轻浮，故关上脉浮，浮则易散，故不用他药以滞之，犹恐其下之不速。用麻沸汤，取其气薄而泄虚热，且渍绞而不煎，恐经火则力不及也。谓气本因寒，逆郁为热，急驱使散，久留则生变也。若证有心下痞，而表未解者，亦虚气也，故表解后，亦用此汤。谓蠲饮补中，为泻心汤本旨，总非虚气所宜，故此特别异于诸泻心汤而为治也。

附子泻心汤

大黄二两　黄连　黄芩各一两　附子一枚，炮，去皮，破，别煮取汁上四味，切，三味以麻沸汤二升渍之，须臾，绞去滓，内附子汁，分温再服。生姜、甘草、半夏三泻心汤，去滓复煎，取共行其事之义。此附子泻心，附子别煮取汁，取各行其事之义。两相比照，而其妙义益彰矣。

大黄黄连泻心汤专主泻热，此则主泻热且兼温经矣。脉浮紧而复下之，以致紧反入里，内气馁而凝结成痞，已切履霜坚冰之戒，况复汗出恶寒耶？然阳邪入阴而热炽，非三黄不能除热，其人复真阳内微而阴盛，非附子不能回阳，故于三黄汤内，另煎附子汁和服，以各行其事，而共成倾痞之功。亦用麻沸汤渍绞而不煎，以附子性虽走下，能救三黄之偏而敦其本，不能因三黄之寒而无损于上，故亦欲因水之气薄者而速下也。

小柴胡汤 入后少阳全篇

大陷胸汤 见前太阳上篇

半夏泻心汤

半夏半斤，洗 黄芩 干姜 人参 甘草炙，各三两 黄连一两 大枣十二枚，劈

上七味，以水一斗，煮取六升，去滓，再煎取三升，温服一升，日三服。

此即生姜泻心汤去生姜而君半夏也。盖五六日呕而发热，证似少阳，但发热而非往来之寒热，且太阳亦有呕，实难辨识，故服柴胡而不解，迁延未罢。设误下而成结胸，即是太阳阳邪内入，当用大陷胸矣。今误下而成痞，乃是太阳阴邪搏饮，故用半夏泻心汤。独去生姜者，恐其辛散，引津液上奔也；君半夏者，泻心诸方，原用以涤饮，此因证起于呕，故推之为君主耳。按：泻心汤诸方，皆中风汗下后，表解里未和之证。生姜、甘草、半夏三泻心，是治痰湿结聚之痞。方中用半夏生姜以涤痰饮，黄

芩黄连以除湿热，人参甘草以助胃气，干姜炮黑以泻水湿。若但用苦寒治热，则拒格不入，必得辛热为之向导，是以干姜半夏在所必需。若痞极硬满，暂去人参；气壅上升，生姜勿用；痞而不硬，仍用人参，此一方出入而有三治也。其大黄、附子二泻心，乃治阴阳偏胜之痞，一以大黄黄连涤胸中素有之湿热，一加附子兼温经中之寒也。用麻沸汤渍绞者，取寒药之性，不经火而力峻也。其附子又必煎汁，取寒热各行其性耳。仲景立法之妙，以大黄芩连涤除胃中之邪热，即以附子温散凝结之阴寒，一举而寒热交结之邪尽解，讵知后人目睹其方而心眩也。

赤石脂禹余粮汤

赤石脂碎　禹余粮碎，各一斤

已上二味，以水六升，煮取二升，去滓，分三服。

人之腹中，各有疆守，管领如县郡，约束如关津①。胸乳以上，太阳之分也，阳邪能据之，而病不及下，阳不能使阴病也，故阳邪结胸，拒痛而止硬连心下。心下胃上，阳分之阴也，阴邪恒据之，而势与下通，故阴邪成痞，则搏饮心下，而腹每雷鸣或下利，故能使下利者，心下居其一；胃为水谷之海，强则能食、便坚，弱则中失健运，水谷不化，阴邪下流为泄，故能使下利者，胃又居其一；大肠为传化之官，得小肠而泌水膀胱，清浊以分，糟粕之不至淖泽而下泄，赖大肠之屈曲关锁也，大肠或为风寒湿热所侵，于是清浊不分，而水谷并出大便，甚则谓之开肠，故能使下利者，大肠又居其一；肾为胃关，主二便，强则彼此气行，使无妄出，衰则寒滑不禁，或湿热郁利，故能使下利不止者，肾又居其一。若此之下利不止，心下痞硬，明系心下水饮下注，用泻心治痞法，以清致泻之源，不为误也。

---

① 关津：水路要道的关卡、渡口。

他药下之，胃以无辜受伤，故利不止，责在中焦，而改用理中，亦非误也。然利不止，岂非下焦受寒、肾不主事乎？故以赤石脂之甘酸大温、禹余粮之甘寒而涩，性俱镇重者，以固其下，亦非误也。然利又不止，必下利时湿热混杂，清浊之分失其职矣，故又曰当利小便，以辅前方，而成完守之功也。

大柴胡汤

柴胡半斤　黄芩　芍药各三两　半夏半升，洗　生姜五两，切　枳实四枚，炙　大枣十二枚，劈　大黄二两

上八味，以水一斗二升，煮取六升，去滓，再煎取三升，温服一升，日三服。去滓复煎，与小柴胡汤同义。

伤风发热，汗出不解，心中痞硬，呕吐而下利者，表既未解，里证已迫。然非结胸者比也，彼结在胸而表里之热反不炽盛，是为水饮结在胸胁也，或其人头有微汗，乃邪结在高，而阳气不能下达也，故须以大陷胸速去之。若外邪不解，胸中痞硬，而兼呕吐下利，蕴结必不定在胸中，故以大柴胡两解表里，无取于陷胸耳。若伤寒十余日，热结在里，复加往来寒热，亦用大柴胡，谓陷入原少，仍兼半表，未全入于里也。若过经十余日，二三下后，柴胡证仍在者，其人之邪，屡因误下而深入，即非大柴胡所能服，故必先用小柴胡提其邪出半表，然后用大柴胡也。至若三承气，彼乃全里无表，视此更不侔矣。此虽用大黄枳实，有白芍药加小柴胡中，则兼有和解之力耳。此汤治少阳经邪渐入阳明之府，或误下引邪内犯，而过经不解之证，故于小柴胡汤中，除去人参、甘草助阳恋胃之味，而加芍药、枳实、大黄之沉降，以涤除热滞也，与桂枝大黄汤同义。彼以桂枝甘草兼大黄，两解太阳误下之邪。此以柴胡黄芩半夏兼大黄，两解少阳误下之邪。两不移易之定法也。

旋覆代赭石汤

旋覆花　甘草炙，各三两　人参二两　生姜五两，切　代赭石一两　半夏半斤，洗　大枣十二枚，劈

上七味，以水一斗，煮取六升，去渣，再煎取三升，温服一升，日三服。去滓复煎，亦取共行其事之义，与生姜泻心汤等同义。

邪因汗吐下而解矣，然且心下痞硬，噫气不除，不问而知为胃气虚逆。其痞硬者，虚逆则津不得下，而聚为饮，以致痞也；其噫者，逆气溢出，不必有声，有声则为呃矣。前云干噫食臭，此但云噫气，比食臭则无滞而虚也。故治法但以补虚镇逆为主，而兼消饮。惟噫气而饮留致痞，痞之故，不在饮，而在虚也。土虚则肝木乘之，因假其气而为逆，故以人参补虚为君，代赭石之苦寒镇重而入肝，领人参下行以镇安其逆气为臣，旋覆花之咸温能软坚行水下气，合生姜半夏开痞为佐，甘草大枣味甘，调胃之主药，故以为使。方中用代赭石领人参甘草下行，以镇胃中之逆气，更用旋覆花领半夏姜枣而涤膈上之风痰，俱非寻常思意所及。设非此法承领上下，将何以转否为泰耶？

小陷胸汤

黄连一两　半夏半升　瓜蒌实大者一枚

上三味，以水六升，先煮瓜蒌实，取三升，去滓，内二味，煮取二升，去滓，分温三服。

陷胸汤丸大概为太阳误下者设也。若不因误下，则胃中未致空虚，客气何能动膈？即或有水噀水洗，为寒遏而成寒实结胸，然而无热，则太阳之邪已去表矣。不见阳明证，是未传阳明矣。非水饮搏结，而何内未大伤、外邪亦浅？故以三物小陷胸主之。更有不因水洗所遏，而其人痰饮素盛、搏邪拒按者，

表邪不盛，而结正在心下，中尚未虚，而脉见浮滑，故亦以小陷胸驱之。谓黄连半夏瓜蒌，已足泄热散结，无取硝黄甘遂之犷悍①，伤胸上和平之气也。仍曰小陷胸，见未离太阳，为治特别，异于泻心之治阴邪而低缓者耳。刘心山曰：结胸多挟痰饮，凝结心胸，故陷胸泻心，用甘遂、半夏、瓜蒌、枳实、旋覆之类，皆为痰饮而设也。

柴胡桂枝汤

柴胡四两　桂枝　生姜切　芍药　黄芩　人参各一两半　半夏二合半　甘草一两，炙　大枣六枚，擘

上九味，以水七升，煮取三升，去滓，温服。

心下支结，邪结于心之偏傍，而不正中也。病至六七日，心胁之间忽有此欲结之意，明是太阳之邪将传少阳，时留连而未即离太阳之经，所以发热、肢节烦疼。然恶寒微而呕亦微，其在外者有向里之意，其陷入者有恋表之情，无论外证未去，决无用大陷胸之理！即小陷胸，但能驱饮，岂能主表乎？故合桂枝柴胡，还治其表。然实以小柴胡和解为主，观其分两之多寡，而立方之意显然，此即太阳证见一证少阳为治之意也。全不理支结者，邪之源清，而偏傍小结，自无不瓦解冰消耳。

柴胡加龙骨牡蛎汤

柴胡四两　半夏洗　大黄各二两　大枣六枚，擘　生姜切　人参　龙骨　牡蛎煅　桂枝　茯苓　铅丹各一两半

上十一味，以水八升，煮取四升，内大黄，切如棋子，更煮一二沸，去滓，温服一升。

下在八九日后，为变特异。致变之由，因伏饮素积，外邪

① 犷（guǎng 广）悍：粗野强悍。

未尽，乘虚陷入，积饮挟之，填满胸中，则膻中之气不能四布而身重，热壅方寸而心惊，此最为病机之要者矣。又谓错杂为治，实专治心，盖京师奠安，而后方镇用命，此实勤王之捷法也。然细详之，大意以和解为主，认证以风因为要，酿变以痰饮为本，而治法之端绪，则以宁心为首务也。盖误下之变，风邪结胸，寒邪则痞，一定之理。今满不在腹而在胸，此阳邪在阳之分也，加烦则益明矣。谵语者，因下后而津液燥热也，燥热则气不化，而小便不利矣。一身尽重者，阳气内郁而不荣于表也。且伏饮搏邪外走，又加湿内攻，而心为之惊矣。此正如半表里之邪，而错杂稍甚者也。故仲景以小柴胡为主治，因中满而去甘枣，因饮而加茯苓，合姜半以逐饮；因证本风因，而加桂枝以达表通阳；因胃热胸满，微有痞意，而加大黄以清结热。然而都城震动，非悉力入援，则阃①外图维，无补社稷，故以铅丹之重镇酸凉、龙骨牡蛎之性涩而安神者，建匡主②之元功。观其以柴胡首汤名，和解之意可知矣。柴胡者，小柴胡也，犹之云桂枝加附子也。观其以龙骨、牡蛎独表而出之，重心为治可知矣。否则药味十一，何独揭此为名耶？此汤治少阳经邪犯本之证，故于本方中，除去甘草、减大枣上行阳分之味，而加大黄行阴，以下夺其邪，兼茯苓以分利小便，龙骨、牡蛎、铅丹以镇肝胆之怯，桂枝以通血脉之滞也。与救逆汤同义，彼以龙骨牡蛎镇太阳经火逆之神乱，此以龙骨、牡蛎、铅丹镇少阳经误下之惊烦，亦不易之定法也。

---

① 阃（kǔn 捆）外：本义指城郭的门槛，引申指京畿皇城以外的地方。此喻指心脏以外之地。《史记·张释之冯唐列传》："阃以内者，寡人制之；阃以外者，将军制之。"阃，指门槛、门限。

② 匡（kuāng 筐）主：辅佐君主。匡，辅佐，辅助。

炙甘草汤一名复脉汤

甘草四两，炙　人参　阿胶各二两　生姜切　桂枝各三两　生地黄一斤　麦冬去心　麻子仁各半升　大枣十二枚，劈

已上九味，以清酒七升，水八升，先煮八味，取三升，去滓，内胶，烊消尽，温服一升，日三服。

结代脉在伤寒之后，其为正邪相扰，以渐致虚可知矣。然至心动悸而无狂越等证，则邪亦微，于是有虚中见邪者，则为来缓时一止，而为能自还之脉；邪衰而正亦衰者，则为不能自还，随呼吸相引而复动之脉，皆因无阳而液涸、津枯，气馁不能冲开凝结之阴，阴病而结也，代则甚矣。故以甘草、桂枝、人参、姜枣扶其阳，以阿胶、麦冬、麻仁、地黄滋其燥，又恐人不察其独培中土之意，而揭其汤名曰炙甘草汤。见人参、甘草相合而主持有本，然后润药无偏阴之患，桂枝无辛散之嫌，由是气旺而津生，自能冲开凝结之阴，结代之脉可除矣。正以此证非亡阳之比，乃阳弱而阴枯也。若更以姜附劫之，则立槁矣。

四逆汤入后太阴全篇

栀子厚朴汤

栀子十四枚，劈　厚朴四两，姜炙　枳实四两，水浸，去瓤炒

已上三味，以水三升半，煮取一升半，去滓，分三服，温进一服。得吐者，止后服。

满而不烦，即里证已具之实满；烦而不满，即表证未罢之虚烦。合而有之，更卧起不安，明是邪凑胸表、腹里间，无可奈何之象，故取栀子以轻拂其邪，合枳朴以泄腹中之满，似乎表里两解，然而栀子少，枳朴多，邪势趋内，故泄满为主也。

栀子干姜汤

栀子十四枚，劈　干姜二两

上二味，以水三升半，煮取一升半，去滓，分二服，温进一服。得吐者，止后服。

身热未去，为烦亦微，则袭入之邪原少，但经大下，中虚可虞。他药补之，徒足助邪。故惟以干姜温中，中得温则气壮，邪乃不深入也。栀子色赤味苦，入心而治烦；香豉色黑味咸，入肾而治躁。此以微烦，故并去豉，不欲其大发也。

栀子豉汤

栀子十四枚，劈　香豉四合，绵裹

上二味，以水四升，先煮栀子得二升半，内豉，煮取一升半，去滓，分二服，温进一服。得吐者，止后服。

栀豉之用，虚烦、实烦皆可。大抵为下后有太阳余邪未尽，或先经汗吐而又下者，总为胸中阳气不足。最虚之处，便是容邪之处，于是甚则身热、胸中结痛，或但窒塞而烦躁，为实烦，不甚则外热除而心不窒，但虚热留壅，烦而不眠，或反复懊憹，为虚烦，皆非大满痞结者比，故以栀豉轻剂涌之，所谓邪高者越之也。即有太阳病，兼汗出不恶寒，反恶热，身重，舌胎皆见阳明之证，亦涌以栀豉而彻去膈热，则治太阳而无碍阳明耳。即有热郁结气，致头汗出而心中懊憹，然不结胸，则邪本轻微，亦栀豉涌之以彻其热，则阳得下通于阴，而漐然汗解耳。盖此汤主表邪，妙在轻涌而宣扬之。若旧微溏，服此汤不能上涌，反为下泄矣。故戒之！栀子涌膈上虚热，香豉散寒热恶毒，能吐能汗，为汗下后虚烦不解之圣药。若呕，则加生姜以涤饮；少气，则加甘草以缓中；心烦腹胀，则去香豉而加枳朴，邪在上而不在下也。丸药伤胃，则去香豉而加干姜，涌泄而兼安中之意也。故欲涌虚烦，必先顾虑中气，所以病人旧微溏者，有不可吐之戒。

栀子甘草豉汤

于栀子豉汤内，加甘草二两，余依前法，得吐止后服。

因少气而加甘草，似乎为补中也，然观彼脉结代心动悸炙甘草汤主之，此若但取补中，何不炙之而生用也？要知既有虚热，中虽少气，未可补也。因推原气少之故，乃热伤元气，故以甘凉调中化热，调亦是补，然非主补也。使果宜补，则不敢涌之矣。

栀子生姜豉汤

于栀子豉汤内，加生姜五两，余依前法，得吐止后服。

彼少阴膈上有寒饮，干呕者不可吐。今呕而仍以栀豉涌之，但以生姜安其胃，何也？盖虚烦不得眠，太阳余热也，甚至反复懊憹，热亦不小矣。然而呕者，非寒饮也，乃胃气为热所搏而不散，故既以栀豉涌邪上出，复以生姜之辛散其结耳。然则杂病之呕，脉细喜温饮，不烦无热，非寒而何？脉浮数喜冷饮，烦热吐酸，非热而何？以此类推，姜半止呕之法，可概施耶！

干姜附子汤

干姜一两　附子一枚，生用，去皮，破八片

上二味，以水三升，煮取一升，去滓，顿服。

下后复发汗，其非无汗可知。如过汗而阴虚，则应夜不安卧、或呕渴，倘有复感，则身必热，脉不沉而有表证矣。今下且汗后，而夜安静，不呕不渴，是无邪扰其阴也。昼反烦躁，甚至不得眠，其热非少可矣。明是阳王于昼，阳欲复，虚不胜邪，故相争而然。夫烦躁，风征也，否则阴躁也。今脉微，无大热，是外无袭邪，而更烦躁，非阳虚发躁之渐乎？故以生附干姜，急温其经。比四逆不用甘草者，彼重在厥，故以甘草先调其中，而壮四肢之本；此重在虚阳上泛，寒极发躁，故用直捣之师，而无取扶中为治耳。

茯苓桂枝术甘草汤

茯苓四两　桂枝三两　术　甘草炙，各二两

上四味，以水六升，煮取二升，去滓，分温三服。

心下逆满，气上冲胸，寒邪搏饮，壅隔阴火于膈间，动即上炎，所以起则头眩，已属里证，设脉浮紧，亦止可两解。今脉沉紧，明系饮中留结外邪，乃不用泻心等汤，盖当吐下之后，外虽解而津液内亡，又复误汗而振振动摇，故以苓术涤饮为君，桂甘驱邪为佐，庶津液得以四布，而滋养其经脉也。于桂枝汤去芍药者，饮本为阴邪，若用酸寒，不更益其阴乎？不用姜枣者，过不在营卫也。此方之术，宜用白术。

抵当丸

水蛭猪脂熬黑　桃仁去皮尖，各二十个　虻虫二十五个，去足翅，熬　大黄三两

上四味，杵，分为四丸，以水一升，煮一丸，取七合，服之。晬时当下血。若不下者，更服。

伤寒蓄血，较中风蓄血更为凝滞，况结在下焦，便自利，血自结，毫无欲下之意，抵当汤诚为不易之定方矣。但汤者荡也，阳邪入阴，一荡涤之即散；丸者缓也，阴邪入阴，恐荡涤之而不尽，故缓而攻之。因热甚血坚也，不可余药，见汤丸之间，即已不同，不必别用峻药耳。

桂枝附子汤此即桂枝去芍药加附子汤，又加附子二枚。又即后条之甘草附子汤，以姜枣易术之变制也

桂枝四两　附子三枚，炮，去皮，破八片　生姜三两，切　甘草二两，炙　大枣十二枚，劈

上五味，以水六升，煮取二升，去滓，分温三服。

桂枝汤本属阳剂，以芍药一味和阴，取其亦走经，不比他血药也。然酸寒之性，不党①于风而党于湿，故桂枝治风之剂，兼芍药为和阴之善物，用之驱湿，则恶其滞矣。今伤寒七八日，反身体烦疼，不能自转侧，明是风湿相搏，以不头疼、不呕渴，知风湿之邪不在表、不在里，而在躯壳。然其原因于寒，几于风寒湿合而为痹矣。芍药非寒湿证所宜，故易以附子之辛热，多至三枚，从桂枝之后，为纯阳刚剂，以开凝结之阴邪。然脉不单涩，而浮虚先见，是湿少而风多也，故藉一附子，而迅扫有余，否则又宜去桂枝加术汤驱湿为主矣。八九日再经之时，既不传经，复不入里者，固风湿持之也。烦疼者，风也；不能转侧者，湿主重着也；不呕不渴，无里证也。浮，风也；虚，则汗后之不足；涩，湿也。其脉正与相应，然后知风湿之邪，在肌肉而不在筋节，故以桂枝表之；不发热为阳气素虚，故以附子逐湿，两相绾合②，自不能留矣。《金匮》之治风寒湿者多矣，术尝遍用附子，独于伤寒兼风湿者，三方均用附子，其理安在？盖伤寒，热证也，加以风湿瘀里，势必易热，乃至八九日之久，不言身热，知其人阳气素虚矣。阳虚者邪凑于里，内入则易，而外解极难，何者无元气以托送之也？故仲景用桂枝解外，复重用附子以温经，使经络肌肉间，无处不到，则无邪不驱矣。

去桂枝加术汤

于前方内，去桂枝加术四两，余依前法。此方之术，或白或苍，随宜用之。

湿从下受，故身虽极重，而无头痛，加以脉浮虚而涩，则

---

① 党：《康熙字典》释："偏也。"《尚书·洪范》："无偏无党，王道荡荡。"

② 绾（wǎn 晚）合：连结，系在一起。绾，盘绕、系结之意。

表里皆为风湿所搏，故以桂枝汤去芍药加附子，取其疾驰而迅扫，表里无不至也。若其人小便利，则内湿行矣；更大便硬，则无湿而有热矣；不渴，则热亦微矣；不呕，则无表矣。然且身疼极重，岂非风湿止搏于躯壳间乎？故用术以去其湿，姜枣行脾津以和营卫，甘草佐之，加附子以行姜枣与术之势，而反不用桂枝者，邪在躯壳之表，不在经络之表，故易术为君，则风之挟湿者，不从表解而从热化也。彼去芍药，为脉浮虚也；则此之去桂枝，脉不浮可知矣。

甘草附子汤

甘草炙　术各二两　附子三枚，炮，去皮，破八片　桂枝四两

上四味，以水六升，煮取三升，去滓，温服一升，日三服。初服得微汗，则解。能食，汗出，复烦者，服五合。恐一升多者，宜服六七合者为妙。此方之术，或白或苍，亦当随宜用之。然意在培其根本，白术尤宜。

此与桂枝附子汤证，同是风湿相搏，然彼以病浅寒多，故肢体为风湿所困，而患止躯壳之中，此则风湿两胜，挟身中之阳气而奔逸为灾，故骨节间风入增劲，不能屈伸，大伤其卫，而汗出、短气、恶风，水亦乘风作势，而身微肿，其病势方欲扰乱于肌表，与静而困者不侔矣。彼以姜枣行其津液，而散困郁之湿者；此以行其津液，而益增扰乱之势。故并去姜枣之行，而反以甘草首汤名。且加术，非止去湿也，亦培其根本重地，以为御侮之主；而封疆倾危，专托附子桂枝，以为拨乱之功臣耳。风伤卫气，湿流关节，风湿相搏，邪乱经中，故主周身骨节诸痛。风胜，则卫气不固，汗出短气，恶风不欲去衣；湿胜，则水气不行，小便不利，或身微肿。故用附子除湿温经，桂枝祛风和营，术去湿实卫，甘草辅诸药而成敛散之功也。

麻黄连轺赤小豆汤

麻黄去节　连轺各二两，连翘根也　赤小豆　生梓白皮各一升
杏仁四十个，去皮尖　甘草一两，炙　生姜二两，切　大枣十二枚，劈

已上八味，以潦水一斗，先煮麻黄再沸，去上沫，内诸药，煮取三升，分温三服，半日服尽。

凡伤寒瘀热在里，身必发黄，非谓表邪入里而瘀热也。凡言瘀字，有挟湿之义焉。此不曰表解，而曰伤寒，表未解也；不曰热结，而曰瘀热，非热邪骤结，乃有相因而瘀之也；不竟曰瘀热，而曰瘀热在里，对表而为言也。故遂揣测其表里搏邪之变，而曰必发黄，读断伤寒三字便醒，明是表里之间、寒热不等，有湿为之酝酿，表邪不去，而逡巡生变。观仲景于发汗已、身目为黄之例，详之曰寒湿在里不解故也，此独曰瘀热在里，则知此之发黄，盖有寒湿在表，而另有瘀热在里矣。故以麻黄汤去桂枝，加姜枣以主表间之寒邪；加连轺、梓白皮之苦寒，入心胃而解热，连轺主心经客热，生梓白皮主胃经客热；赤小豆之甘平，下水而渗湿；煎用潦水者，取其味薄而不助湿气，且利热也。降注雨水为潦，韩退之诗云：潢潦无根源，朝灌夕已除。然则仲景前所谓于寒湿中求之，不即言里有瘀热，乃见寒湿之变不同里有瘀热，其一也。然寒湿之在伤寒，又为偶异之证，特揭言之，欲人详其因湿成变之故，当以治寒湿法，参入治伤寒中，相为斟酌耳。按：海藏谓栀子柏皮汤、连轺赤小豆汤，治身黄小便利而身不疼者，此为干黄；《活人》谓桂枝附子汤、去桂枝加术汤，治身黄小便利而身尽痛者，此为湿黄。皆就发黄本证揣摩之词，未悉仲景于伤寒表里间回翔审顾，而施其治法之妙矣。伤寒瘀热在里，身必发黄者，因其人素有湿热，汗出不尽，则肌腠之里，为瘀热所凝，而遍身发黄，故宜此汤以取微汗也。

麻黄发散表邪，杏仁生姜辛散走表，连轺泻经络之积火，梓白皮除肌肉之湿热，赤小豆降火利水，甘草大枣益脾和胃，盖上厚可以御水湿之蒸。观《金匮》治寒湿用麻黄加术汤，其义可见。此汤为汗后表邪未解、而湿热发黄脉浮者，取汗而设；茵陈蒿汤为表邪已散、小便不利、身黄脉沉者，分利而设；栀子柏皮汤为表里俱热、脉来软大、不可汗下者而设。若夫汗后，渴而小便不利，热结津液，身目皆黄，又当取用五苓加茵陈，以利水为务也。

茵陈蒿汤入后阳明上篇

栀子柏皮汤

栀子一十五个　黄柏二两　甘草一两

上三味，以水四升，煮取一升半，去滓，分温再服。

仲景凡见发黄而有阳明证，标之为阳明病，谓证见阳明，即从阳明治例而变通之，此其常也。其有未见阳明证而发黄者，特变其法曰：于寒湿中求之。谓证出寒湿之变，即不得以太阳例治之也。栀子柏皮汤，此其一也，故首揭曰，伤寒身黄、发热者，已别异于阳明病矣。既太阳表邪，即不可妄行攻下，使邪乘虚陷入阳明中土，况热已发出，自与内瘀者不同，即当随热势清解其黄，故以栀子柏皮解散之。盖寒湿之证，难以得热，热则其势外出而不内入，故驱之为易也。此太阳原有寒湿，因伤寒发汗气蒸而变热，故得发出于外，原非表邪发热之谓，故以栀子清肌表之湿热，黄柏去膀胱之湿热，甘草和其中外也。

小柴胡汤入后少阳全篇

太阳下篇论列方

大青龙汤

麻黄六两，去节　甘草炙　桂枝各二两　生姜三两，切　杏仁四十个，去皮尖　大枣十二枚，劈　石膏如鸡子大，碎上七味，以水九升，先煮麻黄，减二升，去上沫，内诸药，煮取三升，去滓，温服一升，取微似汗。汗出多者，温粉扑之。一服汗出者，停后服。汗多亡阳，遂虚，恶风、烦躁、不得眠也。温粉扑止汗法，用麻黄根、牡蛎、粟米等分，为末，袋盛扑之。

大抵病之寒因者，易致内热。盖寒邪比风邪不同，风为阳、为外、为上、为动，寒为阴、为内、为下、为静，故郁闭则内热随生，如仲景一百十三方，白虎汤、大黄黄连汤、白虎加人参汤、竹叶石膏汤诸凉剂，皆于寒因后用之，自可知矣。大青龙汤，仲景为风寒两伤、无汗而更烦躁者设也。谓烦躁，风征也，证既因寒无汗矣，又乃挟风而烦躁，风欲自汗，外闭以寒，故不能自由，徒躁扰于外。寒为风闭，即未入里，能无郁热乎？所以桂枝麻黄二汤合用，独加石膏，并去和阴之芍药，盖风寒纠①缠，非疾驱②不可，恐留芍药助寒邪沉滞之性也。发表不远热，此兼石膏，并去其郁热，以石膏味辛，气虽凉而不滞麻桂之行也。但全无调剂之意，能免雷轰电扫之恐乎？故曰大青龙，言其声势之张，而行云致雨之骤也。王实止以桂枝麻黄各半汤代之，盖慎之至。而岂知其有不得不用之证也？抑寒因者，热易郁，此为医中至理。杂证皆可类推，不独伤寒为然。所以后人于痰涌偏枯、外显肢体之证，概以中风统之，谓寒郁内热，风郁外攻，理有必然也。若人本虚寒，而寒邪直中者，则单显虚寒证，与此大不侔矣。或曰：此方治脉浮紧、发热恶寒、身疼痛、不汗出

---

① 纠：原作"斜"，据文义改。斜（tǒu头），本义指丝黄色，系"纠"字之讹刻。

② 疾驱：迅速驱逐出去。疾，快速；驱，驱逐，赶走。

而烦躁，并不见中风之脉证，而《疏钞金錍》①但据条首中风二字，乃云本之风气似隐、标之寒化反显，释风寒两感者谬矣。殊不知其实为寒多风少之证，设果本隐标显，则治病必求其本，何反倍用麻黄耶？按《内台方》云，此一证全在"不汗出"三字藏机。若风伤卫则自汗恶风，寒伤营则无汗而喘，此云不汗出而烦躁，则知其证蒸蒸发热，似欲汗而不能透出，故生烦躁，于此可见其兼有风证。而脉见浮紧，是风见寒脉；加以身疼，知寒重于风。故于麻桂二汤中，除去芍药，倍麻黄而加石膏。设不并力图之，速令外泄，则风挟寒威内攻，鼓动君相二火，则周身皆为火化矣，所以不得不倍用麻黄也。其去芍药而加石膏者，以其汗既不能透出，原无藉于护营，热既郁于心包，则解烦诚不可缓。明乎此，则不但大青龙之法可解，大青龙之法可施，其麻黄杏仁甘草石膏汤、越婢汤、桂枝二越婢一汤、麻黄升麻汤等，可随证取用而无窒碍也。

真武汤

茯苓　芍药　生姜切，各三两　术二两　附子一枚，炮，去皮，破八片

上五味，以水八升，煮取三升，去滓，温服七合，日三服。此方之术，当用白术。

加减法

若咳者，水寒相搏也，加五味子半升，酸以收之；细辛、干姜各一两，辛以散水寒也。小便利者，去茯苓，不须淡渗利窍也。若下利者，阴邪下走也，去芍药之阴降，加干姜二两，以散水寒而燠土，土暖则水有所制也。若逆者，气逆也，去附子之固气，加

---

① 《疏钞金錍》：即《仲景伤寒论疏钞金錍》。书名。清·卢之颐著，成书于顺治元年（1644）。卢之颐，钱塘医家，字子繇，侣山堂医派之开山人物，为卢复之子，编有《本草乘雅半偈》《学古诊则》《痎疟论疏》《摩索金匮》等医籍。

生姜，足前成四两半以散逆气也。

熟附能补，配以生姜之辛，则补中有宣发之意；兼以芍药之酸，则宣中又有收敛之能；复加苓术者，盖水本坎止，唯挟外邪而横流逆射，今有姜附芍药以温经而调剂之矣，苓术复能摄水下入，故少阴病至四五日，有水气者用之。水既下趋，则不复上逆也。此之误汗而亡阳，心悸、头眩、身𥆧者亦用之。水既内入，则不复外溢也。程郊倩曰：水气唯太阳与少阴有之，以二经同司夫水也。然太阳从表得之，肤腠不宣，水气为玄府所遏，故以小青龙发之；少阴由下焦有寒，不能制服本水，客邪得深入而动其本气，缘胃阳衰而堤防不及也，故用真武汤温中镇水，收摄其阴气。按：小青龙主太阳表水，十枣主太阳里水，真武主少阴里水。一举而扶土制水，共成温经之功，故曰真武，取其能镇北方之水也。盖肾虽属水，父母搆精①时，一点真阳，实伏藏于中，以为发扬之本，正如北陆藏冰，一阳内伏，春夏敷荣，赖此而发。但位居北极，阴之至也，更加客寒，孤阳欲铲，故必以姜附为主剂，阳得热而不散耳。但邪之凝结者，非引之不出；邪之阻遏者，非畅之不遂。故有时汗下后、无表证、脉沉微者，干姜生附独用，取其急温也。其四逆汤，干姜生附合甘草，调停以化其逆也；其白通汤，干姜生附合葱白，宣发以通其势也；其附子汤及真武汤，皆兼苓术芍药，敛外以固其内也。但附子汤用生附，比真武又加人参，而去生姜，则有直补、驱邪之不同矣。通脉四逆，即四逆汤增甘草倍干姜，另加葱九茎，则有隔逆、浅深之不同矣。且每以熟附配生姜、干姜配生附，总取宣补相济已耳。

---

① 搆精：即"媾精"。

麻黄汤见前太阳中篇

桂枝麻黄各半汤

桂枝一两十六铢　芍药　甘草炙　生姜切　麻黄各一两,去节
大枣四枚,劈　杏仁二十四个,汤浸,去皮尖,及两仁者

上七味,以水五升,先煮麻黄一二沸,去上沫,内诸药,煮取一升八合,去滓,温服六合。

伤寒以驱邪为主,但驱邪中有风、寒之异,有和阴、不和阴之别。若桂枝去芍药、及去芍药加附子汤,乃不欲和阴、以滞其迅扫之势也。此桂枝麻黄各半汤,在热多寒少、日久脉微缓之时,正阳气进而邪气少,本为欲愈之征,乃脉微而更恶寒,则脉微为里虚,恶寒为表虚,汗吐下俱不可行矣。奈面反有热色,是风虽外薄,为寒所持,而不能散,所以面显怫郁之热色,必宜总风寒而两解之,故桂枝麻黄二汤合用。但此为寒持日久,比误下脉促不同,故彼去芍药,此仍用些少之芍药,以和阴而驭麻黄之暴,此犹用人之勇而去其暴也。

桂枝二越婢一汤此即桂枝麻黄各半汤、桂枝二麻黄一汤,但分两俱极少,而生姜独多,别加石膏为异

桂枝　麻黄去节　芍药　甘草炙,各十八铢　生姜切,一两二钱
大枣四枚,劈　石膏二十四铢,碎,绵裹

上七味,㕮咀,以水五升,先煮麻黄一二沸,去上沫,内诸药,煮取二升,去滓,温服一升。

列证云:太阳病,发热恶寒,热多寒少,脉微弱者,此无阳也,不可更汗,宜此汤。盖无阳者,亡津液之通称也。机关在热多二字,惟热多,故燥烁其液而亡阳,似乎里未伤而未成里证也。故既以脉微弱戒不可更汗,复以石膏入合解风寒极小剂中,有青龙之意,而去青龙之猛。谓石膏辛凉甚少,胃兼得

之，则热化津生，而不碍表寒，柔缓过于女婢，故云越婢耳。生姜多者，取其辛温益胃，且胜石膏也。此汤与各半证治相类，方亦相类。但彼以不得小汗，而面热身痒，故减小桂枝汤之制，而加麻黄杏仁；此以胃热无津，而不能作汗，故减小大小青龙之制，去杏仁而加石膏。以杏仁下气走表，非无津者所宜，石膏辛凉化热，正胃热者所喜耳。

桂枝二麻黄一汤

桂枝一两十七铢　生姜切　芍药各一两六铢　麻黄十六铢，去节　杏仁十六铢，去皮尖　甘草一两二铢，炙　大枣五枚，劈

上七味，以水五升，先煮麻黄一二沸，去上沫，内诸药，煮取二升，去滓，温服一升，日再服。

两与桂枝，若病药相合，无不愈矣。今形如疟，日再发，再发为极轻之邪，是邪本浅而易散，亦为微寒所持，但比恶寒而面有热色、怫郁难解者，其欲出之情，又复不同，故麻黄只一，乃略兼治寒，恐有过当之患也。

桂枝汤 见前太阳上篇

桂枝去桂加茯苓术汤

于桂枝汤内，去桂枝加茯苓、术各三两，余依桂枝汤法煎服。小便利则愈。此方之术，或白或苍，随宜用之。

翕翕发热，气蒸湿润，风象也；而无汗，寒之体也。误下后尚如此，则知服桂枝汤，治风而遗其寒，所以不解而证变，乃更下之，使邪势乘虚入里，益误矣。故在表之风寒未除而发热、头项痛、无汗，无汗者，微寒之征也；在里之水饮上逆，而心下满、微痛、小便不利，不利者，水不下行也。桂枝已误，不可复用。心下已微痛而满，可因无汗而复与麻黄耶？故以小便不利，加苓术以导之，取芍甘姜枣仍和其营卫，而安其误下

之阴气耳。

桂枝去芍药加蜀漆龙骨牡蛎救逆汤

桂枝　生姜切　蜀漆各三两，洗去腥　牡蛎五两，熬　龙骨四两　甘草二两，炙　大枣十二枚，劈

上七味，以水一斗二升，煮蜀漆减二升，内诸药，煮取三升，去滓，温服一升。

此以火劫而亡阳，乃方寸元阳之神，被火迫劫，而飞腾散越，故惊狂不安。此离中之火，不复安既济之常，而其邪滞仍留连上焦，故于桂枝汤中去芍药之酸寒阴滞，使桂枝疾趋以达肌表。蜀漆，常山苗也，取其苗性轻扬，发散上焦之邪滞，合甘草姜枣，皆所以通调肌表，助桂枝以成功。龙骨、牡蛎，极动、极静之骨属，借彼飞伏之意，迎此散乱之机为之舟楫，以载神而反其宅。若舍此而用养血安神之品，皆缓不济事，卒难救逆也。问：用龙骨牡蛎，借彼飞伏之意，迎此散乱之机，古人未有此论，其说有所本与？答曰：龙，纯阳之物也，潜极而飞以神用者也。牡蛎则沉潜水底，体用皆阴矣。合而用之，其能挽飞越而为安定，又何疑焉？总之，此证之惊狂，与桂枝甘草龙骨牡蛎汤之烦躁证，皆心神为病，不比太阳之烦、少阴之躁，但有甚、有不甚，故皆以安神为先。此以上焦之邪滞，故用蜀漆姜枣；彼以上焦之邪滞已微，故去三物耳。

桂枝甘草龙骨牡蛎汤

桂枝一两　甘草炙　龙骨　牡蛎各二两，熬

上四味，以水五升，煮取二升半，去滓，温服八合，日三服。

此证之烦躁，是天君未动，而仅扰扰不宁，且外邪虽未尽，而上焦之邪滞已微，故但用龙骨牡蛎之镇定，而去蜀漆之轻扬，

因既经火逆，又下且针，脾中津液不堪再宣，故并去姜枣，而但以桂枝甘草微和其表，所谓因时制宜，称物平施①也。

甘草干姜汤此即四逆汤去附子也

甘草四两，炙　干姜二两，炮

上二味，咬咀，以水三升，煮取一升五合，去滓，分温再服。

脉浮、自汗出，固是在表之风邪；而小便数、心烦，则邪亦在里；加以微恶寒，则在里为寒邪；更加脚挛急，则寒邪颇重矣。乃用桂枝独治其表，则阳愈虚，阴愈无制，故得之便厥。桂枝且误，其可用麻黄、大青龙乎？阴寒内凝，总无攻表之理也。故用甘草干姜汤，以调中而复其阳者，即所以散其寒也。若仲景论证象阳旦，误治而厥逆者，于桂枝汤，加附温经，增桂令汗矣。又饮以甘草干姜汤，以桂走表，附温下，中气未安，非甘草干姜专温其中，则夜半之阳回足热，政未可知耳？辛甘合用，专复胸中之阳气。其夹食、夹阴、面赤、足冷、发热、喘咳、腹痛、便滑，外内合邪，难于发散；或寒药伤胃，合用理中，不便参术者，并宜服之，真胃虚挟寒之圣剂也。若夫脉沉、畏冷、呕吐、自利，虽无厥逆，仍属四逆汤证。

芍药甘草汤此即桂枝汤去桂枝姜枣也

芍药酒洗　甘草炙，各四两

上二味，咬咀，以水三升，煮取一升半，去滓，分温再服。

前用甘草干姜汤，厥愈足温，不但不必治寒，且虑前之辛热，有伤其阴而足挛转锢，故随用芍药甘草，以和阴而伸其脚。若阳旦误治证，增桂加附子，而又用干姜，乃胫仍不伸，似乎

---

① 称物平施：称量物品，均衡施与。此指仲景遣方用药平稳周全。

阴盛，然咽干、谵语，热证相错，其非重阴沍寒可知，故亦以芍药甘草和其阴也。甘酸合用，专治营中之虚热。其阴虚阳乘，至夜发热；血虚筋挛，头面赤热；过汗伤阴，发热不止；或误用辛热，扰其营血，不受补益者，并宜用之，真血虚挟热之神方也。设见脉浮、自汗，营卫不和，纵非外感，仍属桂枝汤证矣。

调胃承气汤入后阳明上篇

四逆汤入后太阴全篇

茯苓四逆汤

茯苓六两　人参一两　甘草二两，炙　干姜一两半　附子一枚，生用，去皮，破八片

上五味，以水五升，煮取三升，去滓，温服七合，日三服。

汗出烦躁，风证之常也。不汗而烦躁，即为大青龙证。然脉弱汗出，谆谆相戒，谓挟风表虚，而又汗之，其亡阳最易也。今汗下不解，转增烦躁，是正虚不能胜邪，虽与之争，而有欲负之势，故用茯苓最多，并人参、甘草、干姜、生附，仿误用大青龙施真武之例，而去芍术，加参甘，俾温补兼施，以安其欲亡之阳，使虚热自退，烦躁自止，而风寒之邪，在所不计耳。此证惑人，在病仍不解四字，仲景恐人因此而疑烦躁为风邪未服，恣意表散，危机一蹈，噬脐无及①也。过汗则亡阳而表虚，误下则亡阴而里虚，阴阳表里俱虚，乃生烦躁，故用人参、茯苓入心以除烦，附子、干姜入肾以解躁。

黄连汤

黄连　甘草　干姜　桂枝各三两　人参二两　半夏半升，洗　大枣十二枚，劈

① 噬脐无及：比喻后悔不及。语本《左传·成公六年》："若不早图，后君噬脐。"噬脐，自咬腹脐。

上七味，以水一斗，煮取六升，去滓，温服一升，日三服，夜二服。

人身之所恃以升降阴阳、调和寒热者，全凭中气，故即有偶感之寒、偶感之热，稍缓自化，邪一而不争也。今胸有热，风邪在上也，胃有邪，邪者寒也，寒热之邪，势均力敌，则心下胃上，竟为越吴战场，往来不通，乃人身自然之阴阳，反各从贼势为消长，而不能胜调和之任。欲呕吐者，热邪上逼也，然止言欲，非真能呕吐也，为抗而已；腹中痛者，非胸中之热，能入腹与争也，盗据中原，而下土告陷，失救援之望，为困而已。故以黄连合半夏，清热而降逆；干姜同桂枝，温胃而散寒；人参甘草大枣，为维持调护之主，庶阳精无扰，而阴精奉上矣。其不用生姜者，生姜止呕，功在辛散，上阳陷于贼热，下阴陷于贼寒，而精气不贯，病在两头，故设法除贼以升阴降阳。邪不在中间，无取辛散焉耳。杂病欲呕而不吐，胸上觉热者，亦当以此方推之。成氏曰：湿家下后，舌上如胎者，以丹田有热，胸中有寒，是邪气入里，而为下热上寒也。此伤寒邪气传里，而为下寒上热也。胃中有邪气，使阴不得升，而独治于下，为下寒、腹中痛；阳不得降，而独治于上，为胸中热、欲呕吐，宜与此汤以升降阴阳。

小青龙汤

麻黄　芍药　干姜　甘草炙　桂枝　细辛各三两　五味子半夏各半升，汤洗

上八味，以水一斗，先煮麻黄减二升，去上沫，内诸药，煮取二升，去滓，温服一升。

加减法

若微利者，水横行也，去麻黄之发汗，加莞花如鸡子大，熬令赤色，以利水，水去则利止。时珍曰：莞花，盖亦芫花之类，气味

主治，大略相近。**若渴者，**津液不足也，去半夏之燥津液，加瓜蒌根三两，以彻热而生津；**若噎者，**水寒窒气也，去麻黄加附子一枚炮，以利气而散水寒；**若小便不利，少腹痛，**水停下焦而不行也，去麻黄加茯苓四两，以通窍而利水道；**若喘者，**水气射肺，而声息不利也，去麻黄加杏仁半升，去皮尖以润肺而下气。

　　人身水饮停蓄心下，则变证不一。盖水气为阴邪，故逆上则为喘、为咳、为呕，注下则为肠鸣、自利、小腹满、小便不利，以心下为通衢，无所不至也。至若在伤寒表未解时，灾变尤急，攻表则遗里，攻里则遗表，岂不两难乎？不知太阳之邪，由皮毛而入，皮毛为肺之合，水饮之逆因气为使，肺为气之宗，故仲景一见水气证，如干呕、微利、咳、发热，不问全备与否，竟于桂枝麻黄中，加五味之酸，以收肺气之逆；干姜之辛，以泻肺气之满；半夏细辛之辛，入阴消饮，下逆泻肺耳。盖细辛能入心泻肺，补肝润肾，而助其宣散，故于风药中独为入阴之剂，更合五味芍药干姜半夏，以遂其内搜之性，虽有桂枝麻黄不能直达表分，而但助其扩清①矣。义取小青龙者，欲其翻波逐浪，以归江海，不欲其兴云升天，而为淫雨之意。后人谓小青龙为发汗轻剂，昧其旨矣。

白虎加人参汤

　　于白虎汤内加人参三两，余依后白虎汤法。

　　白虎汤，但能解热，不能解表，故必无表证，而里热者宜之。烦渴，里热之征也，至欲饮水，知阴火燥烁而液干，故加人参以泻阴火也。若背微恶寒而口燥心烦者，盖背为至阴之地，今表热少，里热多挟虚，故虽表退而有寒，比通身恶寒不同，

---

　　① 扩清：廓清，肃清。

故亦加人参；若汗、烦渴、脉洪大者，则虽热而虚可知，故亦加人参；若伤寒七八日，至大渴、热燥而烦者，甚至欲饮水数升，其热何如？特以热结在里，所以表热不除，而时时恶风，乃气伤于热而馁，不可泥为表邪，亦宜白虎加人参汤，以表之微风为轻、里之因寒变热结为重也。设脉但浮而不滑，证兼头疼、身痛，则虽表里俱热，而在表之邪浑未退，白虎汤不可用，若加人参不更助其邪耶？白虎解热，人参生津。凡身发热，为热在表；渴欲饮水，为热在里；身热饮水，表里俱有热；身凉不渴，表里俱无热。

白虎汤

石膏一斤，碎　知母六两　甘草二两　粳米六合

上四味，以水一斗，煮米熟汤成，去滓，温服一升，日三服。

白虎汤不能解表，此主伤寒脉浮滑、表有热、里有寒，然则仍主表里双解耶？不知伤寒以滑脉为实热，故阳明病谵语、发潮热一证，脉滑而疾者，即与小承气。观彼，则知此之脉浮滑，为宜凉之表，而非当解之表矣，故曰表有热，明非发表不远热者比也。寒喜伤阴，阴伤生热，故曰里有寒，寒者邪也，寒变之热也。表里俱热，肺之困极矣，故以石膏之辛，合知母之苦而治之。名曰白虎者，白虎为西方之金，暑热得秋金而清肃，以是为救肺之功臣也。然石膏、知母之救肺，实以救胃也，以胸胃为肺之堂奥①，内外俱热，肺无容身之地，故不得不假此以消其炎热。石膏实为重剂，非他寒凉可比，故以甘草、粳米监之。若三阳合病，亦用白虎，以合病之多热者，汗下皆非

---

① 堂奥：厅堂和内室。喻指胸腹深处。

所宜，故以白虎汤为主治，正如太阳少阳合病之主黄芩汤耳。谚云：春不服白虎，为泻肺也。盖春主阳气上升，石膏知母，苦寒降下，恶其泻肺之阳，而不得生发也。此特指春不可用者，恐人误以治温病之自汗、烦渴也。至于秋冬感冒伤寒，反可混用以伤金水二藏之真气乎？此汤专主热病中暍，在气虚不能蒸发者，则加人参，故张隐庵以为阳明宣剂。其于湿温则加苍术，温疟则加桂枝，一皆夏月所见之证，故昔人又有秋分后不可妄用白虎之戒。然病有舍时从证者，故虽非夏月，亦有当用之证。

阳明上篇论列方

桂枝汤 见前太阳上篇

麻黄汤 见前太阳中篇

小承气汤 一名三物厚朴汤

大黄四两　厚朴二两，去皮，炙　枳实三枚大者，炙

上三味，以水四升，煮取一升二合，去滓，分温二服。初服汤，当更衣。不尔者，尽饮之。若更衣者，勿服之。

比大承气，单去芒硝。芒硝之性走下，故惟荡涤积滞，以其咸寒，足以软坚去实热也，然结不至坚者不可用。盖大黄清血分之热，故得大黄而泻不止者，饮粥汤，胃得谷气即止，以胃之气分不伤也。合芒硝，则并气分而峻寒之矣，非有大热者，何以堪之？人身温暖之气，乃元气也，一伤猝难骤复，故必热结太盛，然后兼用之，所谓有病病当之也。观仲景增此一味而曰大，减此一味即曰小，且诸所欲下者，必曰先与小承气，则芒硝之峻可知。至调胃承气汤，反去枳朴，不去芒硝，乃为热盛而胃气不和者，恐其破气，故去枳朴；而加甘草，以培养其根本，故曰调胃。非谓热不盛者，亦可用也。

调胃承气汤 比大承气有甘草而无枳朴为异

大黄四两，去皮，清酒浸　甘草二两，炙　芒硝半升

上三味，㕮咀，以水三升，煮大黄甘草，取一升，去滓，内芒硝，更上火微煮，令沸，少少温服。

仲景用此汤凡七见，或因吐下津干，或因烦满气热，总为胃中燥热不和，而非大实满者比，故不欲其速下而去枳朴，欲其恋膈而生津，特加甘草以调和之，故曰调胃。然胃既热结，至须硝黄开之，则其气之壅而不接可知。承者，顺也，顺其气而接之也，故亦曰承气。合观仲景治热邪内入，曰陷胸，邪高在胸上也；曰泻心，邪居在心下也；曰调胃，邪竟在心下之胃也。即心、胸、胃三字，地分了然。治胸曰陷，谓邪虽在高，比虚烦者全里而不兼表矣，故彼虚烦证以栀豉轻涌者，此宜以大黄、芒硝、甘遂等陷之使下，义取陷身阵内而攻克也。治心曰泻，谓邪在此，不过热邪痰饮胶结，比胸则稍低，比胃则无实，导而去之，其势顺，故曰泻也。治胃曰承气，谓胃乃大小肠、膀胱转运之本，气化则能出，有热有物以滞之，气不承顺，则壅而不和，故义取调而下之，甚则大承气，不甚则小承气也。问曰：陷胸、泻心、调胃，一为析义，可开千古聋聩，但观仲景论结胸，每曰心下因硬，岂必胸上为结乎？曰：仲景不云结胸者，项亦强，如柔痉状乎？项且强，则项之下可知。特可按者惟心下，故注病状曰心下硬，立汤名则曰陷胸也。承气者，用以制亢极之气，使之承顺而下也。《伤寒秘要》曰：王海藏论云，仲景承气汤，有大小调胃之殊，今人以三一承气，不分上下缓急用之，岂不失仲景本意！大热大实，用大承气；小热小实，用小承气；实热尚在胃中，用调胃承气，以甘草缓其下行，而祛胃热也。病大用小，则邪气不服；病小用大，则过伤正气；病在上而用急下之剂，则上热不除。岂可一概混治哉？节庵论小承气曰，上焦受伤，去芒硝，恐伤下焦血分之真阴；论调胃承气曰，邪在中焦，不用枳实、厚朴，以伤上焦虚无氤氲之元

气。然此汤独可用芒硝以伤下焦乎？吾未闻承气汤有主上焦者，未闻调胃承气之证，至于坚而燥也！仲景调胃承气汤证，八方中并无干燥，不过曰胃气不和，曰胃实，曰腹满，则知此汤专主表邪悉罢，初入府而欲结之证也。故仲景以调胃承气，收入太阳阳明，而大黄注曰酒浸，是太阳阳明去表未远，其病在上，不当攻下，故宜缓剂以调和之。及至正阳阳明，则皆曰急下之，而大承气汤大黄注曰酒洗，是洗轻于浸，微升其走下之性，以和其中。至于少阳阳明，则去正阳而逼太阴，其分在下，故用小承气，大黄不用酒制也。

吴茱萸汤入后少阳全篇

栀子豉汤见前太阳中篇

白虎加人参汤见前太阳下篇

猪苓汤

猪苓去皮　茯苓　泽泻　滑石碎　阿胶各一两

以上五味，以水四升，先煮四味，取二升，去滓，内下阿胶烊消，温服七合，日三服。

五苓，太阳药也，故用桂枝与术。猪苓汤易以阿胶、滑石，则为导水滋阴、荡热利窍之剂，而非太阳药矣。故少阴病下利六七日，咳而呕渴，心烦不得眠者用之。谓下利六七日，本热去寒起之时，尚兼咳渴不眠等证，是热邪搏结水饮，以故羁留不去，故用以利水润燥。若证见发热、渴欲饮水、小便不利，安知非太阳膀胱瘀热而亦用猪苓汤？以其从阳明来，即不得复责太阳而用五苓也。唯义取滋阴导水，故阳明病汗多而渴者，猪苓汤即在所禁。若五苓，则一见阳明有汗证，便禁用，不必汗多而渴矣。以邪不在太阳，而用半表，即是诛伐。无过导热止渴，单清其里而已。

小柴胡汤入后少阳全篇

四逆汤 入后太阴全篇

茵陈蒿汤

茵陈蒿六两　栀子十四枚，劈　大黄去皮，二两

上三味，以水一斗，先煮茵陈，减六升，内二味，煮取三升，去滓，分温三服。小便当利，尿如皂角汁状，色正赤。一宿复减，黄从小便去也。

发黄则邪遍周身，似乎肤腠为病，但头汗出，身无汗，剂颈而还，小便不利，渴饮水浆，则邪实有结意，比谷疸之头眩则头汗为热多，且谷疸饱而微烦不渴，则此之渴饮水浆为热盛，又身无汗、小便不利，则中之热因湿郁而气不化更可知，故以茵陈山栀合大黄解散湿热，非下之也，欲其自内而达外也。大黄之性，速入血分，不能缓解气分之热，同栀子茵陈则能宣湿而化热。伤寒六七日，身黄如栀子色，亦用此汤，谓茵陈合大黄，则郁去而黄退；大黄合栀子，则便利而湿行耳。若寇氏治僧之伤寒汗不彻，发黄热多，期年不愈，去大黄而加秦艽、升麻，则以外热多而全责肌表矣。且内无结聚，虽有热，非如头汗出，剂颈而还，渴饮水浆之甚也。

抵当汤 见前太阳上篇

大承气汤 入后阳明中篇

阳明中篇论列方

调胃承气汤 见前阳明上篇

蜜煎导法

蜜七合　一味内铜器中，微火煎之，稍凝似饴状，搅之勿令焦着。欲可丸，并手捻作梃，令头锐，大如指，长三寸许，掺皂角末少许，或加盐亦可。乘热纳谷道中，冷则硬，以手急抱，大便出时，乃去之。

猪胆汁导法

大猪胆一枚，泻汁，和醋少许，用竹管长三四寸，以一半纳谷道中，随以胆汁倾入，以灌谷道中。如一食顷，当大便出。海藏法：用蜜煎盐相合，或草乌头末相合亦可。盖盐能软坚润燥，草乌能化寒消结，可随证阴阳所宜而用之。《准绳》曰：凡多汗伤津，或屡汗不解，或尺中脉迟弱，元气素虚人，便欲下而不能出者，并宜导法。但须分津液枯者用蜜导，邪热盛者用胆导，湿热、痰饮固结，姜汁、麻油浸瓜蒌根导。惟下傍流水者，导之无益，非诸承气汤攻之不效，以实结在内而不在下也。至于阴结便闭者，宜于蜜导中，加姜汁、生附子末，或削陈酱姜导之。凡此皆善于推广仲景之法者也。

已上导法，皆为大便将行而不能润利者设也。结胸及痞、胃有燥屎、脏结皆有现证，今一无现证，但自汗且小便利，是郁热燥干，非坚结也，故或以甘润，或以苦寒，而导之使下，犹之硝黄开结而反从下达，邪低故也。若见实满等证，则小便利，正属可攻之候矣。

大承气汤

大黄四两，酒洗　厚朴半斤，炙，去皮　枳实五枚，炙　芒硝三两

上四味，以水一斗，先煮枳朴，取五升，去滓，内大黄，煮取二升，去滓，内芒硝，更上火，微一二沸，分温再服，得下，余勿服。

厚朴去痞，枳实泄满，芒硝软坚，大黄泄实。海藏谓：必痞、满、燥、实，四证全而后可用，不易之论矣。总以大便实为主，便实必以手足漐然汗出为第一验，盖表解后周身无汗，而手足漐然，非燥屎热气不能使诸阳之本独蒸蒸而润也。但外之解不解、内之燥不燥、虚不虚，非手足汗之所能尽，故表则验之恶寒，或无汗，或脉浮，则表尚未清也；内则验之不转失

气，或脐腹痛，或脉弱，或便溏，或小便不利，或热微，或热不潮，则里实未盛也，以消息"燥、实、痞、满"四字方确。然脉证参差，又不可泥，如汗多、微恶寒、脉迟，禁下。若脉迟汗出而兼不恶寒、身重、短气、腹满、喘、潮热，即为外欲解、可攻里之象，以里热多，故知脉迟为表欲解也。若烦躁、心下硬，而无太阳及柴胡证，似可下矣，然脉弱虽能食，不可以为胃强而轻下也。不大便六七日，似可下矣，然小便少，屎未定硬，虽不能食，不可以为燥屎而轻下也。至谵语、有潮热、反不能食等证，则真胃中有燥屎矣，大承气虽重剂，以此详辨，宁有误乎？

小承气汤 见前阳明上篇

麻仁丸 即脾约丸。凡云丸者，皆小丸，欲其直达下焦也。后厥阴篇乌梅丸同

麻子仁二升，蒸晒，去壳　枳实炙　芍药各半斤　杏仁去皮尖，熬，别作脂　大黄去皮　厚朴去皮，炙，各一斤

上六味，为末，炼蜜为丸，如梧桐子大，饮服十丸，渐加，以利为度。

约者，约少也，乃脾中素有燥热，津液不足，约二三日所入之物，为一二弹丸。若外邪入里，必益增燥热，此时虽急下之以存津液，无及矣。故仲景大变太阳禁下之例，早立麻仁丸以润之，不比一时暂结者，可用汤药荡涤耳。仲景所谓胃强者，亦谓脾土过燥，使肠胃津液枯槁化热，致中消便少，是胃亦因脾之强而强，强即邪矣，非强于脾之谓也。使脾果弱，非溏即泻，焉能反约少胃中之谷食乎？此治素惯脾约之人，复感外邪，预防燥结之法。方中用麻杏二仁以润肠燥，芍药以养阴血，枳实、大黄以泄实热，厚朴以破滞气也。然必因客邪加热者，用之方为合辙。后

世以此概治老人津枯血燥之闷结①，但取一时之通利，不顾愈伤其真气，得不速其咎耶。

阳明下篇论列方

小柴胡汤入后少阳全篇

附：少阴转阳明方

大承气汤见前阳明中篇

附：厥阴转阳明方

小承气汤见前阳明上篇

少阳全篇论列方

小柴胡汤

柴胡半斤　黄芩　人参　生姜切　甘草各三两　半夏半升，洗　大枣十二枚，劈

上七味，以水一斗二升，煮取六升，去滓，再煎取三升，温服一升，日三服。

加减法见前三卷上少阳经全篇

伤风与寒，有里即不可攻表，有表即不可攻里，此定法也。少阳半表半里，故凡见少阳一证，即不可从太阳为治，而当用小柴胡也。小柴胡汤为邪传少阳、恰在半表半里、从中而和之主方，又能散诸经血凝气聚，故凡邪之表里混杂者，俱藉之以提出少阳，俾循经次而出，所以仲景取用独多，而尤于伤寒中风五六日、往来寒热、胸胁苦满、默默不欲饮食、心烦喜呕者，为的对之剂。谓风寒之外邪，挟身中痰饮，结聚少阳本位，所

---

① 闷（bì 闭）结：即"秘结"，指大便秘结。《素问·五常政大论》："其病癃闷。"

以胸胁苦满；热逼心间，所以心烦喜呕；胸胁既满，胃中之水谷亦不消，所以不欲食。于是邪入而并于阴则寒，出而并于阳则热，故概以小柴胡和之。柴胡者，少阳主药也。邪入内则热，故用黄芩；有饮而呕逆，故用半夏、生姜。然小柴胡得擅和解之功，实赖人参、甘草、大枣以养正，而调其阴阳也。人之气体不同，所挟亦异，故以柴胡、甘草、生姜为定药，余则增减随证耳。若口苦、咽干，热聚于胆也；目眩，木盛生风而旋运也，为少阳本病。前证中不概列，亦有无是证者，不可拘也。

小建中汤 见前太阳中篇

柴胡桂枝干姜汤

柴胡半斤　桂枝　黄芩各三两　干姜　甘草炙　牡蛎熬，各二两　瓜蒌根四两

上七味，以水一斗二升，煮取六升，去滓，再煎取三升，温服一升，日三服。初服微烦，复服汗出便愈。去滓再煎，与小柴胡同义。详《成方切用》小柴胡汤下。

太阳证，见一证涉少阳，即禁汗下，以邪在半表，非汗下之以所能尽也。此以伤寒发汗，必有半里之邪未服，略见内证，而又复误下也。邪兼半表，而攻其内外，故邪在少阳者，往来寒热而心烦；邪本太阳者，胸胁满微结，其小便不利，渴而不呕者，汗下亡津液而内燥也。若使邪盛而渴者，其人必呕矣。其头汗者，必初发汗时，下原未得汗，而又下之，于是津亡而渴，又加胸满微结，邪已内入，而身之汗益难。初之误汗，徒虚其上，而头为之汗，故从和解之法。而用小柴胡，以渴去半夏，以胸满微结去人参，加桂枝以从太阳，加干姜以散满，加瓜蒌根以滋内干，加牡蛎以软结也。彼以结胸无外热，里热为多，故从下夺之法，而用陷胸；此则往来寒热，表多里少，故

惟和解为妥耳。

大陷胸汤 见前太阳上篇

半夏泻心汤 见前太阳中篇

附：合病论列方

桂枝加葛根汤

于桂枝汤内加葛根三两，余依桂枝汤法。

太阳中风，自汗，几几项背强。几几，颈不舒也。而项背强状，亦可意会矣。颈项属阳明，故为太阳阳明合病，但太阳证多，阳明证少，所以仲景止以葛根一味，加入桂枝汤中。然不须歠粥，盖葛根之轻扬，已足引阳明袭邪，共桂枝成解肌之功耳。

葛根汤

葛根四两　麻黄去节　生姜切，各三两　芍药酒洗　甘草炙　桂枝各二两　大枣十二枚，劈

上七味，咬咀，以水一斗，先煮麻黄、葛根，减二升，去上沫，内诸药，煮取三升，去滓，温服一升。覆取微似汗，不须歠粥，余如桂枝法将息及禁忌。

葛根，阳明药也，项强几几为阳明的证，故太阳病兼见此一证，即以有汗为风、无汗为寒，而于桂枝、麻黄汤中，各加葛根以尽其用。然彼不名葛根汤，但言桂枝加葛根，以桂枝全汤，仅加此一味也。此独更名葛根汤者，见寒邪即兼入于阳明，则胸间之喘自止，自可不用杏仁，故不于麻黄全方加葛根，反用桂枝全方加麻黄、葛根，恐其寒少也。虽意主加入麻黄汤，而不得谓麻黄汤加葛根耳。若太阳阳明合病，自下利者，用葛

根汤，成说①谓邪并于阳，则阳实而阴虚，阴虚下利，故以葛根汤散其余邪。如是则葛根一味为阳明矣，独用入麻黄，义何取乎？盖寒邪属阴，阴性下行，故合阳明胃中之水谷下奔，治寒以麻黄为主，故必合麻黄、葛根并加之，亦不用杏仁，因其势已下趋，不欲复利之也。

葛根加半夏汤

于葛根汤内加半夏半升洗，余依葛根汤法。

仲景于太阳阳明合病，自下利者，以为兼寒，而用麻黄、葛根，加入桂枝全方矣。若不利，而加呕，则是兼风，风属阳，故合阳明胃中之水饮而上逆，故于葛根汤全方，复加半夏以去其逆，犹之小柴胡治半表半里而未全入里者，不脱半夏为治也。若概如成无己"邪并于阳，则阳实而阴虚，阴虚必下利"之说，则此之合病，独非邪并于阳乎？何以不下利而独呕？故知下利、不下利，有挟寒、挟风之不同也。

麻黄汤见前太阳中篇

黄芩汤

黄芩三两　甘草炙　芍药各二两，酒洗　大枣十二枚，劈

上四味，以水一斗，煮取三升，去滓，温服一升。日再服，夜一服。

太阳少阳合病，下利，既非若太阳阳明合病表证多，亦非若阳明少阳合病里证多，汗下皆不宜，故用小柴胡之三、桂枝汤之二，合而和之。因此悟桂枝汤意，桂枝为太阳主药，合姜枣行脾之津液，而和其邪；因其自汗，阴阳不和，以甘草、芍

---

① 成说：指成无己的说法、观点。成无己，金元医学家，著有《注解伤寒论》《伤寒明理论》。

药和其内，而共成解肌之功。此以合病下利，故单用甘草、芍药以和其内也。并悟小柴胡汤意，柴胡为少阳主药，合生姜、半夏以去少阳之饮，而和其半表；因表邪入内则热，以黄芩、甘草、人参、大枣之甘寒，和其半里，而共成和解之用。此以合病下利，故单用黄芩、甘草、大枣，以和其里也。因此而推广之，凡杂证因里未和，而下利者，黄芩汤可为万世之主方矣。

黄芩加半夏生姜汤

于黄芩汤内加半夏半升，生姜二两半，余依黄芩汤法。

黄芩汤既为太阳少阳合病下利不易之方，非为其合二经，而和调于一气乎？然气一也，下夺则利，上逆则呕，多呕加生姜、半夏，始知小柴胡之加姜枣，盖分而为用也，意在生姜、半夏以涤饮止呕，人参、大枣、甘草以和中，黄芩以清热也。观此之呕，加生姜、半夏，晓然自明，否则不呕何独用大枣而不用生姜耶？

大承气汤见前阳明中篇

白虎汤见前太阳下篇

附：并病方

大承气汤见前阳明中篇

附：痰病方

瓜蒂散

瓜蒂一分，熬黄　赤小豆一分

上二味，各别捣筛为散，已，合治之。取一钱匕，以香豉一合，用热汤七合，煮作稀糜，去滓，取汁和散，温顿服之。不吐者，少少加，得快吐，乃止。

痰饮在胸，变态不一。寒而不热，则有手足厥冷一证。何以知非中寒？则以乍紧之脉别之。紧而曰乍，是即诊时，前后不紧，偶现紧形也。热而兼湿，则有心下满而烦、饥不能食一证，原无他证，而但胸中做楚，故不必以脉别之。若病如桂枝证，是发热汗出而恶寒矣。然且头不痛，项不强，非全乎表证，胸中痞硬又类结胸，寸脉不沉而微浮，是邪不在里，不在表，而在胸中。况气上冲胸，咽喉不得息，如果表病初发，何至于是？明知是痰，而曰胸有寒者，痰本于寒也。已上三证，概以瓜蒂之苦、赤小豆之酸以涌之，所谓高者因而越之也。其形容痰证寒热微甚，可谓备矣。然特列之伤寒证中者，谓厥冷似虚寒，烦满似痞，如桂枝证似表，故特拈出以示辨耳。

太阴全篇论列方

桂枝汤见前太阳上篇

四逆汤

甘草二两，炙　干姜一两半　附子一枚，生用，去皮，破八片

上三味，㕮咀，以水三升，煮取一升二合，去滓，分温再服。强人可大附子一枚，干姜三两。从前附子皆野生，大者极是难得，重半两者即少，不若今时之种附子，重一两外也。近世用二三钱一剂，即与仲景时二三枚，分三剂相等耳。阴盛而格阳于上者，宜冷服。

四逆大概主阴寒，太阴自利不渴，阴证脉沉身痛，与夫厥逆下利、脉不至者，为的对。谓太阴主水谷，病则自利，内有真寒，故不渴；凡阴证，病在里，故脉沉；寒则血脉凝涩，故身痛；四肢受气于里，里寒则阳气不得宣布，故四肢逆冷；或更下利，则益知里寒；或脉不至，则是寒极而脉伏也，故以甘草合干姜、生附之大辛热者主之。经曰：寒淫于内，治以辛热。此皆主纯乎阴寒者，而以此申发其阳气也。然有伤寒误下，续

得下利清谷不止，身疼痛者，云急当救里，宜四逆。见四逆虽专主脏寒，然有表邪未尽、里寒为重者，亦当先以四逆救里，此又用四逆汤之变通矣。凉服者，热因寒用也。此汤通治三阴脉沉、恶寒、手足逆冷之证。取附子之生者，上行头项，外彻肌表，以温经散寒；干姜亦用生者，以内温藏府；甘草独用炙者，以外温营卫，内补中焦也。阴盛而格阳于上者，宜凉服。所以变加葱之制，恐阳气之欲散未散者，因葱而上越耳。

桂枝加芍药汤

于桂枝汤内更加芍药三两，连前共六两，余依桂枝汤法。

太阴腹满时痛，有直中者，有传经者，有误下内陷者，惟误下为轻浅。盖太阳误下之变，每在胸胁，胸胁不虚而脾独受伤，是越经而为变也。脾之受邪原浅，但邪虽入阴位，而太阳之邪毫未料理，故但倍芍药，大和脾气，以收太阴之逆，而仍以桂枝治其本经之邪，提之使出太阳，不比直中者，竟治太阴耳。若传经者，虚实寒热，所因不同，药亦有异矣。

桂枝加大黄汤

于桂枝汤内加大黄一两，余依桂枝汤法。

腹非胸胁之比，腹满时痛，病浅宜和。而大实大满，势在必下。但邪既入阴，又非寒下所宜。盖表邪以误下而乘虚陷入，即实满亦因表邪而增势，非阳分热结之比也。故于桂枝原方，加入大黄，实满一去，而桂枝、生姜为功于表，芍药、甘草、大枣效和脾之力，所谓一举而两得耳。

少阴前篇论列方

麻黄附子细辛汤

麻黄二两，去节　附子一枚，炮，去皮，破八片　细辛一两

上三味，以水一斗，先煮麻黄，减二升，去上沫，内药，

煮取三升，去滓，温服一升，日三服。

三阴必以温经之药为发散，使邪出而真阳不出，故麻黄附子细辛汤，人皆知附子温经，麻黄、细辛表散，而不知寒邪必由皮毛而入，皮毛者肺之合也，麻黄为肺家专药，故以治寒所从入，非即解少阴之寒也。附子入少阴固矣，细辛虽手少阴之引经，乃足少阴本药，其气香味辛，且能驱表邪，散浮热，是从内达外，赖此以为旗鼓，故较麻黄附子甘草汤，此为重剂。然少阴病，明有"脉细沉数，病为在里，不可发汗"之禁，又有"八九日，一身手足尽热者，以热在膀胱，必便血"之条，此脉沉、身热，似乎非麻黄、附子所宜，岂知阴病难于得热，脉虽沉而发热，则邪犹在表矣。况曰始得之，则客邪尚浅，非七八日邪已入里之比耶！

附子汤

附子二枚，去皮，破八片　人参二两　术四两　芍药酒洗　茯苓各三两

上五味，以水八升，煮取三升，去滓，温服一升，日三服。

阴邪稍久，每致变热，而为上下攻冲之证，便须曲为酌量回护。若但背恶寒，乃阳弱阴胜之常，更口中和，则与咽干、烦渴者异矣，故灸之，而又以此汤温补其中。若身体痛，手足寒，骨节痛，脉沉，亦寒邪内中之本证，故亦以此汤温补之，而无所回护。取附子、茯苓下温其经，不用干姜之刚燥；更以芍药监之，而附子之力，乃更柔缓；且以参术培其中土，而附子特为镇摄之主。羽扇纶巾，难以状其从容决胜之度矣！附子汤与真武汤，只互换一味，何真武汤主行水收阴、附子汤主回阳峻补耶？盖真武汤内生姜佐熟附，不过取辛热之力，以走散经中之水饮；附子汤中人参助生附，纯用其温补之力，以恢复涣散之真阳。且附子

汤中，参术皆倍于真武，其分两亦自不同，所以主治迥异。岂可比例而观乎？

麻黄附子甘草汤

麻黄二两，去节　附子一枚，炮，去皮，破八片　甘草二两，炙

上三味，以水七升，先煮麻黄一二沸，去上沫，内二味，煮取三升，去滓，温服一升，日三服。

此较麻黄附子细辛汤，去细辛，加甘草为调停，其药势之缓多矣。因细详立方之意，言少阴病二三日，比初得之，略多一二日矣。日数虽略多，而无里证，寒邪所入尚浅，是以阴象不能骤发，故将此汤微发汗。微云者，因病情不即内入，而轻为外引也。此如桂枝、麻黄二汤之有越婢，同其委屈弥缝而已。

吴茱萸汤

吴茱萸一升，洗　人参三两　生姜六两，切　大枣十二枚，劈

上四味，以水七升，煮取二升，去滓，温服七合，日三服。

凡治病因食作楚者，概作阳明，此大法也。故食难用饱，饱则微烦之阳明，即为谷瘅。呕属太阳，食谷而呕，即似阳明受寒，故以吴茱萸治胸中逆气满塞，然而增剧，则仍是因火，故云，属上焦也。明非下焦寒逆之比，所以用吴茱萸为误也。若吐利厥逆，至于烦躁欲死，方是肾中之阴气上逆，故以吴茱萸下逆气，人参姜枣培土，肾气自不能上陵，虽亦温中，实下其逆耳。若干呕、吐涎沫，是寒侵厥阴，肝木乘脾土，而阴气逆上，亦用吴茱萸汤泄逆，好古所谓冲脉为病，逆气里急，宜此主之，盖肾肝同一治也。按：东垣曰，浊阴不降，厥气上逆，咽膈不通，食则令人口开目瞪，阴寒膈塞，气不得上下。此病不已，令人寒中腹满膨胀下利，宜以吴茱萸之苦热，泄其逆气，用之如神。则知肝肾浊阴上逆，自能致病于阳明，中即不寒，

尚能使寒，况原有虚寒者乎？中气固强，自能镇安肾肝，使其不逆。病分上下，实则联贯。一物而兼治之，惟吴茱萸为能，故以为君而名汤。观此而仲景一方两用之意，不晓然哉！

白通汤

葱白四茎　干姜一两　附子一枚，生用，去皮，破八片

上三味，以水三升，煮取一升，去滓，分温再服。

言少阴病，则既无热，脉沉细，但欲寐矣。因而下利，是阴寒凝结，统摄无主，并无疑似之阳证。凝结之寒，漫无欲散之机，故以生附配干姜，辛热而迅发，从朔雪中，鼓动一阳，以成开泰之功。其用葱白者，隆冬凛冽，百草皆萎，患不在虚，而在阳气之不通，故以葱白之最通阳界者，主汤之名，谓阳春布德，必先葭管①飞灰，东风透谷，而后冻解晖生。否则单恃辛热，不足以引有脚之阳②，适足以益丹鼎之燥耳。

白通加猪胆汁汤

于白通汤内加人尿五合，猪胆汁一合。

以水三升，煮白通汤三味，取一升，去滓，内胆汁、人尿，和令相得，分温再服。

白通汤本取通脉，服之宜乎沉者起、微者盛也。乃反厥逆无脉，干呕而烦，是葱白能通上而不能通下，且微阳之欲散未散者，因葱而越上，故为呕、为烦。然非葱白、姜附之辛热，猝难宣发，则葱白之用，岂为过乎？责在无向导矣。故以人尿、猪胆汁引之。但炎上之火，收之极难，故脉忌暴出，谓与下之凝寒，竟不相属，则相离而绝也。

---

① 葭管：本书卷四《少阴经后篇》作"葭菅"。据文义疑作"葭莩"。

② 有脚之阳：指春阳像长了脚，和煦温暖万物。此喻人体肾中真阳。语本五代·王仁裕《开元天宝遗事》："有脚阳春。"

真武汤见前太阳下篇

通脉四逆汤

甘草二两，炙　干姜三两，强人可四两　附子大者一枚，去皮，破八片，生用

上三味，以水三升，煮取一升二合，去滓，分温再服。

加减法

面色赤者，格阳于上也，加葱九茎以通阳。腹中痛者，真阴不足也，去葱加芍药二两以敛阴。呕者，加生姜二两以散逆。咽痛者，气结也，去芍药之聚气，加桔梗一两以利咽。利止，脉不出者，阳气未复，阴气未和也，去桔梗之散气，加人参二两以生阳而和阴也。

寒见寒证，热见热证，此其常也。寒热证并见，是阴寒隔阳于外，不能内返也，故少阴病下利清谷、厥逆、脉微、腹痛，寒也；而反外热，不恶寒、面赤、干呕、咽痛，则为阴阳相睽，而元阳飞散之机。即于四逆加葱，以入阴而迎阳，又倍干姜，以壮温暖之气，加甘草一两，以大和调之用。盖通之于外，正摄之于内也。其至戴阳汗出者，亦用之。合甘草、干姜大甘大热之间，有妙用焉，虽汗出而不忌葱，可知此证之急务，妙在通之也。已故药同四逆，而另作汤名，重在加减也。至于利止脉不出，正经所谓脉微而利，亡血也，又非一通可愈，故更加以人参。然观面色赤，加葱九茎，则知格阳之证，当以戴阳为确矣。

四逆汤见前太阴全篇

少阴后篇论列方

黄连阿胶汤

黄连　阿胶三两　黄芩一两　芍药二两　鸡子黄二枚

上五味，以水五升，先煮三物，取二升，去滓，内胶烊尽，小冷，内鸡子黄，搅令相得。温服七合，日三服。

少阴本证，脉微细、但欲寐者，人身卫气，行阳则寤，行阴则寐，邪入少阴，则卫气搏于阴而不能出，故但欲寐。于是下利呕逆，乃阴邪内炽也，因而汗出烦躁，是真阳欲亡也。若无此等证，但心烦不得眠，且在二三日传经阳邪至此，不为日浅矣，明是真阴为邪热所烁，始而卫气从邪留阴而欲寐，阳之陷也；今且阴气反从火化，行阳分致不得眠，陵心为烦，阴之消也。故以芩连直折其火为君，以鸡子黄混沌未凿之元阴，阿井乃天地尾闾①之真水，挟黑骡皮润燥驱风而为胶者，育其阴之本，复以芍药之酸寒收摄其外亡之微阴，较之四逆等汤，一水一火，天地悬隔，此治少阴大分别、大关键也！不可草草略过。此汤本治少阴温热之证，以其阳邪暴虐，伤犯真阴，故二三日已上，便见心烦不得卧，所以始病之际，即用芩连大寒之药，兼芍药、阿胶、鸡子黄，以滋养阴血也。然伤寒六七日后，热传少阴，伤其阴血者，亦可取用。与阳明腑实用承气汤，法虽虚实补泻悬殊，而祛热救阴之意，则一耳。

桃花汤

赤石脂一斤，一半全用，一半筛末　　干姜一两　　粳米一升

上三味，以水七升，煮米令熟，去滓，内赤石脂末方寸匕，温服七合，日三服。若一服愈，余勿服。

下利，便脓血，腹痛，小便不利，有以为寒者，以其所用之药，皆温热之品。然小便不利，每多热证，且有见血无寒、

① 尾闾（ǐ 吕）：古代传说中海水归聚之处，现多指江河的下游，承接、汇聚江河之水的地方。《文选·稽康〈养生论〉》李善注引司马彪曰："尾者，在百川之下，故称尾。闾者，聚也，水聚族之处，故称闾也。"

及血得热而妄行之语，盖病既属少阴，邪或因经而寒，自二三日至四五日，则寒郁而热矣。正如滞下之证，必由于暑，而暑气之所以陷入，则由寒冷遏抑使然，故凉药清暑、热药劫郁皆可愈。此以石脂固脱，粳米调中，而以干姜为散本寒、劫标热之总司，始无贻患。否则以寒药治热，热未去而寒复伤，如之何？故只自利、便脓血，而无腹痛、小便不利证，亦主之。谓：下泄必由中虚。是方顾本虑标，温中以固泄，当下之寒热，总不深较耳。石脂之涩，以固下焦滑脱，必稍加粳米、干姜以理中气之虚。虚能受热，故虽热邪下利，不妨仍用干姜之辛，以佐石脂之涩。汤中用石脂半斤，不为少矣，服时又必加末方寸匕，取留滓以沾肠胃也。盖少阴主禁固二便，肾水为火所灼，不能济火，火克大肠金，故下利便脓血。所以用干姜从治之法，犹白通汤之用人尿猪胆，彼假其寒，此假其热耳。

猪肤汤

猪肤一斤

上一味，以水一斗，煮取五升，去滓，加白蜜一升，白粉白米粉也五合，熬香，和相得，温分六服。

下利，咽痛，心烦，胸满，少阴之热邪，挟水饮以充斥上下中间，无处不到。而肾阴亦大亏，下夺与清热诸法，俱不敢擅用。故用猪肤本经之水畜，以润泽其枯。用白蜜、白粉者，不特润燥也，盖少阴证见，唯恐土不能制水，而水得以泛溢，故用中州大甘之品，予其权于土，而后平成可几也。此与真武汤醒脾崇土之意同。但彼系阳亏，可用刚燥；此系阴亏，宜用甘润耳。

猪属肾而肤主肺，故取治少阴经中伏邪，阴火乘肺咽痛之证。但当取厚皮汤泡，去肥白油，刮取皮上一层白腻者，为是。

甘草汤

甘草二两

上一味，以水三升，煮取一升半，去滓，温服七合，日二服。

甘草一味单行，最能和阴，而清冲任之热。每见生便痈者，骤煎四两，顿服立愈。则其能清少阴客热可知，所以为咽痛专方也。

桔梗汤

桔梗一两　甘草二两

上二味，以水三升，煮取一升，去滓，分温再服。

若此汤，则与甘草一味，迥然不同矣。桔梗有开提之功，又桔梗味苦，甘草味甘，甘苦相合，有和其阴阳之义。初用甘草不瘥，便须防其阴阳不和，故续用之。然必客热之浅者，与少阴之阴尚可支持者为宜，故此与甘草汤皆必二三日内才用之耳。

半夏散及汤

半夏洗去涎水　桂枝　甘草炙，各等分

上三味，各别捣筛已，和治之，白饮和服方寸匕，日三服。若不能散服者，以水一升，煎七沸，内散两方寸匕，更煎三沸，下火，令小冷，少少咽之。

此又咽痛方中之变者也。盖咽痛当清少阴客热，故猪肤汤以之调中而滋肾，甘草及桔梗汤虽清热开提不同，同于清少阴之邪。若苦酒汤及此汤皆以去痰为务，然少阴之邪原从太阳来，故于去痰药中用桂枝、甘草，仍欲向太阳提出其邪，但必审其微有表意者，方为合法耳。

苦酒汤

半夏十四枚，洗，为粗末　　鸡子一枚，去黄，内上苦酒，著鸡子壳中

上二味，内半夏著苦酒中，以鸡子壳置刀环中，安火上，令三沸，去滓，少少含咽之。不差，更作三剂服之。

此为痰饮咽痛设也。鸡子兼清其热耳，然此与黄连阿胶汤之用鸡子黄，又不同矣。黄象地气，为浊阴，血分药也；白象天气，为清阳，气分药也。故去黄，以清在上之气热，合苦酒，以敛浮越之虚火，而无取乎剂之重，但尽壳中所有，少少含咽而已。

四逆散

甘草炙　枳实破，水渍，炙干　柴胡　芍药

上四味，各十分，捣筛，白饮和服方寸匕，日三服。

加减法

咳者见前加五味子、干姜各五分，并主下利，亦散水寒、收泄气之意。悸者，加桂枝五分，心主悸，桂枝通心气也。小便不利者，加茯苓五分，见前。腹中痛者，寒盛也，加附子一枚以温之，炮令坼。泄利下重者，先以水五升，煮薤白三升，取三升，去滓，以散三方寸匕，内汤中，煮取一升半，分温再服。下重，气滞也。用薤白，泄气也。

邪入阴经而阴胜，或误汗下而扰动其真阳，固有从权温经之法矣。然传经之邪，本系热邪，清热夺邪，是为正治之法。四肢者，诸阳之本也，邪在三阳则热，至太阴则温，至少阴则逆而不温，至厥阴则厥冷而甚于逆。客邪渐入，其热渐深，正气不相接，故厥也。盖四逆为邪壅正气，或咳悸、小便不利，或腹痛、泄利下重，虽上下寒热不同，总阴之不与阳通，而各自为病也。故取柴胡以解其邪，甘草、芍药以和其阴，而以枳实为通达阴阳之主，以其治四逆为主，故亦以四逆名方，而复

设种种加减法耳。

猪苓汤见前阳明上篇

大承气汤见前阳明中篇

厥阴全篇论列方

乌梅丸

乌梅三百个　黄连一斤　干姜十两　附子六枚,炮　人参　黄柏　细辛　桂枝各六两　蜀椒炒,去汗　当归各四两

上十味,异捣筛,合治之,以苦酒渍乌梅一宿,去核,蒸之五升米下,饭熟,捣成泥,和药令相得,内臼中,与蜜杵上千下,丸如梧桐子大,先食,饮服十丸,日三服。稍加至二十丸。禁生冷滑物臭食等。

蛔厥比脏厥,虽为易治,然脏厥由无阳,蛔厥亦因脏寒,不能自安,而上入其膈。特邪有浅深,一则须臾得止,一则无暂安时,故须以吐蛔,辨肾邪之微甚,而类聚辛热以温之,监以黄柏,乌梅、黄连以安其蛔,人参、当归以补其虚也。然此方寒热兼施,气血并补,故便脓之久痢,以阴阳错杂,亦能主之。况乌梅、黄连正为滞下之主药也。仲景每以生附配干姜,此独用熟附,彼兼解散,此专治寒耳。乌梅丸,主胃气虚而寒热错杂之邪积于胸中,所以蛔不安而时时上攻,故仍用寒热错杂之味治之。方中乌梅之酸以安胃,蜀椒之辛以泄滞,连柏之苦以降气,盖蛔闻酸则定,见辛则伏,遇苦则下也。其他参归以补气血之虚寒,姜附以温胸中之寒饮。若无饮,则不呕逆,蛔亦不上矣。辛桂以祛陷内之寒邪,若无寒邪,虽有寒饮,亦不致呕逆。若不呕逆,则胃气纵虚,亦不致蛔厥矣。

当归四逆汤

当归　芍药酒洗　桂枝各三两　细辛　甘草炙　通草各二两

大枣二十五枚，劈

上七味，以水八升，煮取三升，去滓，温服一升，日三服。

脉主血，虚细主亡血，至细而欲绝，则血虚已甚，不但不可下，并不可温，故以桂枝全汤，君以当归，以大和其阴阳，细辛、通草以通其心肾，不用姜附以劫其阴。谓脉之虚细，本是阳气衰微，而阴血更为不足，但宜用此以调和其阴阳，宣通其心肾而已。

当归四逆加吴茱萸生姜汤

于当归四逆汤内加吴茱萸二升，去闭者，泡，生姜半斤，切。

以水六升，清酒六升，和煮取五升，去滓，温分五服。

手足厥寒，脉细欲绝，是经络无所不寒，气血俱虚之至，故当归四逆，允为合剂矣。更察内有久寒，是一阳不足以为开泰之本，而经络之虚乃相因以至，故加吴茱萸、生姜温中而通逆，亦不用附子而寒自化，并可通于杂证之血虚极寒者矣。

四逆汤 见前太阴全篇

白虎汤 见前太阳下篇

瓜蒂散 见前少阳篇后痰病条

茯苓甘草汤 见前太阳中篇

麻黄升麻汤

麻黄二两半，去节　升麻　当归各一两一分　知母　黄芩　葳蕤各十八铢　天门冬去心　甘草炙　石膏碎，绵裹　白茯苓　芍药　干姜　术　桂枝各六铢

上十四味，以水一斗，先煮麻黄一二沸，去上沫，内诸药，煮取三升，去滓，分温三服。相去如炊三斗米顷，令尽，汗出愈。

大下后，则气血俱伤可知，于是寸脉沉迟，明是阳去入阴

之象，因而手足厥冷，泄利不止，下部脉不至，故以苓、术、干姜壮其阳，归、蕤、天冬养其阴，桂、甘、芍药和其营卫，而以升麻提其下陷之气，知母、石膏、黄芩清肺之热，而以麻黄散而泄之耳。然而下部脉虽不至，泄利虽不止，非竟纯阴无阳也，不过快药下利，重亡津液，故厥阴之脉随经射肺，而肺之津液亦亡，乃咽喉不利而吐脓血，遂成肺痿也。病惟表里错杂，药亦兼而调之，君以麻黄，则内无不出，臣以升麻，则下无不举，故药品十四，而以二味名汤。此方之术，或白或苍，随宜用之。

干姜黄连黄芩人参汤

干姜去皮　黄连去须　黄芩　人参各三两

上四味，以水六升，煮取二升，去滓，分温再服。

伤寒二字读断，则所云本自寒下，其为平日胃气虚寒明甚。但伤寒误吐下则应变结胸等证，今以本自寒下，变反在中宫，而成寒格，故以人参、干姜大温补其中，而以芩连下其逆也。此乃误吐、下之变证，故亦以变法治之耳。

通脉四逆汤 见前少阴前篇

桂枝汤 见前太阳上篇

白头翁汤

白头翁三两　黄连去须　黄柏去皮　秦皮各二两

上四味，以水七升，煮取二升，去滓，温服一升，不愈更服。

此主热利下重，旧谓热伤肾，肾欲坚，故食苦以坚之，似矣。然苦药多，何独取此？盖下重者，乃热伤气，故陷下而重也。陷下则伤阴，阴伤则血热，故以白头翁清血热，即其善治鼻衄可知；肾肝同一治，故以秦皮和肝阴，即其善治目疾可知。

黄连清脾中郁热，黄柏坚北方元阴，虽后重而不用一味调气之药，病已不在气耳。后人以"紫血"，证"热利"二字，似也，然不若仲景自注云，"下利欲饮水者，以有热故也"。饮水与渴不同，渴但津干，欲饮水则是阴分为火烁，欲得凉以解之也。而阴血之热，亦在其中矣。厥阴热利下重，渴欲饮水者，阴虚生热也，故宜苦寒之剂治之，不可作阳虚而用温剂也。所以用白头翁以升木气之下陷，秦皮以坚肝肾之滑脱，连柏以泄肠胃之湿热，较少阴证便脓血桃花汤之用干姜，迥乎角立①也。盖少阴之水气下奔，虽为热邪，亦可用从治之法。厥阴之风气，摧拔木火，骎骎内动，不可复用辛温鼓激其势也。

小承气汤 见前阳明上篇

栀子豉汤 见前太阳中篇

小柴胡汤 见前少阳全篇

吴茱萸汤 见前少阴前篇

附：过经不解论列方

小柴胡汤 见前少阳全篇

大柴胡汤 见前太阳中篇

柴胡加芒硝汤

于小柴胡汤内加芒硝六两，余依小柴胡汤法服。不解，更服。

此即大柴胡两解之意也。但此无枳实、芍药、大黄，而加芒硝，谓此之胁满、潮热、呕利，虽似大柴胡证，曾经误用丸药下之，引热邪内陷而下利，非芒硝无以荡胃中之热，且阴已被伤，无所事芍药之和也。然此以加芒硝名汤，则知大柴胡设

---

① 角立：卓然特立，超然出众。

无大黄，不成汤矣。大柴胡乃未经汗下而热邪自盛者，故以小柴胡解半表里，加枳实、芍药、大黄以缓解其上下之里热；此汤乃因丸药误下，引客邪陷入之故，则客邪骤而浅，上乃因邪而热，下未必即热矣，故但以芒硝，加入小柴胡内，使和解之外，假硝性之急暴而清热者，骤解其上，则下之协热暂利者，不治自清矣。

调胃承气汤见前阳明上篇

附：差后劳复论列方

枳实栀子豉汤

枳实三枚，炙　栀子十四枚，熬黑　豉一升，绵裹

上三味，以清浆水七升一名酸浆水，炊粟米熟，投冷水中，浸五六日，味酢生白花，色类浆，故名。若浸至败者害人。其性凉善走，能调中宣气，通关开胃，解烦渴，化滞物。空煮取四升，内枳实、栀子，煮取二升，下豉，更煮五六沸，去滓，分温再服。覆令微似汗。

仲景治劳复、食复亦概用和解、汗、下三法，但和解以小柴胡为主，而汗、下惟枳实栀子豉一方。栀豉本为涌剂，此独用之以微发汗，非谓病后中虚不堪涌也。伤寒为风寒外入之表，劳复为余热内起之邪，表邪贵涌，故栀豉汤必先煮栀子，后内豉，则上涌而不下；栀子厚朴汤，恐枳朴下走，故同煮而合其气，使枳朴利气之性，随栀子而成功于一涌；此则先以清浆水七升，空煮取四升，内枳实、栀子，又次内豉，盖水熟则速下，故不先煮栀子，而合枳实同煎，借水势以急下，留苦性以微汗。谓一切桂麻等汤，固系发表，非其所宜；即涌，亦驱入里之表，治余热内起，未为合法耳。栀豉之宣发，合熟水、枳实下坠之势，既为驱热定方，于是有宿食者，加大黄仅如博棋子大。余

热不杀谷，原非如表邪内入者之坚结而难开也。

小柴胡汤 见前少阳全篇

牡蛎泽泻散

牡蛎熬　泽泻　瓜蒌根　蜀漆洗，去腥　葶苈熬　海藻洗去咸
商陆根熬，各等分

上七味，异捣下筛为散，更入臼中治之。白饮和服方寸匕，日三服。小便利，止后服。

腰以下有水气，乃阴邪不尽由汗解，故滞而为水也。然人之身半以上为阳，身半以下为阴，阴病极而侵阳，势所必至，故于未侵阳界之时，峻剂以攻之，所谓未济而击之，稍缓则有灭趾①之虑也。专利小便者，《金匮》曰：腰以下肿，当利小便也。然药止七，不用淡味，而取咸者四，苦寒者二，辛平者一，盖阴邪久结，必成湿热，坚凝在下，骤难开发，故咸以软坚，寒以清热，利水以渗湿也。蜀漆、瓜蒌根兼导饮而散结，葶苈泄气闭以开水道，谓水非气闭不能结耳。大病差后，脾胃气虚，不能约制肾水，水溢下焦，而腰以下肿，急当利其小便，缓则上逆阳位，治无及矣。故用牡蛎、泽泻、海藻之咸，以入肾而利水；葶苈、商陆之苦，以入肺而泄气，瓜蒌根之甘苦、蜀漆之辛苦，以泄其结而除肿湿也。

理中丸及汤 入后夏热全篇霍乱条

竹叶石膏汤

竹叶二把　石膏一斤，碎　半夏半升，洗　麦门冬一升，去心
人参三两　甘草二两，炙　粳米半升

上六味，以水一斗，煮取六升，去滓，内粳米，煮米熟汤

---

① 灭趾：控制、限制脚的行动，意与"灭顶"相对。此指病情加重、束手无策。《易·噬嗑》曰："履校灭趾。"趾，古义指足，不仅指脚趾。

成，去米。温服一升，日三服。

俗医不知气盛与气逆之不同，概以枳朴伤其至高；又不知中气虚逆与火逆不同，概以生姜为呕逆仙药。试观仲景竹叶石膏一汤，则虚热之辨，泾渭了然。伤寒解后，虚羸少气，气为余热所伤，故饮食不能为肌肤也；气逆欲吐，胃弱而余邪复挟津液上逆也。故以竹叶、石膏清热，人参、甘草、麦冬、粳米固本，半夏散逆，盖竹叶能除新久风邪之烦热，能止喘促气胜之上冲，故以为君；合人参、麦冬等用之，治热而无损其真，导逆而不伤其气也。若生姜可以宣偶郁之火，而不能清凝结之热；枳朴可以下客气有余，而不能解热伤之逆，故皆不用也。至石膏一味，因能凉肺气，清暑热，故有白虎之名。今人不察证之阴阳、热之高下，不忌芩连之苦寒，而畏石膏之辛凉，不知伤寒之邪皆属阳经之邪，非沉寒之药所能胜，其余邪上逆，何独不然？故必用之，以清邪之原也。

附：阴阳易病方

烧裈散

上取妇人中裈近阴处，剪烧灰，以水和服方寸匕，日三服。小便即利，阴头微肿，则愈。妇人病，取男子裈裆烧灰。

男女相易之病，气入骨中，乃阴毒炽盛之病，其体重非复阴寒下重之谓也。阴毒盛，阳为阴所吸，故不用而体重；气本入阴，故少气；少腹里急，阴不和也；引阴中拘挛、膝胫拘急者，热邪下注也；热上冲胸，头重不欲举，眼中生花者，阴中毒气，随卫气上升，如阳邪之上入，但气本浊阴，故为重、为花耳。用烧裈散者，始以一线之气，引之使入，仍以同气之阴相易，引之使出也。

春温篇论列方

瓜蒂散见前少阳篇后痰病条

文蛤散

文蛤五两

上一味，为散，以沸汤和一钱匕服，汤用五合。

咸能软坚，能清热，能走肾以胜水，故有止烦、化痰、咳逆、胸痹之用，此仲景以之为因寒郁热、宿饮胶结主剂也。然观易五苓之意，则知此为清热消饮之轻剂，故必不瘥而后为两解之图也。且必于欲饮水、反不渴者用之，则知能泄偶郁之热，而不能胜实结之热矣。

五苓散见前太阳上篇

三物小陷胸汤见前太阳中篇

白散

桔梗　贝母各三分　巴豆一分，去皮心，熬黑，研如脂

上二味，为末，内巴豆，更于臼中杵之，以白饮和服①。强人半钱，羸人减之。病在膈上必吐，在膈下必利。不利，进热粥一杯；利过不止，进冷粥一杯。身热皮粟不解，欲引衣自覆者，若以水噀之、洗之，益令热却不得出，当汗而不汗，则烦。假令汗出已，腹中痛，与芍药三两，如上法。

桔梗之开提，贝母之辛散，巴豆之大热峻下，较小陷胸汤，是从治以劫之也。此汤本为寒实结胸，然剂稍峻矣。又设言汗出已，腹中痛，与芍药三两，谓失汗而烦，用文蛤散，或虽汗而邪下溜腹痛，仍以大和脾气为主也。《活人》不拘寒热，服陷胸汤不瘥，用枳实理中丸，应手而验。庶能推广此意者乎？崔

---

① 白中……和服：原作"白中杵之，以白饮和服"，据《伤寒论》改。

行功①曰：寒实结胸欲绝，心膈高起，手不可近，用大陷胸不瘥者，此下后虚逆，气已不理，毒复上攻，当用枳实理中丸，先理其气，次疗诸疾，其效如神。渴者加花粉，自汗者加牡蛎。《活人》云：误下未成结胸者，急频与理中汤，自然解了，盖理中汤治中焦故也。设中气已理，审其邪已入胃府，或以承气再下之，盖前之下未是也，此皆能推广仲景之意者也。

桂枝汤 见前太阳上篇

大承气汤 见前阳明中篇

麻黄附子细辛汤

麻黄附子甘草汤 以上二方俱见少阴前篇

四逆汤 见前太阴全篇

夏热篇论列方

瓜蒂散 见前少阳篇后痰病条

五苓散 见前太阳上篇

理中丸及汤

人参　甘草炙　术　干姜各三两

上四味，捣筛为末，蜜和丸，如鸡子黄大，以沸汤数合，和一丸，研碎，温服之。日三服，夜二服。腹中未热，益至三四丸，然不及汤。汤法，以四物依两数切，用水八升，煮取三升，去滓，温服一升，日三服。

加减法

若脐上筑者，肾气动欲作奔豚也，去术以其壅气也，加桂四

① 崔行功：唐代官吏，恒州井陉（今属河北）人。北齐巨鹿太守崔伯让之曾孙，祖父崔谦之为北齐官宦。聪颖好学，文采出众，历任通事舍人、司文郎中、秘书少监。唐高宗时，负责起草诏书，知医术。著作有《崔行功集》六十卷，医学著作《崔氏纂要方》十卷、《千金秘要备急方》一卷。

两以伐肾邪，而泄奔豚。吐多者气逆也，去术加生姜三两以散逆气。下多者湿胜也，还用术以燥湿。悸者，饮水过度而水停也，加茯苓二两以利水，水行则悸愈也。渴欲得水者，脾虚也，加术，足前成四两半以缓脾。腹中痛者，加人参，足前成四两半以补中。寒者，以不用水之甚者言，加干姜，足前成四两半以散寒。腹满者气滞也，去术之甘壅，加附子一枚以行滞。服汤后，如食顷，饮热粥一升许，以助药力，微自汗，亦取微欲似汗之意，勿发揭衣被，防重感也。吐利止，里和也，而身痛不休者，表退而新虚也，当消息斟酌和解其外，宜桂枝汤固卫以小和之。少少与服，不令过度。

病后喜唾，久不了了，此胃虚寒伏，宜理中以培其本也。霍乱头痛，发热身疼，但不饮水，亦用理中者，盖头疼发热，邪由风寒，中乃阴阳之界也，未知阳热阴寒。故以饮水为热，热则阳邪居阳分而宜清；以不饮水为寒，寒则阴邪居阴分而宜温耳。阳邪用五苓者，责在太阳也；阴邪用理中者，责在太阴也。然中土为万物之本，故理中政可通治一切，所以加减法独多。若脐上筑，去术；吐多，去术；腹满，去术。皆恶其壅也。差后渴欲得水，反加术者，津液不足则邪反营之，故加术以壮其正气，而虚热去，津自生矣。若今人则反加凉药以清之，滑药以润之，宁知此理哉？此方之术，当用白术。

四逆汤 见前太阴全篇

通脉四逆加猪胆汁汤

于通脉四逆汤内加猪胆汁半合，余依通脉四逆汤法。

吐、汗、厥相续而至，邪总不解，而反四肢拘急，脉微欲绝，阳因汗吐而欲亡矣。唯宜内和，不堪外散。但恐扞格①不入，故同白通汤之用猪胆汁，而独不用葱白，内有甘草、干姜之多，为功于里，犹加生姜、大枣之为功于表耳。

四逆加人参汤

于四逆汤内加人参一两，余依四逆汤法。

恶寒，似有太阳未罢之表证，而脉微复利，则阳虚而阴盛矣。急当用四逆汤以温经回阳，然下利每多亡阴，今利虽止而恶寒，脉微如故，则知其非阳回而利止，乃津液内竭而利止也，故曰亡血，又当加人参以生津益血矣。

以上一百一十三方，内缺禹余粮丸一方，其新加汤，乃最后增入者。

按：论方不离辨证，本篇于一方数用者，循次论注，各为划断。而原证关系者，则概用尖圈以别之。其论中析理精入，决不可易者，则用密圈。有翻跌以醒正文者，则用密点。无非欲爽观者之心目云尔。

再按：成注概引《内经》辛甘发散、酸苦涌泄等，虽无大谬，然随文释义，近于笼统，不足以启后人之悟，故特比类较辨，或罕譬而曲喻之，又推类而及于杂证，总欲使学者触类引伸，一方不作一方看，并不作一百十三方看也。

---

① 扞（hàn 汉）格：相互抵触，格格不入。扞，同"捍"，抵御，阻隔。

卷　九

西昌　喻　昌　嘉言　著
武原　吴仪洛　遵程　订
秦溪　许　栽　培之　参
新安　胡承曾　天宗　较

补卒病论大意

　　卒病者，暴卒阴病，即直中阴经等证也。汉末张仲景著《伤寒论》十卷，治传经阳病；著《卒病论》六卷，治暴卒阴病。斯民不幸，其《卒病论》当时即罹兵火之厄，晋初即无可搜求，故王叔和编次仲景书，但抱其空名曰《伤寒卒病论》，其实只有《伤寒论》，而无《卒病论》也。喻氏《医门法律·中寒》一门，所以补《卒病论》之大意，今特录之，以载于此卷。由是而《卒病论》虽亡，而《卒病论》之旨，实未亡也。

阴病论

　　太极动而生阳，静而生阴，阳动而不息，阴静而有常。二气交而人生，二气分而人死，二气偏而病起，二气乖而病笃。圣神忧之，设为医药，调其偏驳，使归和平，而民寿已永。观于《生气通天论》中，论人身阳气，如天之与日，失其所，则折寿而不彰。是其贵阳、贱阴之义，昭然可见。丹溪、节斋辈，多主贵阴、贱阳立说，曰阳道饶①、阴道乏，曰阳常有余、阴常不足，

---

　　① 饶：富足，多。

曰阴气难成易亏，故早衰，制为补阴等丸，畸①重乎阴。又近日医流，宗《景岳全书》滥用地黄等阴滞不行之药，冒蔽生阳之气，皆于《内经》之义有未悉耳。但三皇之世如春，阳和司令，阴静不扰，所以《内经》凡言阴病，但启其端，弗竟其说。汉末张仲景著《伤寒论》十卷，治传经阳病；著《卒病论》六卷，治暴卒阴病。斯民不幸，其《卒病论》当时即已失传，岂非其时贤士大夫莫能深维其义！《金匮玉函》置而弗收，其流布民间者，悉罹兵火之厄耶！仲景以后，英贤辈出，从未有阐扬其烈者。唯韩祗和于卒暴中寒一门，微有发明，诲人以用附子、干姜为急，亦可谓仲景之徒矣。昌尚论《伤寒论》，于凡阴病见端，当以回阳为急者，既一一表之，今欲并度金针，畅言底里。《易》云：通乎昼夜之道而知。夫昼为阳，群阴莫不潜伏；夜为阴，群阴得以现形，诸鬼为之夜食。一切山精水怪，扬氛吐焰，伎俩无穷，比鸡鸣则尽隐矣。盖鸡鸣夜虽未央，而时则为天之阳也，天之阳开，故长夜不至漫漫而将旦也。阴病之不可方物②，此见一班。而谁为燃犀之照也哉？佛说：四百四病，地、水、火、风各居其一，是则四百四病，皆为阴病矣。夫水火木金土，在天成象，在地成形，原不独畸于阴，然而五形皆附地而起。水附于地，而水中有火，火中有风，人所以假合成身，身所以相因致病，率禀四者。金性坚刚，不受和合，故四大惟金不与，证无生者，必修西方佛土，有由然也。世人但知地气静而不扰，偶见地动，便骇为异，不知地气小动则为灾眚③，大动则为劫厄。劫厄之来，天地万物，凡属有形，同归于坏。然地气有时

① 畸（jī基）：偏也。
② 方物：犹识别，辨别。
③ 灾眚（shěng 省）：灾害，灾异。眚，指眼睛生翳，引申为灾祸。

大动，而世界得不速坏者，则以玄天真武坐镇北方，摄伏龙蛇不使起陆，以故地动而水不动，水不动，而水中之火、火中之风自不动也。仲景于阴盛亡阳之证，必用真武汤以救逆者，非以此乎？至于戌亥混茫，亦非天翻地覆，互相混也，天原不混于地，乃地气加天而混之耳。盖地水火风四轮同时轰转，雷炮冲射之威，千百亿道，震荡于五天之中，顷之搅毁大空，混为一区，而父母所生血肉之躯，其阴病之惨烈，又当何如？禅宗有白浪滔天、劫火洞然、大千俱坏等语，岂非四大解散之时，实有此象乎？究竟地气之加于天者，止加于欲界、色界等天，不能加于无色界天也。夫地气所加之天，至子而开，阴气下而高覆始露，至丑而阴气尽返于地，而太空始廓，两仪分奠而位。日月星辰丽乎天，华岳河海附乎地，五天之气散布于列曜，九地之气会通乎山泽，以清以宁，曰大曰广，庶类以渐萌生。而天界隙中，所余暴悍浊阴，动辄绵亘千万丈，排空直坠，摧残所生，靡有孑遗。天开地辟以后，阴惨余殃，尚若此。其可畏，必至寅而驳劣悉返冲和，天光下济，地德上承，名木嘉卉，累累垂实，光音天人，下食其果，不复升举，因得施生，乃至繁衍，而成天地人之三界也。此义关系人身性命，病机安危，岂不最宏最巨哉！昌每见病者阴邪横发，上干清道，必显畏寒腹痛、下利上呕、自汗淋漓、肉瞤筋惕等证，即忙把住关门，行真武坐镇之法，不使龙雷升腾霄汉，一遵仲景已传之秘，其人即刻获安。倘失此不治，顷之浊阴从胸而上入者，咽喉肿痹，舌胀睛突；浊阴从背而上入者，颈筋粗大，头项若冰，转盼浑身青紫而死。谓非地气加天之劫厄乎？唯是陡进附子、干姜纯阳之药，亟驱阴邪下从阴窍而出，非与迅扫浊阴之气，还返地界同义乎？然必尽驱阳隙之阴，不使少留，乃得功收再造，非与一洗天界余氛，俾返冲和同义乎？昌会仲景意中之法，行之三十年，治经多人，凡遇药到，莫不生全。虽曰一时之权宜，即拟为经常之正法可也。

论卒暴中寒证韩祗和一家言之外，尚有朱丹溪、戴元礼二家，并述而论之

朱丹溪曰：中寒者，仓卒受寒，其病即发而暴。盖中寒之人，乘其腠理疏豁，一身受邪，难分经络，无热可散，温补自解。此胃之大虚，不急治，去生甚远。法当温散，理中汤，甚者加附子。其见解超出寻常矣。然又曰：有卒中天地之寒气，口伤生冷之物，有外感，无内伤，用仲景法；若挟内伤，补中益气汤加发散药，必先用参芪抵住正气。可见丹溪宗尚东垣，犹在仲景宫墙之外，未知其中宗庙百官之富美也。

戴元礼曰：中寒是身受肃杀之气，口食冰水瓜果冷物，病者必脉沉细，手足冷，息微身踡，虽身热，亦不渴，倦言语，须急用姜附治之。或遇热病，误服此药，轻者至重，重者至死。在脉数者，或饮水者，烦躁动摇者，皆是热病。寒热二证，若水火也，不可得而同治，误则杀人，学者慎之。按：元礼，国朝名医中之翘楚①也。其于中寒，略窥大意，未识奥旨，且不曰以热病法治之则死，反曰热病用此药即死，殊失主客。然二老外，更无有言及中寒者，又当推其登坛建帜之功矣。

论卒暴中寒病情脉理五条

卒中寒者，阳微阴盛，最危最急之候。《内经》曰：阴盛生内寒，因厥气上逆，积于胸中而不泄，不泄则温气去，寒独留，

---

① 翘楚：本义指高出杂树丛的荆树，喻指超群出众、出类拔萃的杰出人才。

留则血凝，血凝则脉不通，其脉盛大以涩，故中寒。《内经》之言若此，今会仲景表章①《内经》之意，敷陈其大略焉。

经既言阴盛生内寒矣，又言故中寒者，岂非内寒先生、外寒后中之耶？经既言血凝脉不通矣，又言其脉盛大以涩者，岂非以"外寒中，故脉盛大，血脉闭，故脉涩"耶？此中伏有大疑，请先明之。一者，人身卫外之阳最固，太阳卫身之背，阳明卫身之前，少阳卫身之两侧，今不由三阳，而直中少阴，岂是从天而下？盖厥气上逆，积于胸中，则胃寒；胃寒则口食寒物，鼻吸寒气，皆得入胃，肾者胃之关也，外寒斩关，直入少阴肾藏，故曰中寒，此《内经》所隐而未言者也。一者，其脉盛大以涩，虽曰中寒，尚非卒病，卒病中寒，其脉必微，盖《内经》统言伤寒卒病之脉，故曰盛大以涩。仲景以伤寒为热病、卒病为寒病分别言之。伤寒之脉，大要以大浮数动滑为阳，沉涩弱弦微为阴。阳病且有阴脉，况阴病卒急，必无反见阳脉之理。若只盛大以涩，二阳一阴，亦何卒急之有哉？此亦《内经》所隐而难窥者也。

再推仲景以沉涩弱弦微为阴脉矣，其伤寒传入少阴则曰脉微细，今寒中少阴又必但言脉微，不言细矣。盖微者阳之微也，细者阴之细也。寒邪传肾，其亡阳、亡阴尚未可定，至卒中寒，但有亡阳而无亡阴，故知其脉必不细也。若果见细脉，则其阴先已内亏，何由而反盛耶？

在伤寒证，惟少阴有微脉，他经则无。其太阳膀胱为少阴肾之府，才见脉微恶寒，仲景早从少阴施治，而用附子干姜矣。盖脉微恶寒，正阳微所致。《诗》云：彼月而微，此日而微，今

---

① 表章：即"表彰"，表达、显扬之意。章，同"彰"。

此下民，亦孔之哀。在天之阳，且不可微，然则人身之阳，顾可微哉？肾中既已阴盛阳微，寒自内生，复加外寒，斩关直中，或没其阳于内，灭顶罹凶，或逼其阳于外，隙驹避舍①，其人顷刻云亡，故仲景以为卒病也。

人身血肉之躯皆阴也，父母媾精时，一点真阳，先身而生，藏于两肾之中。而一身之元气，赖之以生，故谓生气之源；而六淫之外邪，毫不敢犯，故谓守邪之神。暗室一灯，炯然达旦，耳目赖之以聪明，手足赖之以持行者矣。昔人踏雪冲寒，寻诗访友，犹曰一时之兴到，至如立功异域、啮雪虏庭②、白首犹得生还者，几曾内寒生而外寒中耶？故以后天培养先天，百年自可常享。苟为不然，阳微必至阴盛，阴盛愈益阳微，一旦外寒卒中，而以经常之法治之，百中能有一活耶？卒病之旨，其在斯乎！

肾中真阳，得水以济之；留恋不脱，得土以堤之；蛰藏不露，除施泄而外，屹然不动。而手足之阳，为之役使，流走周身，固护腠理，而捍卫于外。而脾中之阳，法天之健，消化饮食，传布津液，而运行于内。而胸中之阳，法日之驭，离照当空，消阴除曀③，而宣布于上。此三者，丰亨有象，肾中真阳，

---

① 隙驹避舍：原本要从墙壁上缝隙掠过的日影也避开了房舍。形容时间闪逝，瞬间即过。隙驹，即白驹过隙，形容时光瞬间即过；驹，喻指日影；避舍，避让、回避之义。

② 啮雪虏庭：原作"啮雪虏庭"，据文义改。指汉代苏武出使匈奴，在胡虏境地嚼雪充饥的忠义故事。啮雪，嚼雪以止渴充饥；虏庭，又作"虏廷"，古代对匈奴等少数民族所建政权的贬称。"虏"为"虏"之讹刻。

③ 曀（yì义）：《说文》谓"阴而风也"，指阴天而有风；又泛指晦暗不明。

安享太宁，故有八十而御女生子，余勇可贾①者矣。即或施泄无度，阳痿不用，尚可迁延岁月。唯在外、在上、在中之阳，衰微不振，阴气乃始有权，或肤冷不温，渐至肌硬不柔，卫外之阳不用矣；或饮食不化，渐至呕泄痞胀，脾中之阳不用矣；或当膺阻碍，渐至窒塞不开，胸中之阳不用矣。乃取水土所封之阳，出而任事，头面得阳而戴赤，肌肤得阳而熯②燥，脾胃得阳而除中，即不卒病，其能久乎？

卒暴中寒色脉六条

卒中寒之色必青。青乃肝之色也，故仲景云：鼻头色青，腹中痛，苦冷者死。谓厥阴挟少阴肾水为寒，寒极则亡阳，亡阳则死耳。

唇口青，身冷，为入藏，即死。五藏治内，属阴，主藏精宅神。血气并寒邪，入而堵塞之，藏真之精气不行，神机化灭，升降出入之道皆绝，营绝则唇口青。《灵枢》曰：足厥阴气绝，则唇青。肝藏血，气绝则营绝可知。

脉脱入藏即死，入府即愈。脱者，去也。经脉乃藏府之隧道，为寒邪所逼，故经气脱去其脉，而入于内之藏即死，入于内之府即愈也。

经曰：血气并走于上，则为大厥，暴死。上者，膻中三焦之府也，又不尽指入藏言矣。又如邪客五络，状若尸厥者，以通血脉为治。此但以头面络脉所过，通其血脉则愈，又不尽指入府言矣。可见脉脱入藏入府者，脉之征也；血气走痹于上者，证之征也。参互考订，然后其死其愈，可得详尔。

卒中寒，脉散者死。脉脱内入，脉散外出，内入犹有藏府之

---

① 贾（jià 驾）：通"价"，价值之义。《正韵》："居亚切，丛音驾。与价同。"《汉书·杨朴传》："问君贾几何？"
② 熯（hàn 汉）：干燥。

分，外出则与阳俱亡而不返矣。

尺脉迟滞沉细，寒在下焦。温经散寒，其病可愈。

论治卒暴中寒证用药八难

寒中少阴，行其严令，埋没微阳，肌肤冻栗，无汗而丧神守，急用附子、干姜，加葱白以散寒，加猪胆汁引入阴分。然恐药力不胜，熨葱灼艾，外内协攻，乃足破其坚凝，少缓须臾，必无及矣。此一难也。

若其人真阳素扰，腠理素疏，阴盛于内，必逼其阳亡于外，魄汗淋漓，脊项强硬，用附子、干姜、猪胆汁，即不可加葱及熨灼，恐助其散，令气随汗脱，而阳无由内返也。宜扑止其汗，陡进前药，随加固护腠理。不尔，恐其阳复越。此二难也。

用附子、干姜以胜阴复阳者，取飞骑突入重围，搴①旗树帜，使既散之阳，望帜争趋，顷之复合耳。不知此义者，加增药味，和合成汤，反牵制其雄入之势，必至迂缓无功。此三难也。

其次前药中，即须首加当归、肉桂，兼理其营，以寒邪中入，先伤营气故也。不尔，药偏于卫，弗及于营，与病即不相当，邪不尽服，必非胜算。此四难也。

其次前药中，即须加人参、甘草，调元转饷，收功帷幄。不尔，姜附之猛，直将犯上无等矣。此五难也。

用前药二三剂后，觉其阳明在躬，运动颇轻，神情颇悦，更加黄芪、白术、五味、白芍，大队阴阳平补，不可歇手。盖重阴见睍，浪子初归，斯时摇摇靡定，急缓不为善后，必堕前功。此六难也。

① 搴（qiān谦）：拔取。

用群队之药，以培阴护阳，其人即素有热痰，阳出蓋已从阴而变寒，至此则无形之阴寒虽散，而有形之寒痰阻塞窍隧者，无由遽转为热，姜附固可勿施，其牛黄、竹沥一切寒凉，断不可用。若因其素有热痰，妄投寒剂，则阴复用事，阳即躁扰，必堕前功。此七难也。

前用平补后，已示销兵放马①、偃武崇文②之意，兹后纵有顽痰留积经络，但宜甘寒助气开通，不宜辛辣助热壅塞。盖辛辣始先不得已而用其毒，阳既安堵③，即宜休养其阴，何得喜功生事，徒令病去药存，转生他患，漫无宁宇。此八难也。

卒暴中寒律三条

凡治阴寒暴病，恣用清凉药者，百无一活。如此死者，医杀之也。

凡治卒暴中寒病，胸中茫无真见，虽用辛热，或以渐投，或行监制，时不待人，倏然而逝，医之罪也。

凡医起一阴病者，即可免一劫厄，天理人事，必至之符也。其不能起人卒病，而求幸免劫厄，自不可得。世有蔼蔼吉人④，其择术当何如耶？

三六五

---

① 销兵放马：销毁兵甲，遣散兵士，散放战马，休战生息。意指治病用药进入平和调理、休养生息阶段。

② 偃武崇文：停息武备，崇尚文教。语出《魏书·咸阳王禧传》："国朝偃武崇文，偏舍来久，州镇兵人，或有雄勇，不闲武艺。"此指用药停止峻猛攻伐，代以平缓调和之治法。

③ 安堵：安居，安定。汉·陈琳《檄吴将校部曲文》："百姓安堵，四民反业。"

④ 蔼蔼（ǎi矮）吉人：众多贤良之人。语本《诗经·大雅·卷阿》："蔼蔼王多吉人，维君子命，媚于庶人。"蔼蔼，盛多貌。

比类《伤寒论》阳虚阴盛治法并死证共三十一条

《卒病论》虽亡，《伤寒论》固存也。仲景于伤寒阳微阴盛恶寒之证，尚不俟其彰著，早用附子、干姜治之，并灸之矣。况于卒病乎？况于卒病彰著之极者乎？兹特重加剖绎，非但治卒病有据，即遇伤寒危证，毫发莫遁耳。

因误汗，致心悸，头眩，身瞤动，无可奈何者，用真武汤。其证发汗不解，仍发热，心下悸，头眩，身瞤动，振振欲擗地。

汗虽出而热不退，则邪未尽而正已大伤，况里虚为悸，上虚为眩，经虚为瞤，身振振摇，无往而非亡阳之象，所以行真武把关坐镇之法也。

误用发汗药，致汗漏不止者，用桂枝加附子汤。其证恶风，小便难，四肢微急，难以屈伸。

风伤卫之证，原有汗、恶风，加以误汗，则腠理益开，汗愈难干，恶风愈甚，小便难者，津从汗出，而下燥也。四肢微急，难以屈伸者，因汗多液泄，且外风复袭，斯骨属不利也。此误汗后之变证，若依正法，单服桂枝，必有亡阳之变，故加附子以为救法也。仲景于桂枝汤中加附子、加人参，不一而足，其防微之旨深矣。

误下而致脉促、胸满，复微恶寒者，用桂枝去芍药加附子汤。

脉促虽为表邪未尽，然胸但满而不结，则以误下而损其胸中之阳也。加以微恶寒，则其肾中之真阳亦损，而浊阴用事矣。故去芍药之阴，加附子以回阳也。

发汗不解，反恶寒者，虚故也，用芍药甘草附子汤。

未汗而恶寒，表邪盛也；已汗而恶寒，阳气虚也。阳虚恶寒，固宜用附子矣。然既曰发汗不解，则知其热犹在也。热在而别无表证，自是阴虚之热，又当用芍药以收阴，此营卫两虚之救法也。

心下痞，而恶寒汗出，用附子泻心汤，复阳泻痞，兼而行之。

泻心汤有五：曰甘草，曰半夏，曰生姜，曰黄连，曰附子。以恶寒汗出、阳虚之证，较阴痞更急，故用麻沸汤，渍去痞之药，而浸入浓煎之附子汁，虽曰一举两得，其所重从可识矣。

下之后，复发汗，脉沉微，身无大热者，用干姜附子汤。其证昼日烦躁不得眠，夜而安静，不呕不渴，无表证，脉沉微，身无大热。

此证前一条云：下之后复发汗，必振寒脉微细，所以然者，以内外俱虚故也。误汗亡阳，误下亡阴，故云内外俱虚。然不出方，以用附子回阳、人参益气，已有成法，不必赘也。此复教人以精微之蕴，见亡阳一证，较亡阴倍多。然阳用事于昼者也，热烦躁扰，见于昼者若此；阴用事于夜者也，安静、不呕、不渴，见于夜者若彼。岂人参仁柔之品所能理乎？必干姜、附子之偏于辛热者，乃足以回其阳，以协于偏胜之阴也。

风湿两邪搏聚，用甘草附子汤分解。其证骨节烦疼掣痛，不得屈伸，近之则痛剧，汗出短气，小便不利，恶风不欲去衣，或身微肿。

风则上先受之，湿则下先受之，逮至两相搏聚，注经络，流关节，渗骨体躯壳之间，无处不到，则无处不痛也。于中短气一证，乃阳微之征，故用术附甘草桂枝为剂，以复阳而分解内外之邪也。又寒伤营而无汗之证，用桂枝附子汤，即本方去术加姜枣之制也。其寒伤营无汗，而大便硬、小便自利者，知其邪不在表，则本方去桂枝，仍用术，藉其益土燥湿之用也。

三方原三法，今并为一，见治风湿相搏，亦且以回阳为急务耳。

误用阳旦汤致逆，用四逆汤救逆。

阳旦汤者，仲景以前之方，乃桂枝汤加黄芩之制也。凡阳气素衰者，虽当夏月，阳外阴内，桂枝汤中可加附子，不可加黄芩。今误用之，所以得汤便厥也。若再发汗，或烧针者，误上加误，非四逆不能回其阳矣。

发汗若下之，病仍不解，烦躁者，用茯苓四逆汤。

误汗则亡阳而表虚，误下则亡阴而里虚，阴阳俱虚，邪独不解，乃生烦躁，故用此汤以救之。前营卫两虚之证，用芍药甘草附子汤；此表里两虚之证，用茯苓四逆汤。制方之妙，又非表里一言可尽。盖烦为心烦，躁为肾躁，故用茯苓人参入心以解烦，干姜附子入肾以解躁也。

以上太阳经九法阳明少阳二经，绝无用附子法，而太阳经则有不得不用之证。盖太阳膀胱为肾之府，肾中阳虚阴盛，势必传出于府，以故伤寒当邪在太阳之初，才见脉微恶寒、漏汗恶风、心悸头眩、肉瞤筋惕、躁扰等证，纵是传经发热，不得不用姜附以消阴复阳也。而暴病不由传经发热，卒然而至，尚何等待而不用附子干姜乎？

伤寒传太阴经，有自利不渴一证，因其人平素湿土之藏有寒也，用四逆辈以温土。

太阴湿土之藏有寒，固当用理中矣。而宜用四逆者，亦可见仲景之精义。盖水土同出一源，冬月水暖，则土亦暖；夏月水寒，则土亦寒。所以土寒，即阴内阳外，非细故也。用四逆以温土，抑何神耶？

以上太阴经一法

少阴病得之一二日，口中和，其背恶寒者，用灸及附子汤，外内协攻。

口中和而不燥不渴，其无里证可知。况背为督脉，统督诸阳上行之地，他处不寒，独觉背间寒者，其为阳虚而阴邪上凑可知，故外灸内攻，两法并施，必求阴消阳复而后已也。不知者，谓伤寒邪传少阴才一二日，外证且轻，何反张皇若此？讵识仲景正以一二日，即显阳虚阴盛之证，不得不同暴病施治，所谓见微知著也。若待至三四日，势必极盛难返，不可救药矣。

少阴病得之二三日，麻黄附子甘草汤微发汗，以二三日无里证，故微发汗也。

邪传少阴，才二三日，无吐利、躁烦、呕渴之里证，其当从外解无疑。然少阴绝无发汗之法，汗之必至亡阳。惟此一证，其外发热无汗，其内不吐利、躁烦、呕渴，乃可温经散寒，取其微似之汗。此义甚微，在太阳经但有桂枝汤加附子之法，并无麻黄汤加附子之法，盖太阳病，无脉微、恶寒之证，即不当用附子；及见脉微、恶寒、吐利、躁烦等证，亡阳已在顷刻，又不当用麻黄。即此推之，凡治暴病而用麻黄者，其杀人不转睫矣。

少阴病，身体痛，手足寒，骨节痛，脉沉者，用附子汤。

一身骨节俱痛者，伤寒太阳经病也。若手足寒而脉沉，则肾中真阳之虚审①矣。可见身体骨节之痛，皆阳虚所致，而与外感不相涉矣，故用附子汤，以助阳而胜肾寒，斯骨属之痛尽除也。若以其痛为外感之痛，宁不杀人乎？

少阴病，下利，脉微者，用白通汤。利不止，厥逆无脉，用白通加猪胆汁汤。服汤脉暴出者死，微续者生。

① 审：确切，确实。

少阴下利，为肾藏阳虚，而寒邪盛也。脉微者，与白通汤，驱寒助阳，斯利止脉健矣。服之利不止，转至无脉，呕烦有加，此因以热药治寒，寒盛而格药不入，徒增其逆乱之势也。加猪胆汁为向导，斯药入而寒不为拒，阳可回，脉可出矣。然脉必微续乃生，暴出反死，甚哉虚阳之易出难回也！

少阴病，下利，有水气，或咳、或呕者，用真武汤加减。

阴寒盛而水泛滥，由阳虚不能摄水，复不能生土以制水，以故腹痛，小便不利，四肢沉重疼痛，自下利，或小便亦利，或咳或呕，水性泛滥，无所不之也。因其见证不一，故有加减法。

少阴病，下利，里寒外热，手足厥逆，脉微欲绝，用通脉四逆汤加减。

面色赤者，加葱九茎；腹中痛者，去葱，加芍药二两；呕者，加生姜二两；咽痛者，去芍药，加桔梗一两；利止脉不出，去桔梗，加人参二两。

以上少阴经六法

少阴病，恶寒，身蜷而利，手足逆冷者，不治。

阴盛无阳也。

少阴病，下利止，而头眩，时时自冒者，死。

阳回利止则生。若利止，更加眩冒，则其止也，乃阴已先亡，故阳无依附，浮越于上，而神气散乱，时时自冒也。

少阴病，四逆，恶寒而身蜷，脉不至，不烦而躁者，死。

脉不至，阳已先绝；不烦而躁，孤阴顷刻自尽矣。

少阴病，六七日，息高者，死。

息高则真阳上越，其下无根，绵绵若存①之地，神机化灭，故主死也。

少阴病，脉微沉细，但欲卧，汗出不烦，自欲吐，至五六日，自利，复烦躁不得卧寐者，死。

伤寒忌见阴脉，故仲景谓：少阴病，脉沉者，急温之。今脉之微、沉、细具见，外证嗜卧、汗出、不烦，阳不为用矣；但欲吐，阴邪上干矣；更加自利，则藏气必至尽绝矣。况始先不烦今更烦躁，始先欲寐今更不得卧寐，所存一线之阳，扰乱若此，可复收乎？

以上少阴死证五条

病者手足厥冷，言我不结胸，少腹满，按之痛者，此冷结在膀胱关元也。

阳邪当结于阳，不结胸，则阳虚可知；阴邪当结于阴，冷结在膀胱关元，则阴盛可知。

大汗出，热不去，内拘急，四肢疼，又下利厥逆而恶寒，用四逆汤。

大汗出而邪不除，阳则反虚矣。内拘急，四肢疼，下利，厥逆，恶寒，则阳之虚者，已造于亡；而阴之盛者，尚未有极，故用四逆汤以胜阴复阳也。

伤寒脉促，手足厥逆者，当灸之。

脉见喘促，阳气内陷，急遽不舒之状也。加之手足厥逆，阳微阴盛，必罹灭顶之凶，故当灸之，以通其阳。

下利清谷，里寒外热，汗出而厥者，用通脉四逆汤。

---

① 绵绵若存：喻指绵延存续的肾中真阳。语出老子《道德经》："谷神不死，是谓玄牝；玄牝之门，是谓天地根；绵绵若存，用之不勤。"

下利里寒，加以外热，是有里复有表也。然在阳虚之人，虽有表证，其汗仍出，其手足必厥。才用表药，立至亡阳；不用表药，终是外邪不服。故于四逆汤中加葱为治。

呕而脉弱，小便复利，身有微热，见厥者，难治，用四逆汤。

呕与微热，似有表也，脉弱则表邪必不盛，小便利则里邪必不盛，可见其呕为阴邪上干之呕，热为阳气外散之热。见厥则阳遭阴掩，其势骏危，非用四逆汤，莫可救药矣。难治二字，回互上条多少叮咛，见呕而微热，与里寒外热，毫厘千里，用四逆汤，即不可加葱，以速其阳之飞越也。

以上厥阴经五条

伤寒六七日，脉微，手足厥冷，烦躁，灸厥阴，厥不还者死。

灸，所以通阳也；厥不还，则阳不回可知矣。

伤寒发热，下利，厥逆，躁不得卧者，死。

肾主躁，躁不得卧，肾中阳气越绝之象也。

发热而厥七日，下利者，为难治。

先热后厥，病邪已为加进，其厥复至七日之久，所望者阳回厥返耳。若更加下利，是其虚寒深锢，阳固无回驭之机，阴亦有立尽之势，故难治也。

伤寒六七日不利，便发热而利，其人汗出不止者，死。有阴无阳故也。

发热而利，里虚而外邪内入也，故曰有阴；汗出不止，表虚而内阳外出也，故曰无阳。

以上厥阴经死证四条少阴肾中内藏真阳，其死证舍真阳外亡别无他故矣。乃厥阴之死证，亦因厥逆不返，下利不止，汗出不止，致肾藏真阳，久出不返，乃成死候。然则肾藏之真阳，岂非生身立命之根乎？观此而《卒病论》之旨，全现全彰矣。

比类《金匮》水寒证五条

仲景《卒病论》既亡，因于卒暴中寒证，归重少阴肾藏之真阳，惟真阳衰微不振，外寒始得卒然中之，前《阴病论》已畅发其义矣。透此一关，于以读仲景之书，无往而非会心之妙。如《金匮》水气证治条下，泛而观之，以为论水而已，初不解其所指也；详而味之，乃知水虽有阴阳之分，要皆阴象，要皆少阴肾所专司，唯少阴之真阳蟠盛，屹然不露，则水皆内附，而与肾气同其收藏，无水患之可言也。必肾中真阳亏损，然后其水得以泛滥于周身，而心火受其湮郁①，脾土受其漂没，其势骎成滔天不返矣。故特发《金匮》奥义数则，以明治法之一班。

《金匮》五水之分，曰风水，曰皮水，曰正水，曰石水，曰黄汗。其风水、皮水、黄汗，虽关于肾，属在阳分。至于正水、石水，则阴分之水，一切治阳水之法，所不得施之者矣。正水，其脉沉迟，外证自喘，北方壬癸自病，故脉见沉迟；肾藏水，肺生水，子病累母，标本俱病，故外证自喘。《内经》曰，肾者，胃之关，关门不利，故聚水成病，上下溢于皮肤，跗肿腹大，上为喘呼，不得卧，《金匮》正水之名，盖本诸此。石水，其脉自沉，外证腹满不喘，此因肾气并于心而不动，故脉沉；水畜膀胱之内胞，但少腹满硬，气不上干于肺，故不喘。《内经》曰：阴阳结斜，阴多阳少，名曰石水。又曰：肾肝并沉为石水。以肝肾两藏之气，皆得贯入胞中故也。而《巢氏病源》又谓：石水者，引两胁下胀痛，或上至胃脘则死。其说果何所

卷九
三七三

---

① 湮（yān 烟）郁：湮没、困郁。

据耶？盖石水既关肝肾二藏，然则肾多即下结而难上，肝多则挟木势上犯胃界，亦势所必至者耳。叶永言少腹有瘕，即石水之证，偶因感发，痛楚叫喊，医不察，误以柴胡药动其肝气，且微下之，呕血如污泥而死。巢氏所指，殆此类矣。门人问：治叶永言病，施何法则愈？答曰：经言先痛而后病者治其本。当先温其疝瘕，用附子、肉桂胜其寒，救其阳，止其痛，后治其感可也。医不知此，而用小柴胡汤不应；见其大便不通，用导法不应；又微下之，讵知浊阴上逆，必用温药，阴窍乃通。设行寒下，则重阴冱寒，助其横发，败浊之物，顷囊倒上，贯胃出口，所不免矣。仲景既有动气在下、不可汗下之戒，又谓趺阳脉当伏，今反紧，本自有寒疝瘕，腹中痛，医反下之，下之则胸满短气，蚤见及此。盖不温其疝瘕，反用寒下，虚其胸中之阳，则阳不布化，阴得上干，乃至胸满短气，败浊一齐上涌而死也。即是推之，凡有疝瘕、腹痛之证，重受外邪，其当温经救阳，允为定法矣。本卷后采仲景治寒疝用乌头煎方，可参阅。

《金匮》云：少阴脉紧而沉，紧则为痛，沉则为水，小便即难，脉得诸沉，当责有水，身体肿重，水病脉出者死。

此论少阴病水之脉，出见浮大则主死。然风水、皮水其脉皆浮，妊妇病水其脉亦浮，不在此例也。夫少阴者，至阴也，于时主冬，沉脉见者，水象与经气，皆所当然。故其脉反出，即是少阴经气不得藏而外绝，必主死矣。究竟所谓脉出主死者，非但以其浮也，惟沉之而无脉，然后浮之而主死耳。

《金匮》云：寸口脉沉而迟，沉则为水，迟则为寒，寒水相搏，趺阳脉伏，水谷不化，脾气衰则鹜溏，胃气衰则身肿。少阳脉卑，少阴脉细，男子则小便不利，妇人则经水不通。经为血，血不利则为水，名曰血分。

寸口脉沉为水，迟为寒，是水与寒，皆非外入之邪，乃由脾胃与冲脉二海合病所致。盖胃海水谷之阳不布，则五阳虚竭，故生寒；冲脉血海之阴不生化，则群阴内结，故生水。水寒相搏于二海，故十二经脉所禀水寒之状，应见于寸口也。趺阳脾胃之脉，隐伏难于推寻，其人必水谷不化。脾气衰，则清浊不分于里而鹜溏；胃气衰，则阳气不行于表而身肿。两有必至者。冲脉为血之海，属右肾之藏，三焦是其府，男子以之藏精，女子以之系胞，同一源也。然在女，则阴血海多主病。在男，则阳三焦多主病。其流各有不同焉。且冲脉无可诊也，男子诊其少阳脉卑，知为三焦气不化，而小便不利；妇人诊其少阴脉细，知为血海受病，而经水不通。是则男子之水，由于气不化；女子之水，由于血不通。诚一定之理矣。然男子亦有病血者，女子亦有病气者，仲景方中，气病多有兼血药者，血病多有兼气药者，盖必达权通变，然后可造精微之域耳。

《金匮》举治水寒次第之法，设为问答。问曰：病者苦水，面目身体四肢皆肿，小便不利，脉之不言水，反言胸中痛，气上冲咽，状如炙肉，当微咳喘。审如师言，其脉何类？师曰：寸口脉沉而紧，沉为水，紧为寒，沉紧相搏，结在关元。始时尚微，年盛不觉。阳衰之后，营卫相干，阳损阴盛，结寒微动，肾气上冲，咽喉塞噎，脚下急痛。医以为留饮而大下之，气系①不去，其病不除。重复吐之，胃家虚烦，咽燥欲饮水，小便不利，水谷不化，面目手足浮肿。又与葶苈丸下水，当时如小差，食饮过度，肿复如前，胸胁苦痛，象若奔豚，其水扬溢，则咳喘逆。当先攻击冲气，令止，乃治咳；咳止，其喘自差。先治新病，病当在后。

脉沉为水，脉紧为寒、为痛，水寒属于肾。足少阴之脉，

---

① 系（ìi记）：缚、结之意。

自肾上贯肝膈，入肺中，循喉咙；其支者，从肺出络心，注胸中。凡肾气上逆，必冲脉与之并行，随脉所过，与正气相冲击，遂成以上诸病。阳衰之后，结寒之邪，发而上冲，医不治其冲气，妄吐下之，遂损其熟腐水谷、传化津液之胃，于是渴而饮水，小便不利，至积水四射，冲气乘虚愈击，尚可漫然治其水乎？故必先治冲气之本，冲气止，肾气平，则诸证自差。未差者，各随所宜，补阳泻阴，行水实胃，疏通关元之积寒久痹可也。

师曰：寸口脉迟而涩，迟则为寒，涩为血不足。趺阳脉微而迟，微则为气，迟则为寒。寒气不足，则手足逆冷。手足逆冷，则营卫不利。营卫不利，则腹满胁鸣相逐，气转膀胱，营卫俱劳。阳气不通即身冷，阴气不通即骨疼。阳前通则恶寒，阴前通即痹不仁。阴阳相得，其气乃行；大气一转，其气乃散。实则失气，虚则遗尿，名曰气分。

寸口以候营卫，趺阳以候脾胃。脾胃虚寒，则手足不得禀水谷气，日以益衰，故逆冷也。逆冷之气，入积于中而不泻，则内之温气去，寒独留，故腹满也。脾之募在季肋章门，寒气入于募，正当少阳经脉之所过。少阳之府三焦也，既不能行升发之气于上焦，必乃引其在腹，与入募之寒，相逐入于膀胱，留积不去，营卫愈益不通，腹满何由而散耶？有时阳虽前通，然孤阳独至，终不充于腠理，故恶寒；阴虽前通，然孤阴独至，终不能温分肉，故痹而不仁。必阴阳二气两相协和，营卫通行无碍，而膻中之宗气始转。宗气一转，则离照当空，浊阴之气自从下焦二阴之窍而散。第其散，分虚实两途，气实则从后阴嗳吹而出，气虚则从前阴淋滴而出。是则寒气之聚散，总关于温气之去存，故名之曰气分也。

比类《金匮》胃寒四则

反胃一证，《金匮》无专条，但于呕吐篇中发奥义四段。其脉其证，皆主阳气衰微立说，但隐而不露，今特发明，汇入暴卒中寒门后，以见人身阳气所关之重。又见胸中阳气，与肾中真阳，差等不同，而治寒病之机，了然心目矣。

问曰：病人脉数，数为热，当消谷引饮，而反吐者，何也？师曰：以发其汗，令阳微，膈气虚，脉乃数，数为客热，不能消谷，胃中虚冷故也。脉弦者，虚也，胃气无余，朝食暮吐，变为胃反。寒在于上，医反下之，令脉反弦，故名曰虚。

此条仲景形容脉证之变态，最为微妙。凡脉阳盛则数，阴盛则迟。今病人阳气既微，何得脉反数？脉既数，何得胃反冷？此不可不求其故也。盖脉之数，由于误用辛温发散，而遗其客热；胃之冷，由于阳气不足，而生其内寒。医不达权通变，见其脉数，反以寒剂泻其无过，致上下之阳俱损，其脉遂从阴而变为弦。上之阳不足，日中已前所食，亦不消化；下之阳不足，日暮已后，阳亦不入于阴，而糟粕不输于大小肠。从口入者，唯有从口出而已，故曰胃气无余。言胃中之阳气所存无几，所以反胃而朝食暮吐也。

寸口脉微而数，微则无气，无气则营虚，营虚则血不足，血不足则胸中冷。

此条颛论脉理，虽不言证，隐纬上条反胃之证，不重举耳。人身之脉，阳法天而健，阴法地而翕，两相和合，不刚不柔，不疾不徐，冲和纯粹，何病之有哉？今微则阳不健运，数则阴不静翕，阴阳两乖其度，营卫不充而胸中冷，又不啻上条客热已也。夫营卫之气，出入藏府，流布经络，本生于谷，复消磨其谷，是营卫非谷不充，谷非营卫不化，胸中既冷，胃必不能出纳其谷，证成反胃，又何疑乎？

趺阳脉浮而涩，浮则为虚，涩则伤脾，脾伤则不磨食，朝食暮吐，暮食朝吐，宿食不化，名曰胃反。脉紧而涩，其病难治。

脾气健运，则脉不涩；胃气坚固，则脉不浮。今脉浮是胃气虚，不能传化水谷；脉涩是脾气伤，不能消磨水谷。所以阳时食入，阴时反出；阴时食入，阳时反出。盖两虚不相参合，故莫由转输下入大小肠也。河间谓：趺阳脉紧，内燥盛而湿气衰，故为难治。可见浮脉病成，必变紧脉也。况紧而见涩，其血已亡乎？上脘亡血，膈间干涩，食不得入；下脘亡血，必并大小肠皆枯，食不得下，故难治也。

呕而脉弱，小便复利，身有微热，见厥者难治，四逆汤主之。

呕则谷气不资于脉，故脉弱。弱则阳气虚，不能充于内外。下焦虚则小便冷，自利；上焦虚则浊气升上，逼迫其阳于外。外虽假热，内实真寒，证成厥逆，所出之阳，顷刻决离而不返矣。治之诚难也，惟四逆汤胜阴回阳之剂，差有可用耳。

呕证而兼厥下利，乃阴寒之极，阳气衰微可知。反胃之呕，乃关格之呕，阴阳两病，殊不与下利厥逆相杂。不知《金匮》缘何重录《伤寒论》中厥阴证一条，入在反胃一门，岂其误以呕与反胃为同证耶？医学之不明，自昔已然，可慨也已！兹并辨明，以见胸中之阳，与肾中之阳，大不同也。胸中之阳，如天之有日，其关系营卫纳谷之道，最为扼要，前三条所云是也。盖胸中下连脾胃，其阳气虚者，阴血亦必虚，但宜用冲和之剂，以平调藏府，安养营卫。如参苓术草归芪煨姜大枣之类，复气之中，即寓生血。肾中之阳，如断鳌立极①，其关系命根存亡之机，尤为宏巨，后一条所云是也。盖肾中内藏真阳，其阳外亡者，阴气必极盛，惟从事刚猛之剂，以摧锋陷阵，胜阴复阳。如乌附姜桂之类，并不可多用药味，以牵制其雄入下焦。如是而读此四章，庶几用法之权衡，因误编而愈益明矣。

比类仲景虚寒下利六条

《内经》曰：下利发热者死。此论其常也。仲景曰：下利，手足不逆冷，反发热者，不死。此论其暴也。盖暴病有阳则生，无阳则死。故虚寒下利，手足不逆冷，反发热者，或其人藏中真阳未漓，或得温补药后，其阳随返，皆是美征。此但可收拾其阳，协和其阴，若虑其发热，反如常法行清解之药，鲜有不杀人者矣。吁嗟！万物触阳舒之暖而生，触阴惨之寒而杀。世人戕贼其阳，犹或诿为不知。医操活人之术，乃戕贼夫人之阳，以促人之亡者，岂亦诿之不知耶？

下利，手足厥冷，无脉者，灸之。不温，若脉不还，反微喘者死。

手之三阳起于手，足之三阳起于足，故手足为诸阳之本，而脉又为气血之先。平人气动其息，血充其形，出阳入阴，互为其根。若阴寒极盛，则阳气不布于经脉，五液不行，聚而下利，其脉则无，其手足则冷，去生远矣。此时药不能及，姑灸之以艾，试其人阳气之存否？若微阳未绝，得艾火之接引，重布经脉，手足转温，随用温经回阳药以继之。若无根之阳，反

---

① 断鳌立极：古代神话传说故事，指女娲氏断鳌之足以立地之四极，喻指开天辟地创立之最高准则。鳌，巨龟；立极，树立最高准则。此处喻指肾阳为人体生命之根本。

卷九

三七九

从艾火逆奔为喘，则阳从上脱，不复返矣。

下利，有微热而渴，脉弱者，令自愈①。

上条仲景之意，灸后手足转温，随用温经回阳药以继之。今观此条不药自愈之证，其奥妙愈推愈广。盖重纬"下利，脉沉弦者下重，脉大者为未止，脉微弱数者为欲自止，虽发热不死"之文，而致其精耳。彼脉微弱而数，利欲自止，但得不死耳，病未除也。此独言脉弱，乃阴退阳复，在表作微热，在里作微渴，表里之间，微有不和，不治自愈，治之必反不愈矣。仲景吃紧叮咛处，俱金针未度②，今僭明之。盖外感证，在表则发热，在里则作渴，不但微热不可去，即作渴亦有不同。如少阴病五六日，自利而渴，其小便白者，则不为里热，而为肾虚引水自救。设以里热之渴治之，宁不杀人乎？兹故会仲景意云：不治自愈，治之必反不愈。谓夫虑周千变之哲医，诚举世所难轻觏③者耳。

下利，脉数而渴者，令④自愈。设不差，必清脓血，以有热故也。

此一条病机，不但治伤寒病为扼要，即治阴病最宜消息。盖下利而本之阳虚阴盛，得至脉数而渴，是始焉阴盛，今则阳复矣，故自愈也。设不愈，则不但阳复，必其阳转胜夫阴，而圊脓血也。五运六气，有胜必有复，《内经》谓无赞其复⑤，是

① 令自愈：《伤寒论·辨厥阴病脉证并治》作"今自愈"，可从。

② 金针未度：指秘诀技法没有传授。金针，原指刺绣技艺，喻指治病的精微方法；度，引申为传授。

③ 觏（gòu够）：遇见。

④ 令：《伤寒论·辨厥阴病脉证并治》作"今"。

⑤ 无赞其复：不助长邪气。赞，辅佐、辅助；赞其复，张景岳谓"助邪也"。知而勿犯，是谓至妙之治。

谓至治。可见复则必有过甚之害。夫既复矣，而更赞之，欲何求耶？治阴病者，其阳已复，而更赞之，宁不亢而有悔哉？

下利脉沉而迟，其人面少赤，身有微热，下利清谷者，必郁冒汗出而解，病人必微厥，所以然者，其面戴阳，下虚故也。

太阳阳明并病，面色缘缘正赤者，为阳气怫郁在表，宜解其表。此之下利脉沉迟，而面见小赤，身见微热。乃阴寒格阳于外，则身微热；格阳于上，则面小赤。仲景以为下虚者，谓下无其阳，而反在上、在外，故云虚也。虚阳至于外越上出，危候已彰。或其人阳尚有根，或服温药以胜阴助阳，阳得复返而与阴争，差可恃以无恐，盖阳返虽阴不能格，然阴尚盛亦未肯降，必郁冒少顷，然后阳胜而阴出为汗，邪从外解，自不下利矣。郁冒汗出，俨有龙战于野，其血玄黄①之象。阳入阴出，从危转安，其机之可畏尚若此，谁谓阴邪可听其盛耶？此条亦外邪传少阴、当用温经之证，与杂证虚寒下利不同。

下利后脉绝，手足厥冷，晬时脉还，手足温者生，脉不还者死。

脉绝不惟无其阳，亦无其阴。阳气破散，岂得阴气不消亡乎？晬时脉还，乃脉之伏者复出耳。脉岂有一息之不续耶？仲景用灸法，正所以通阳气，而观其脉之绝与伏耳。故其方即名通脉四逆汤，服后利止而脉仍不出，是药已大应，其非脉绝可知，又加人参以补其亡血，斯脉自出矣。成法具在，宜究心焉。

比类《内经》《金匮》胸腹寒痛十七条

寒痛多见于身之前，以身之背为阳，身之前为阴也。而身之前又

---

① 龙战于野其血玄黄：《易经》坤卦中"上六"爻辞。此喻阴盛之极而逼阳与之交战的物象。

多见于腹，以胸为阴之阳，腹为阴之阴也。仲景论心胸之痛，属寒证者十之二三；论腰腹之痛，属寒证者十之七八，亦可焕然明矣。兹举《内经》《金匮》之奥，相与绎之。

经曰：真心痛者，寒邪伤其君也。手足青至节，甚则旦发夕死，夕发旦死。

心为神明之藏，重重包裹，百骸卫护，千邪万恶，莫之敢干。必自撤其藩，神明不守，寒邪乃得伤犯。其用胜寒峻猛之剂，僭逼①在所不免，必大剂甘草人参中，少加姜、附、豆蔻以温之，俾邪去而药亦不存，乃足贵耳。若无大力者监之，其敢以暴易暴乎？

《针经》云：足太阴之脉，其支者，复从胃别上注心中，是动则病舌根胀，食则呕，胃脘痛，腹胀，善噫，心中急痛。

此以脾病四迄之邪，连及于心，其势分而差缓，不若真心痛之卒死矣。即太阴推之，足少阴、厥阴客邪，皆可犯心。惟阳虚阴厥，斯舟中皆敌国矣。

厥心痛，乃中寒发厥而心痛，寒逆心胞，去真心痛一间耳。手足厥冷，而通身冷汗出，便溺清利，不渴，气微力弱，亦主旦发夕死，急以术附汤温之。

诸经心痛，心与背相引，心痛彻背，背痛彻心，宜亟温其经。诸府心痛，难以俯仰，小腹上冲，卒不知人，呕吐泄泻，其势甚锐，宜亟温其府。至藏邪乘心而痛，不可救药者，多宜亟温其心胞，并注邪别脉，经络藏府，浅深历然，乃可图功。

心痛者，脉必伏，以心主脉，不胜其痛，脉自伏也。不可因其脉伏神乱，骇为心虚，而用地黄、白术等补之。盖邪得温

---

① 僭（jiàn 建）逼：越分胁迫君上。亦作"僭偪"。

药则散，加泥药即不散，不可不慎之也。温散之后，审其果虚，可阴阳平补之。

《金匮》论胸痹心痛之脉，当取太过不及，阳微阴弦，以太过之阴，乘不及之阳，即胸痹心痛。然总因阳虚，故阴得乘之。阳本亲上，阳虚知邪中上焦，设阴脉不弦，则阳虽虚，而阴不上干，惟阴脉弦，故邪气厥逆而上，此与"浊气在上，则生䐜胀"同一病源也。胸痹有微甚不同，微者但通其上焦不足之阳，甚者必驱其下焦厥逆之阴。通胸中之阳，以瓜蒌薤白白酒汤治之，不但苦寒不入，即清凉尽屏，盖以阳通阳，阴分之药所以不得预①也。甚者则用附子、乌头、蜀椒等大辛热之品，以驱下焦之阴，而复上焦之阳。临病之工，宜取则焉。

《金匮》又错出一证云：病人胸中，似喘不喘，似呕不呕，似哕不哕，愦愦然无奈者，生姜半夏汤主之。

此即胸痹一门之证，故用方亦与胸痹无别，必编者之差误，今并论于此。盖阳受气于胸，阴乘阳位，阻其阳气布息呼吸往来之道，若喘、若呕、若哕，实又不然，但觉愦乱无可奈何，故用半夏生姜之辛温，以燥饮散寒，患斯愈也。缘阴气上逆，必与胸中之饮，结为一家。两解其邪，则阳得以布，气得以调，而胸际始旷也。其用橘皮生姜，及加竹茹人参，皆此例也。

《金匮》心痛彻背，背痛彻心，用乌头赤石脂丸。

心痛彻背，背痛彻心，乃阴寒之气，厥逆而上干者，横格于胸背经脉之间，牵连痛楚，乱其气血，紊其疆界，此而用气分诸药，则转益其痛，势必危殆。仲景用蜀椒、乌头一派辛辣，以温散其阴邪。然恐胸背既乱之气难安，而即于温药队中，取

---

① 预：通"与"。参与。南朝·沈约《珠丛》："凡事相及为预。"

用炮姜之泥、赤石脂之涩，以填塞厥气所横冲之新隧，俾胸之气自行于胸，背之气自行于背，各不相犯，其患乃除，此炼石补天①之精义也。今人知有温气、补气、行气、散气诸法矣，亦知有堵塞邪气攻冲之窦，令胸背阴阳二气，并行不悖者哉？

《金匮》治胸痹缓急，用薏苡仁附子散。

胸中与太空相似，天日照临之所，而膻中之宗气，又赖以苞举②一身之气者也。今胸中之阳，痹而不舒，其经脉所过，非缓即急，失其常度，总由阳气不运，阴寒凝冱，故致然也。用薏苡仁以舒其经脉，用附子以消其凝结之寒，则阳气通行，宗气大转，阴浊不留胸际，旷若太空矣。

《金匮》于胸痹证后，附久痛丸，治久寒心痛。以其久著之邪，不同暴病，故药则加峻，而汤改为丸，取缓攻，不取急荡也。久寒心痛，乃久客之剧证，即肾水乘心、脚气攻心之别名也。痛久血瘀，阴邪团结，温散药中加生狼牙、巴豆、吴茱萸驱之，使从阴窍而出，以其邪据胸中，结成坚垒，非捣其巢，邪终不去耳。合三方以观仲景用意之微，而肾中之真阳，有之则生，无之则死，其所重不可识耶！久痛丸，旧本俱误作九痛丸；久寒心痛，旧本俱误作九种心痛。今俱改正。以必无一方治九种心痛之理也。

《金匮》云：趺阳脉微弦，法当腹满，不满者，必便难，两胠疼痛，此虚寒从下上也，当以温药服之。

趺阳脾胃之脉，而见微弦，为厥阴肝木所侵侮，其阴气横

---

① 炼石补天：古代有关女娲的神话传说。比喻施展才能和手段，力挽颓势，弥补缺陷。

② 苞举：统括，总揽。语出汉·贾谊《过秦论》："席卷天下，苞举宇内，囊括四海。"苞，通"包"。

聚于腹，法当胀满有加，设其不满，阴邪必转攻而上，决无轻散之理。盖阴邪既聚，不温必不散。阴邪不散，其阴窍必不通，故知其便必难，势必逆攻两胠，而致疼痛，较腹满更进一步也。虚寒之气从下而上，由腹而胠，才见一班。亟以温药服之，俾阴气仍从阴窍走散，而不致上攻，则善矣。仲景所谓虚寒从下上，当以温药服之，苞举阴病证治，了无剩义。盖虚寒从下上，正地气加天之始，用温则上者下，聚者散，直捷痛快，一言而终。故《卒病论》虽亡，其可意会者，未尝不宛在也。

《金匮》云：病者腹满，按之不痛为虚。

腹满时减，复如故，此为寒，当与温药。

中寒，其人下利，以里虚也。

里虚下利，即当温补藏气，防其竭绝。

病者痿黄，躁而不渴，胸中寒实，而利不止者，死。

痿黄，乃中州土败之象；躁而不渴，乃阴盛阳微之象；胸中寒实，乃坚冰凝冱之象。加以下利不止，此时即竭力温之，无能济矣。盖坚在胸，而瑕在腹，坚处拒药不纳，势必转趋其瑕，而奔迫无度，徒促其藏气之绝耳。孰谓虚寒下利，可不乘其胸中阳气未漓，阴寒未实，早为温之也乎？

《金匮》治腹中寒气，雷鸣切痛，胸胁逆满，呕吐，用附子粳米汤。

腹中寒气奔迫，上攻胸胁，以及于胃，而增呕逆，顷之胃气空虚，邪无所隔，彻入阳位，则殆矣。是其除患之机，所重全在胃气。乘其邪初犯胃，尚自能食，而用附子粳米之法，温饱其胃。胃气温饱，则土厚而邪难上越，胸胁逆满之浊阴，得温无敢留恋，必还从下窍而出，旷然无余，此持危扶颠①之手眼②也。

腹痛，脉弦而紧，弦则卫气不行，即恶寒；紧则不欲食，邪正相搏，即为寒疝。寒疝绕腹痛，若发则自汗出，手足厥冷，其脉沉弦者，大乌头煎主之。

由《内经》心疝之名推之，凡腹中结痛之处，皆可言疝，不独睾丸间为疝矣。然寒疝绕腹痛，其脉阳弦阴紧。阳弦，故卫气不行而恶寒；阴紧，故胃中寒盛不杀谷。邪即胃下之阴邪，正即胃中之阳气也。论胃中水谷之精气，与水谷之悍气，皆正气也。今寒入营中，与卫相搏，则绕脐腹痛，自汗出，手足厥冷，阳微阴盛，其候危矣。故用乌头之热，合蜜之甘，入胃以建其中，而缓其势。俾卫中阳旺，营中之邪自不能留，亦不使虚寒自下上之微旨也。

附：胡养翀③疝证治法　并及运会之理、剿寇之事

胡养翀少腹有疝，形如鸡卵。数发以后，其形渐大而长，从少腹坠入睾囊甚易，返位甚难，下体稍受微寒即发。发时必俟块中冷气，渐转暖热，始得软溜而缩入，不然则鼓张于隘口，不能入也。近来其块益大，发时如卧酒瓶于胯上，半在少腹，半在睾囊，坚紧如石，其气进入前后腰脐各道筋中，同时俱胀。由是上攻入胃，大呕大吐；由是上攻巅顶，战栗畏寒。安危止关呼吸。去冬偶见暴发光景，知为地气上攻，亟以大剂参附姜桂投之，一剂而愈。已后但遇举发，悉用桂附速效。今五月末旬，值昌他往，其证连日为累，服十全大补汤二十

---

① 持危扶颠：扶持危困局面。语本《论语·季氏》："危而不持，颠而不扶。"

② 手眼：喻指本领、才识。

③ 翀（chōng 充）：鸟向上直飞。

余剂，其效甚迟。然疑证重，不疑药轻也。咸谓十全大补，用到百剂自效，乃决意服。至仲秋，其证复发，昌仍用姜桂参附取效。夫人阳不足则用四君，阴不足则用四物，阴阳俱不足，则合四君四物，而加味为十全大补，此中正和平之道也。若夫浊阴之气，结聚少腹，而成有形，则阴极盛矣，安得以阴虚之法治之，以助邪而滋疾乎？何以言之？妇女有娠者之病伤寒，不得已而用麻、桂、硝、黄等伤胎之药，但加入四物，则厉药即不能入胞而伤胎，岂欲除块中之邪，反可用四物护之乎？此一征也。凡生癥瘕痞块者，驯至身羸血枯，百计除之不减，一用四物，则其势立增，是四物不能生血活血，而徒以增患，此又一征也。人身之血脉，全赖饮食为充长。四物之滞脾，原非男子所贵。既已浊阴极盛，时至横引阴筋，直冲阳络，则地气之上陵者，大有可虑，何得以半阴半阳之药，蔓而图之？四物之不当用，无疑矣。即四君，亦元老之官，不可以理繁治剧，必姜桂附子之猛，始克胜病。何也？阴邪为害，不发则已，其发必暴。试观天气下降则清明，地气上升则晦塞，而人身大略可睹。然人但见地气之静，而未见地气之动也；方书但言阴气之衰，而未言阴邪之盛也。医者每遇直中阴经之病，尚不知所措手，况杂证乎？请纵谭天地之道以明之。天地之道，《元会运世》① 一书，论之精矣。至于戌亥所以混茫之理，则置之不讲，以为其时天与地混而为一，无可讲耳。殊不知天不混于地，而地则混于天也。盖地气小动，尚有山崩川沸、陵迁谷变之应，况于

---

① 元会运世：北宋理学家邵雍《皇极经世》书中所提出的计算天地世界历史年代的时间单位。他认为天地世界有终有始，此天地坏灭后，另有新的天地继之而生；天地世界的历史，以元、会、运、世为时间单位计算。世界从开始到消灭的一个周期叫做一元。按照一年十二月、一月三十日、一日十二时辰、一时辰三十分、一分十二秒的数目来附会计算天地历史时间。一元十二会，一会三十运，一运十二世，一世三十年，故一元为十二万九千六百年。天地历史从始而终、从终复始的不断循环，自然界的一切事物也处在从无到有、从有又归于无的无尽循环之中。

地气大动，其雷炮迅击之威，百千万亿，遍震虚空，横冲逆撞，以上加于天，宁不至混天为一耶？必至子而天开，地气稍下，而高覆之体始露也；必至丑而地辟，地气始返于地，而太空之体始廓也。其时人物尚不能生者，则以地气自天而下，未至净尽，其青黄红紫赤白碧之九气而外，更有诸多悍疾之气，从空注下者，动辄绵亘千百丈，如木石之直坠，如箭弩之横流，人物非不萌生，其中但为诸暴气所摧残，而不能长育也。必至寅而驳劣之气，悉返冲和，然后人物得遂其生，以渐趋于繁衍耳。阴气之惨浩暴烈，一至于此。佛说世界成毁至详，而无此等论说者，盖已包括于地水火风之内，不必更言也。夫地水火风，有一而非阴邪也哉。群阴之邪，酿成劫运。昌之所谓地气之混于天者，非臆说矣，堪舆家尚知趋天干之吉，而避地支之凶，奈何医之为道，遇地气上奔之证，曾不思避其凶祸耶？汉代张仲景，著《卒病论》六卷，值汉末兵火以后，遂湮没不传，后人无由获见。昌因悟明地气混天之理，凡见阴邪上冲、孤阳扰乱之证，陡进纯阳之药，急驱阴邪，呱呱有声，从大孔而出，以辟乾坤而揭日月，功效亦既彰彰。如此证屡用姜附奏绩者，毋谓一时之权宜，实乃万世经常之法也。但悍烈之性，似非居恒所宜服，即举发时服之，未免有口干舌苦之过，其不敢轻用者，孰不知之，而不知不得不用也。即如兵者，毒天下之物，而善用之，则民从；不善用之，则民叛。今讨寇之师，监而又监，制而又制，强悍之气，化为软戾，不得不与寇为和同。至于所过之地，抢劫一空，荆棘生而凶年兆，尽驱良民而为寇矣。庙堂之上，罢兵不能，用兵无策，昌请与医药之法，互相筹酌焉。夫坚块远在少腹，漫无平期，而毒药从喉入胃，从胃入肠，始得下究，旧病未除，新病必起矣。于此而用治法，先以姜桂附子为小丸，曝令干坚，然后以参术厚为外廓，俾喉胃间知有参术，而不知有姜桂附子，递送达于积块之所，猛烈始露，庶几坚者削，而窠囊①可尽空也。今监督之旄，充满行间，壮士金钱，饱他人腹，性命悬他人手，其不能辨寇固也。而其大病，在以兵护监督，不以监督护兵，所以迄无成功耳。诚令我兵四面与寇相当，而令监督于附近贼界，坚壁清野，与土著之民，习且耕且战之法，以厚为我兵之外廓，则不至于系骐骥而缚孟贲②，我兵可以贾勇而前，或击其首尾，或捣其中坚，或昼息夜奋，以乱其乌合，而廓清之功自致矣。况有监督以护之于外，诸凡外入之兵，不敢越伍而哗，庶几民不化为寇，而寇可返为民耶！山泽之癯③，何知当世？然聊举医法之一端，若有可通者，因并及之。其子谏议问曰：外廓一说，于理甚长，何以古法不见用耶？答曰：古法用此者颇多，如用硃砂为衣者，取义南方赤色，入通于心，可以护送诸药，而达于心也；如用青黛为衣者，取义东方青色，入通于肝，可以护送诸药，而达于肝也。至于攻治恶疮之药，包入葱叶之中，更嚼葱厚护，而吞入，取其不伤喉膈，而直达疮所也。即煎剂亦有此法，如用大剂桂附药煎好，再投生黄连二三分，一滚即取起，俟冷服之，则熟者内行下行，而生者上行外行，岂非外廓之意耶？仲景治阴证伤寒，用整两附子煎熟，而入生猪胆汁几点和之，可见圣神用药，悉有法度也。谏议曰：善。

暴卒中寒诸方六首④

附姜白通汤 治暴卒中寒，厥逆呕吐，泻利，色清，气冷，肌肤凛栗无汗，盛阴没阳之证。

附子炮，去皮脐　干姜炮，各五钱　葱白五茎，取汁　猪胆大者半枚，取汁

---

① 窠（kē 科）囊：巢穴囊袋。此指病邪居留之处所。
② 孟贲（bēn 奔）：战国时期齐国著名的勇士。
③ 山泽之癯（qú）：指隐迹山泽的清贫之士。语本《史记·司马相如列传》："列仙之儒，居山泽间，形容甚癯。"癯，清瘦。
④ 六首：原无，今据总目补。

水二大盏，煎附、姜二味，至一盏，入葱汁，并猪胆汁，和匀温服。再用葱一大握，以带轻束，切去两头，留白二寸许，以一面熨热，安脐上，用熨斗盛炭火，熨葱白上面，取其热气从脐入腹，甚者连熨二三饼。又甚者，再用艾炷灸关元、气海各二三十壮，内外协攻，要在一时之内，令得阴散阳回，身温不冷，次用第三方。

附姜汤　治卒暴中寒，其人腠理素虚，自汗淋漓，身冷，手足厥逆，或外显假热躁烦，乃阴盛于内，逼其阳亡于外，即前方不用葱白也。

附子炮，去皮脐　干姜炮，各五钱

水二大盏，煎至一盏，略加猪胆汁一蛤蜊壳，和匀冷服。不用葱熨及艾灼。

附姜归桂汤　治暴病用附姜汤后，第二服随用此方继之。因附姜颛主回阳，而其所中寒邪，先伤营血，故加当归肉桂，驱营分之寒，才得药病相当也。

附子炮，去皮脐　干姜炮　肉桂去皮　当归各二钱五分

水二大盏，煎至一盏，入蜜一蛤蜊壳，和匀温服。

附姜归桂参甘汤　治暴病用前方后，阳气将回，阴寒少杀，略有端绪，第三服即用此方。

附子炮，去皮脐　干姜炮　当归　肉桂去皮，各一钱五分　人参甘草炙，各二钱

水二大盏，煨姜三片，大枣二枚，煎至一盏，入蜜三蛤蜊壳，和匀温服。若自汗者，不用煨姜。

辛温平补汤　治暴中寒证，服前三方后，其阳已回，身温色活，手足不冷，吐利渐除，第四方即用此平调藏府营卫，俾不致有药偏之害。

附子炮，去皮脐　干姜炮　肉桂去皮，各五分　当归　人参
甘草炙　黄芪蜜炙　白术土炒　白芍药酒炒，各一钱　五味子研，十
二粒

水二大盏，煨姜三片，大枣二枚劈，煎至一盏，入蜜五蛤
蜊壳，和匀温服。若自汗者，不用煨姜。

甘寒补气汤　治暴中寒，服药后，诸证尽除，但经络间微
有窒塞，辛温药服之不能通快者，第五方用甘平助气药，缓缓
调之。

生地黄　麦冬去心，各二钱　黄芪蜜炙，一钱二分　白芍药酒炒
人参一钱　甘草炙，七分　牡丹皮八分　淡竹叶草鲜者，取汁少许，
更炒干者用七分

水二大盏，煎至一盏，加梨汁一杯，热服。如无梨汁，用
竹沥一蛤蜊壳。

以上六方次第，昌所自订者也。然仲景卒病方论无传，难
以征信。再取《伤寒论》并《金匮》治虚寒诸法，发明为例，
见治伤寒杂证之虚寒者，用药且若此。而治暴病之法，可深信
不疑矣。更取诸家方治，评定得失大意，以昭法戒。《伤寒论》
十四方，《金匮》十二方，通用成方十则，共得四十八方。

引证《伤寒论》方治十四首[①]

真武汤　治太阳误汗不解，悸眩瞤振，亡阳之证。又治少
阴腹痛下利，有水气之证。

若咳者，加五味子半升，细辛、干姜各一两。细辛、干姜之
辛，以散水寒；五味子之酸，以收肺气而止咳。若小便利者，去茯
苓。茯苓淡渗而利窍，小便既利，即防阴津暗竭，不当更渗。若下

---

① 十四首：原无，今据总目补。

利者，去芍药，加干姜二两。芍药收阴而停液，非下利之所宜；干姜散寒而暖土，土暖则水有制。若呕者，去附子，加生姜，足前成半斤。呕加生姜，宜矣。乃水寒上逆，正当用附子，何以反去之耶？盖真武汤除附子外，更无热药，乃为肺胃素有积热留饮，惯呕而去之，又法外之法耳。观后通脉四逆汤呕者，但加生姜，不去附子，岂不甚明？所以暴病之呕，即用真武，尚不相当也。

桂枝加附子汤 治太阳误发汗后，汗漏不止，恶风，小便难，四肢微急。

桂枝去芍药加附子汤 治伤寒下之后，脉促胸满，微恶寒，阳虚之证。又治风湿相搏之证。去芍药加术，亦治风湿相搏。

芍药甘草附子汤 治伤寒发汗不解，反恶寒，阳虚之证。

附子泻心汤 治伤寒心下痞，恶寒汗出，邪热既盛，真阳复虚之证。《金匮》有大黄附子汤，亦同此意。见下。

干姜附子汤 治伤寒下之后，复发汗，昼烦躁，夜安静，脉沉微，阳虚之证。

甘草附子汤 治风湿相搏，烦疼，掣痛，短气，恶风，阳虚之证。

四逆汤 治三阴经四肢厥冷、虚寒下利等证。急温其藏之总方。

茯苓四逆汤 治伤寒汗下屡误，阴阳两伤，烦躁之证。

附子汤 治少阴病一二日，口中和，背恶寒，阳虚之证。灸后用此方。又治少阴身体痛，手足寒，脉沉，阳虚之证。

麻黄附子甘草汤 治伤寒少阴经，二三日无里证，用此方温经，微发其汗。《金匮》用治少阴水病，少气脉沉，虚胀者，发其汗即已。又少阴无里证而有表证，反发热者，去甘草加细辛，名麻黄附子细辛汤。二方皆少阴表法也。

白通汤 治少阴病，但见下利，藏寒阴盛，用此以通其阳，胜其阴。

白通加猪胆汁汤 治少阴下利，脉微，与上白通汤服之。利不止，厥逆无脉，干呕烦者，用此加猪胆汁汤为向导。服汤脉暴出者死，微续者生。

通脉四逆加减汤 治厥阴下利清谷，里寒外热，厥逆恶寒，脉微欲绝之证，即用前四逆汤方。

面色赤者，加葱九茎。面色赤，格阳于上也，加葱通阳气也，故以通脉名汤。腹中痛者，去葱，加芍药二两。腹中痛，真阴不足也。去葱，恶其顺阳也；加芍药，收阴也。呕者，加生姜二两。见前。咽痛者，去芍药，加桔梗一两。咽痛者，阴气上逆也。去芍药，恶其敛气聚阴也；加桔梗，利咽也。利止，脉不出者，去桔梗，加人参二两。利止，邪欲罢也；脉仍不出，阳气未复也。脉者气血之先，阳气未复，亦兼阴血不充，故加人参补其气血也。去桔梗者，恶其上载而不四通也。

以上引证仲景《伤寒论》治法，共十四方。方解俱见八卷诸方全篇。

引证《金匮》方治十二首①

桂枝去芍药加麻辛附子汤 治气分，心下坚大如盘，边如旋杯，水饮所作。

桂枝 生姜切，各三两 大枣十二枚，劈 甘草炙 麻黄 细辛各二两 附子一枚，炮去皮脐，破八片

上七味，以水七升，先煮麻黄去上沫，内诸药，煮取二升，分温三服。当汗出如虫行皮中，即愈。

---

① 十二首：原无，今据总目补。

《金匮》论水气病，"寸口脉迟而涩"，至"名曰气分"一段，奥义前明之矣。今观此证，气分之水，结聚心下，坚大如盘，内水与外风相挟，漫无解散之期。营卫之气，且无由通行相得；膻中之大气，更无由豁然而转。其气只从边旁走动，如旋杯之状，苦且危矣。此方桂枝汤去芍药之酸收，而合麻黄附子细辛汤之温散，明是欲少阴之水寒，及所挟之外风，一汗而双解无余，故云当汗出如虫行皮中即愈。其非少阴水寒，及不挟外风之证，自是胃中蓄积水饮至多，上结心下。若胸中之阳不亏者，但用枳实、白术二味，治其水饮，腹中软即当散矣。若胸中之阳不足者，用苓桂术甘汤，使脾肺气行，水饮自不停蓄矣。《金匮》虽未明言，究竟气分之水，不越此数者治法，故不厌其复，重绎于此方之下。

崔氏八味丸　治脚气上入，少腹不仁。又治虚劳腰痛，少腹拘急，小便不利。又治短气有微饮，引从小便出。

熟地黄八两　山茱萸　薯蓣各四两　泽泻　茯苓　牡丹皮各三两　桂　附子炮，各一两

上八味末之，炼蜜和丸，梧子大，酒下十五丸，日再服。

《金匮》用崔氏八味丸成方，治脚气上入，少腹不仁者。脚气即阴气，少腹不仁，即攻心之渐，故用之以驱逐浊阴也。其虚劳腰痛，少腹拘急，小便不利，则因过劳其肾，阴气逆于少腹，阻遏膀胱之气化，小便自不能通利，故用之以收摄肾气也。其短气有微饮者，饮亦阴类，阻其胸中空旷之阳，自致短气，故用之引饮下出，以安胸中也。乃消渴病，饮水一斗，小便亦一斗，而亦用之者，何耶？此不但肾气不能摄水，反从小便恣出，源泉有立竭之势，故急用之，以逆折其水，不使顺趋也。夫肾水下趋则消，肾气不上腾则渴，舍此安从治哉？后人谓八

味丸，为治消渴之圣药，得其旨矣。然今世以为壮水益火，两肾平补之套药，曾不问其人小便之利与不利，口之渴与不渴，一概施之，总于《金匮》之义，有未悉耳。

瓜蒌瞿麦丸　治小便不利，有水气，其人渴。

瓜蒌根　茯苓　薯蓣各三两　附子一枚，炮，去皮脐，破八片
瞿麦一两

上五味，末之，炼蜜丸梧子大，饮服三丸，日三服。不知，增至七八丸，以小便利、腹中温为知。

《金匮》治小便不利，而淋且渴者用之，以其胃中有热，腹中有寒，故变八味丸之制为此丸。见其人趺阳脉数，即胃中有热，胃热必消谷引饮，大便必坚，小便必数，是其淋而且渴，为胃热中消明矣。故用瓜蒌根以清胃热，茯苓、瞿麦以利小水。然肾中寒水之气，上入于腹，则腹中必冷，故用附子以胜其寒。方下云：以小便利，腹中温为知。制方之义，可绎思①也。

术附汤　治风湿相搏，身体烦疼，不能转侧，脉浮虚而涩者，用桂枝附子汤。若大便坚，小便自利者，用此方。

术　甘草炙，各一两　附子一枚半，炮，去皮脐，破十二片　生姜一两半，切　大枣六枚，劈

上五味，以水三升，煮取一升，去滓，分温三服。一服觉身痹，半日许再服，三服都尽。服后半日许，方再服也，三服亦然。比一日三服稍缓也。其人如冒状，勿怪，即是术、附并走皮中，逐水气，未得除，故耳。

方解见前

又：近效术附汤　附子一枚半，炮，去皮脐　术　甘草炙，各

---

① 绎思：寻绎推究思考。绎，抽丝也，理出头绪，寻求事理。

一两

三味剉，每五钱，煨姜五片、枣三枚，水盏半，煎七分，去渣温服。治风虚头重，眩苦极，不知食味，暖肌，补中，益精气。

肾气空虚，风邪乘之，漫无出路，风挟肾中浊阴之气，厥逆上攻，头重眩苦极，兼以胃气亦虚，不知食味，此非轻扬风剂可愈，故用附子暖其水藏，白术甘草暖其土藏，水土一暖，犹之冬月井中，水土既暖，阳和之气可以立复，而浊阴之气不驱自下矣。

乌头赤石脂丸　治心痛彻背，背痛彻心。

蜀椒　赤石脂各一两，煅淬　乌头泡，去皮　附子炮，去皮脐　干姜炮，各半两

上五味，末之，炼蜜丸如桐子大，先食，服一丸，日三服。不知，稍加服。证系久寒，故丸服最轻，以缓图其效。

方解见前。

薏苡仁附子散　治胸痹缓急之证。

薏苡仁二两　大附子一枚，炮，去皮脐

上二味，杵为散，服方寸匕，日三服。

方解见前。

久痛丸　治久寒心痛，兼治卒中恶，腹胀痛，口不能言。又治连年积冷流注，心胸痛，并冷冲上气，落马坠车血疾等。

附子三两，炮，去皮脐　巴豆去皮心，熬，研如膏　生狼牙　吴茱萸滚汤泡　人参　干姜各一两

上六味，末之，炼蜜丸，如桐子大，酒下。强人初服三丸，日三服。弱者二丸。药品稍峻，故丸服甚少，而弱者宜更减之。

方解见前。

大黄附子汤　治胁下偏痛，发热，其脉紧弦，此寒也，以温药下之。

大黄　细辛各二两　附子二枚，炮，去皮脐，各破八片

上三味，以水五升，煮取二升，分温三服。一日内尽此一剂也。若强人，煮取二升半，分服三服。每服后，如人行四五里，进一服。一时内尽此一剂也。

仲景治伤寒热邪痞聚心下，而挟阳虚阴盛之证，用附子泻心汤之法矣。其杂证胁下偏痛，发热为阳，其脉弦紧，为阴寒上逆者，复立此温药下之一法。然仲景谆谆传心，后世领略者鲜。《金匮》又别出一条，云：其脉数而紧，乃弦，状如弓弦，按之不移。数脉弦者，当下其寒；脉紧而迟者，必心下坚；脉大而紧者，阳中有阴，可下之。读者囫识其指，讵知其皆以温药下之之法耶？其曰当下其寒，曰阳中有阴，试一提出，其金针不跃然乎！

附子粳米汤　治腹中寒气，雷鸣切痛，胸胁逆满呕吐。

附子一枚，炮，去皮脐，破八片　半夏半升，制　甘草一两　大枣十枚，劈　粳米半升

上五味，以水八升，煮米熟汤成，去滓，温服一升，日三服。

方解见前。

大乌头煎　治心腹痛，脉弦紧，邪正相搏，即为寒疝，绕脐痛，若发则自汗出，手足厥冷者。

乌头大者五枚，熬去皮，不㕮咀　蜜二升

以水三升，先将乌头煮取一升，去滓，内蜜，煎令水气尽，取二升，强人服七合，弱人服五合。不差，明日更服。不可日再服。用蜜最多，取其留恋而缓以下行也，故服法亦宜缓之又缓。若

日再服，则与多用蜜之意相悖矣。

方解见前。

又方　治寒疝腹中痛，逆冷，手足不仁，若身体痛，灸刺诸药不能治，用本方以桂枝汤五合，解令少清，初服二合。不知，即服三合。又不知，复加至五合。其知者，如醉状，得吐者，为中病。

《外台》乌头汤治寒疝，腹中绞痛，贼风入攻五藏，拘急不得转侧，发作有时，使人阴缩，手足厥逆，即此合桂枝汤也。

大建中汤　治心胸中大寒痛，呕不能饮食，腹中寒气，上冲皮起，出见有头足，上下痛而不可触近者。

蜀椒二合，炒出汗　干姜四两　人参二两　胶饴一升

先将上三味，以水七升，煮取二升，去滓，内胶饴，微火煎取一升半，分温再服。如一炊顷，可饮粥二升，后更服。当一日，食糜粥温覆之。当一日者，一日内服尽此一剂也。

阳受气于胸中，阳虚则阴邪得以中之，阴寒之气逆而上冲，横格于中焦，故见高起不可触近之证。寒乘于脾，脾冷弱不能消水谷，故痛而呕，复不能饮食也。蜀椒暖胃散寒，干姜助阳逐冷，人参大补脾肺之气，饴糖甘能补土，缓可和中，盖人以中气为主，用辛辣甘热之药，大建其中脏之阳，以祛其逆上之浊阴也。

赤丸　治寒气厥逆。

半夏洗。一方用桂枝　茯苓各四两　乌头去皮，二两　细辛一两。一方作人参

上四味，末之，内真朱即硃砂为色，炼蜜丸，如麻子大，先食，酒下三丸，日再夜一服。不知，稍增之，以知为度。

胸腹无所苦，而止厥逆，盖四肢乃诸阳所起，寒气格之，

故阳气不顺接而厥，阴气冲满而逆。故以乌头、细辛伐内寒，苓半以下其逆上之痰气，用真朱为色者，恐乌头、细辛之僭上，故重以镇之，且以护其心也。

已上十二方，引证《金匮》方治。因系久远之寒病，故半用丸药以缓治之。然必用乌附姜桂之辛热以胜寒，而卒病又何疑乎？

评定通用成方共二十四首①

论增损八味丸

古方崔氏八味丸，用桂附二味阳药，入地黄等六味阴药之中，《金匮》取治脚气上入，少腹不仁，其意颇微。盖地气上加于天，则独用姜附之猛以胜之；地气才入少腹，适在至阴之界，无事张皇，所以但用阳药加于阴药内治之，不必偏于阳也。至肾水泛溢，妇人转胞，小便不利，则变其名为肾气丸，而药仍不变，盖收摄肾气，则肾水归源，而小便自行，亦无取偏阳为矣。观此，则治阳虚阴盛之卒病，其当用纯阳无阴，更复何疑？后人于脚气上入，少腹不仁，而见上气喘急，呕吐自汗，不识其证地气已加于天，袭用此方不应，乃云此证最急，以肾乘心、水克火，死不旋踵。用本方加桂附各一倍，终是五十步笑百步，不达卒病大关，徒以肾乘心、水克火，五藏受克为最急，不知五藏互相克贼，危则危矣，急未急也。厥后朱奉议②治脚气，变八味丸为八味汤，用附子、干姜、芍药、茯苓、甘草、桂心、人参、白术，其义颇精。于中芍药、甘草、人参，临证更加裁酌，则益精矣。奈何无识之辈，复以此汤插入己见，去桂心加

① 评定通用成方共二十四首：原本无此标题，今据总目补。
② 朱奉议：指朱肱。宋代医家，字翼中，号无求子，晚号大隐翁，因曾为官奉议郎，人称朱奉议。著有《伤寒百问》等。

卷九

三九九

干地黄，以阴易阳，奚啻①千里。而方书一概混收，讵识其为奉议之罪人乎？

论附子理中汤

理中汤，古方也，仲景于伤寒证，微示不用之意，故太阳误下，协热而利，心下痞硬，表里不解，用理中汤加桂枝，而更其名曰桂枝人参汤。及治霍乱证，始仍理中之旧，见理中非解外之具矣。然人身脾胃之地，总名中土，脾之体阴而用则阳，胃之体阳而用则阴。理中者，兼阴阳体用而理之，升清降浊两擅其长。若脾肾两藏阳虚阴盛，本方加附子，又以理中之法，兼理其下，以肾中之阳较脾中之阳，关系甚重也。后人更其名曰附子补中汤，换一补字，去兼理之义远矣。《宝鉴》复于本方加白芍药、白茯苓、厚朴、草豆蔻、陈皮，名曰附子温中汤，治中寒腹痛，自利完谷不化，脾胃虚弱，不喜饮食，懒言困倦，嗜卧等证，反重健运之阳，不重蛰藏之阳，爐乱成法，无足取也。夫既重温脾，附子可以不用；既用附子温肾，即不当杂以白芍药之酸寒。况完谷不化，亦岂厚朴、陈皮、豆蔻所能胜哉？嗟夫！釜底有火，乃得腐熟水谷。冷灶无烟，世宁有不炊自熟之水谷耶？后人之不逮古昔远矣。今人竟争补肾不如补脾，不知此语出自何典？而庸浅方信为实有是说，岂非俚浅易入耶？又《三因》桂香丸、洁古浆水散，未免太过；仲醇脾肾双补丸，未免不及。太过则阳亢，不及则阴凝，总不若附子理中汤之无偏无陂也。

论建中之法

伤寒有小建中汤，乃桂枝汤加胶饴共六味，治二三日心悸

---

① 奚啻：何止，岂但。奚，疑问代词，"何"、"胡"；啻，但，只。

而烦，欲传不传之邪。以其人中气馁弱，不能送邪外出，故用胶饴之甘，小小建立中气以驱邪也。《金匮》有黄芪建中汤，于小建中汤内加黄芪，治虚劳里急，自汗表虚，肺虚诸不足证，而建其中之卫气也。《金匮》复有大建中汤，以其人阴气上逆，胸中大寒，呕不能食，而腹痛至极，用蜀椒、干姜、人参、胶饴，大建其中之阳，以驱逐浊阴也。后人推广其义，曰乐令建中汤，治虚劳发热，以之并建其中之营血；曰十四味建中汤，治藏气素虚，以之两建其脾肾中之阴阳。仲景为祖，后人为孙，一脉渊源，猗欤盛矣①！建中如天子建中和之极，揖逊征诛②，皆建中内当然之事。虚羸之体，服建中后，可汗可下，诚足恃也。至理中则燮理之义，治中则分治之义，补中温中，莫非惠先京国③之大端矣。缘伤寒外邪逼处域中，法难尽用，仲景但于方首，以小之一字，示其微意，至《金匮》治杂证，始尽建中之义。后人引伸触类，曲畅建中之旨，学者必于前人之方，一一会其大意，然后临证之时，随所施而恰当矣。

论东垣升阳益胃汤、黄芪补胃汤二方，汇方诸书，采治恶寒之证，其误最大

恶寒一证，除表邪而外，大率阳虚所致，有微甚之不同。微者用桂枝汤加人参、黄芪，甚者并加附子。仲景之法，精且备矣！后世但曰外感遵仲景，内伤法东垣，取东垣升阳益胃、黄芪补胃二汤，为表虚恶寒之治，此不可不辨也。盖表为阳，

① 猗欤（yīyú 一鱼）盛矣：多么繁盛啊。猗欤，即"猗与"，叹词，表示赞叹。

② 揖逊征诛：泛指国家非常重大的事情。揖逊，指帝王禅让；征诛，指国家征战。

③ 京国：京城，国都。喻指脾胃中阳。

表虚即表之阳虚，故恶寒也，与升阳益胃之方，迥不相涉。升阳益胃者，因其人阳气遏郁于胃土之中，胃虚不能升举其阳，本《内经》火郁发之之法，益其胃以发其火也。方中半用人参、黄芪、白术、甘草益胃，半用独活、羌活、防风、柴胡升阳，复以火本宜降，虽从其性而升之，不得不用泽泻、黄连，以分杀其势，制方之义若此。至黄芪补胃汤，则并人参不用，而用白芷、藁本、升麻、麻黄、黄柏，大升小降之矣。然阳火郁于胃土之中，其时寒必兼时热，其脉必数实，其证必燥渴。若不辨，而简其方，以治阳虚阴盛、有寒无热、脉微不渴之恶寒，宁不杀人乎？

论扶阳助胃汤

此方乃东垣弟子罗谦甫所制，治虚寒逆上，胃痛之证。遵《内经》"寒淫于内，治以辛热，佐以苦温"之旨，用附子、干姜之大辛热者，温中散寒；用草豆蔻、益智仁辛甘大热者，驱逐胃寒，同为主治。用甘草之甘温，白术、陈皮之苦温，温养脾气以佐之。寒水挟木势侮土，故作急痛，用桂以伐肝邪，用芍药以泻肝木，用吴茱萸以泄胸中厥逆之气，三使分猷①而出，井井有条。谦甫师事东垣二十年，尽得东垣之学，观此方以扶阳助胃名汤，明是卒暴中寒，由于胃寒，一似韩祗和法，较之升阳益胃，不啻歧途矣。要知东垣治火郁，发其火则烟熄；谦甫治无火，补其土则气温。用方者，可不辨之于早乎？

论《三因》治自汗，用芪附、术附、参附三方

黄芪一两，附子五钱，名芪附汤；白术一两，附子五钱，

---

① 分猷（yóu 尤）：分管，分道。猷，计谋，谋划，引申作"道路、法则"解。

名术附汤；人参一两，附子五钱，名参附汤。三方治自汗之证，审其合用何方，煎分三服，服之。其卫外之阳不固而自汗，则用芪附；其脾中之阳遏郁而自汗，则用术附；其肾中之阳浮游而自汗，则用参附。凡属阳虚自汗，不能舍三方为治耳。然三方之用大矣，芪附可以治虚风，术附可以治寒湿，参附可以壮元神，三者亦交相为用。其所以只用二物，比而成汤，不杂他味者，用其所当用，功效若神。治自汗一端，不足以尽三方之长也。以黄芪、人参为君，其长驾远驭，附子固不至自恣。术虽不足以制附，然遇阳虚阴盛、寒湿沉锢，即生附在所必用，亦何取制伏为耶？近效术附汤，即本方加甘草一味，《金匮》取之以治痹证，岂非以节制之师，缓图其成乎？急证用其全力，即不可制；缓证用其半力，即不可不制。至如急中之缓，缓中之急，不制而制，制而不制，妙不容言矣。

论《得效》荜拨丸

虚寒泄泻，宜从温补固矣。然久泻不同暴病，且有下多亡阴之戒，方中用附子胜寒，当兼以参术，如理中之例，可也。乃用干姜，复用良姜；用荜拨，复用胡椒；用丁香，复用豆蔻。唯恐不胜其泻，曾不思五藏气绝于内，则下利不禁，其①敢以一派香燥，坐耗藏气耶？后人复制万补丸，虽附子与人参、当归、白术同用，而仍蹈前辙，丁、沉、乳、茴、草蔻、肉蔻、姜、桂、荜拨，既无所不取，更加钟乳、阳起、赤脂，石性之悍，冀图涩止其泻，而不知尽劫其阴，徒速人藏气之绝耳。用方者鉴诸。

---

① 其：通"岂"。表示诘问，难道。唐·韩愈《师说》："其可怪也欤。"

论《宝鉴》桂附丸

方用川乌、黑附、干姜、赤石脂、川椒、桂六味为丸，疗风邪冷气，入乘心络藏府，暴感风寒，上乘于心，令人卒然心痛，或引背膂，乍间乍甚，经久不差。按：此方原仿《金匮》久痛丸之例，治久寒心痛。而此云：暴感风寒，入乘于心，令人卒然心痛，则是素无其病，卒然而痛矣。卒病宜急治，岂宜缓治以丸，且服至一料之理？千万方中，获此一方，有合往辙，又不达制方之蕴，学者将何所宗乎？况邪在经络，则治其经络；邪在府，则治其府；邪在藏，则治其藏。此方即改为汤，但可治藏病，不可治府及经络之病。盖藏为阴，可胜纯阳之药；府为阳，必加阴药一二味，以监制其僭热；经络之浅，又当加和营卫并宣导之药矣。因并及之。

论《本事》温脾汤

学士许叔微制此方，用厚朴、干姜、甘草、桂心、附子各二两，大黄四钱，煎六合，顿服。治锢冷在肠胃间，泄泻腹痛，宜先取去，然后调治，不可畏虚以养病也。叔微所论，深合仲景以温药下之法，其大黄止用四钱，更为有见。夫锢冷在肠胃而滑泄矣，即温药中，宁敢多用大黄之猛，重困之乎？减而用五之一，亦与仲景之法合也。仲景云：病人旧微溏者，栀子汤不可与服。又云：太阴病，脉弱，便利，设当行大黄芍药者，宜减之，以其人胃气弱，易动故也。即是观之，肠胃锢冷之滑泄，而可恣用大黄耶？不用则温药必不能下，而久留之邪，非攻不去；多用则温药恐不能制，而洞下之势，或至转增。裁酌用之，真足法矣！《玉机微义》，未知此方之渊源，不为首肯，亦何贵于论方哉？

论《本事》椒附散

治项筋痛连背髀，不可转移。方用大附子一枚，炮去皮脐，为末，每服二钱。用川椒二十粒，以白面填满，水一盏，生姜七片，同煎至七分，去椒入盐，空心服。叔微云：予一亲患此，服诸药无效，尝忆《千金》髓，有肾气攻背强一证，处此方与之，一服瘥。此即《阴病论》中，所谓地气从背而上入之证，虽轻重缓急不同，而其病源则同也。夫肾藏真阳，阳盛则百骸温暖，阳衰则一身冱寒，至阳微则地气上逆者，其冷若冰，势所必至。此但项筋痛连背髀，殊非暴证，且独用附子为治，则暴病必藉附子全力，大剂服之，不待言矣。

以上评定通用成方共二十四首。

昌既著《阴病论》，复粗陈病概，明告八难，良工苦心，此道庶几可明可行矣。然卤莽拘执之辈，用法必无成功；愚昧鲜识之人，服药必生疑畏。盖以从不见闻之说，定为率由①坦道，按剑而诧不祥，在所不免。因复比类《伤寒论》及《金匮》证治，并评定成方之得失，请正海内明哲巨眼，恳祈互相阐发，俾卒病之旨，人人共明，坦然率由，讵非生民之厚幸乎！

仲景著《伤寒论》十卷，治传经阳病；著《卒病论》六卷，治暴卒阴病。是《卒病论》与《伤寒论》对峙，各自名书者也。奈《卒病论》散失无传，喻氏止于《医门法律》暴卒中寒一门，补其大意，兹特录之，列于九卷，姑以伤寒之名统之。所望于后有作者，从此而推广之，出其博大精深之蕴，俾仲景寒灰火传，将《卒病论》仍与《伤寒论》对峙，各自名书，以共垂不朽。斯实天下后世之大幸矣。

丙戌初夏吴仪洛识

---

① 率由：遵循，沿用。

卷　十

西昌　喻　昌　嘉言　著
武原　吴仪洛　遵程　订
秦溪　许　栽　培之　参
新安　胡承曾　天宗　较

秋燥全篇

此篇喻氏所以补仲景《伤寒论》之未备也。盖四时主病之大纲，冬月太阳寒水，继以厥阴风木，故有伤寒、中风之主病。春月厥阴风木，继以少阳相火，故有温病、风温之主病。夏月少阴君火，继以太阴湿土，故有热暍、湿温之主病。而秋月则阳明燥金司令，斯主病自在伤燥矣。如是而六气配四时，与五运始不相背戾①也。仲景于春月之病温，夏月之暍湿，皆以冬月之伤寒统之，则秋月之伤燥，亦可以伤寒之名统之矣。因录《秋燥论》于此卷，而四序中之外感证始全也。

秋燥论

燥之与湿，有霄壤之殊。燥者天之气也，湿者地之气也。水流湿，火就燥，各从其类，此胜彼负，两不相谋。春夏地气动而湿胜，斯草木畅茂；秋冬天气肃而燥胜，斯草木黄落。故春分以后之湿，秋分以后之燥，各司其政。今指秋月之燥为湿，是必指夏月之热为寒然后可。奈何《至真要大论》病机一十九

---

① 背戾：悖谬之义。

条，脱遗燥气，他如《生气通天论》所云秋伤于燥，皆谓秋伤于湿。历代诸贤，随文作解，弗察其讹，今特正之。大意谓春伤于风，夏伤于暑湿，秋伤于燥，冬伤于寒，觉六气配四时之旨，与五运不相背戾，而千古之大疑，始一抉也。然则秋燥可无论乎？夫秋不遽燥也，大热之后，继以凉生，凉生而热解，渐至大凉，而燥令乃行焉。《六元正纪大论》谓"阳明所至，始为燥，终为凉"者，亦误文也。岂有新秋月华露湛，星润渊澄，天香遍野，万宝垂实，归之燥政？迨至山空月小，水落石出，天降繁霜，地凝白卤，一往坚急劲切之化，反谓凉生，不谓燥乎？或者疑燥从火化，故先燥而后凉，此非理也。深乎深乎！上古《脉要》曰：春不沉，夏不弦，秋不数，冬不涩，是谓四塞。谓脉之从四时者，不循序渐进，则四塞而不通也。所以春夏秋冬孟月之脉，仍循冬春夏秋季月之常，不改其度，俟二分二至以后，始转而从本令之王气，乃为平人顺脉也。故天道春不分不温，夏不至不热。所以春温病多在春分后，夏暑病多在夏至后，秋燥病多在秋分后。自然之运，悠久无疆。使在人之脉，方春即以弦应，方夏即以数应，躁促所加，不三时而岁度终矣，其能长世乎？即是推之，秋月之所以忌数脉者，以其新秋为燥所胜，故忌之也。新秋未当伤燥，而早有伤燥见证，脉必更加数，故忌之。若不病之人，新秋而带微数，乃天真之脉，何反忌之耶？且夫始为燥，终为凉，凉已即当寒矣，何至十月而反温耶？凉已反温，失时之序，天道不几顿乎？不知十月之温，不从凉转，正从燥生，盖金位之下，火气乘之，以故初冬常温，其脉之应，仍从乎金之涩，由涩而沉。其涩也，为生水之金；其沉也，即为水中之金矣。珠辉玉映，伤燥云乎哉？然新秋之凉，方以却暑也，而夏月所受暑邪，即从凉发。《金匮真言论》云，当暑汗不出者，秋成风疟。举一疟，而凡当风取凉，以水灌汗，乃至不复汗，而伤其内者，病发皆当如疟之例治之矣。其内伤生冷成滞下者，并可从疟而比例矣。以其原来皆暑湿之邪，外内所主虽不同，同从秋风发之耳。若夫深秋燥金主病，则大异焉。《金匮真言论》曰：燥胜则干。夫干之为害，非遽赤地千里也，有干于外而皮肤皴揭者，有干于内而精血枯涸者，有干于津液而营卫气衰、肉烁而皮着于骨者，随其大经小络所属，上下中外前后，各为病所。燥之所胜，亦云熯矣。至所伤则更厉，燥金所伤，本摧肝木，甚则自戕肺金。盖肺金主气，而治节行焉。此惟土生之金，坚刚不挠，故能生杀自由，纪纲不紊。若病起于秋而伤其燥，金受火刑，化刚为柔，欲仍清肃之旧，其可得耶？《至真要大论》谓：咳不止而出白血者死。白血谓色浅红，而似肉、似肺者。非肺金自削，何以有此？试观草木菁英可掬，一乘金气，忽焉改容，焦其上首，而燥气先伤上焦华盖，岂不明耶？详此则病机之诸气膹郁皆属于肺，诸痿喘呕皆属于上，二条明指燥病言矣。《生气通天论》谓：秋伤于燥，上逆而咳，发为痿厥。与病机二条，适相吻合也。只以误传伤燥为伤湿，解者竟指燥病为湿病，遂至经旨不明。今一论之，而燥病之机了然矣。其左胠胁痛，不能转侧，嗌干，面尘，身无膏泽，足外反热，丈夫㿉疝，妇人少腹痛，目眛眦疮，则燥病之本于肝，而散见不一者也。兹并入燥门，细商良治，学者精心求之，罔不获矣。若但以润治燥，不求病情，不适病所，犹未免涉于粗疏耳。

推广经义以论秋燥治法四条

《痹论》云：阴气者，静则神藏，躁则消亡。下文但言饮食自倍，肠胃乃伤，曾不及于肺也。其所以致躁而令阴气消亡之故，引而未发也。至《邪气藏府病形篇》云，形寒饮冷则伤肺，始知伤肺关于寒冷矣。可见肺气外达皮毛，内行水道，形寒则外寒从皮毛内入，饮冷则水饮从胸中上溢，遏抑肺气，不令外扬下达，其治节不行，周身之气无所禀仰，而肺病矣。究竟肺为娇脏，寒冷所伤者十之二三，火热所伤者十之七八。寒冷所伤，不过裹束其外，火热所伤，则更消烁其中，所以为害倍烈也。然火热伤肺，以致诸气膹郁、诸痿喘呕，而成燥病。百道方中，率皆依样葫芦，如乌药香附、紫苏半夏、茯苓厚朴、丁沉诃蔻、姜桂蓬棱、槟榔益智之属，方方取足。只因《内经》脱遗燥证，后之无识者，竟皆以燥治燥，恬于操刃，曾不顾阴气之消亡耳。

《气厥论》云：心移热于肺，传为膈消。肺燥之由来者远矣。苟其人肾水足以上升而交于心，则心火下降而交于肾，不移于肺矣。心火不移于肺，曾何伤燥之虞哉？即肾水不足，其肠胃津血，足以上供，肺亦不致过燥也。若中下之泽尽竭，而高源之水，犹得措于不倾，则必无之事矣，所以《阴阳别论》又云：二阳结谓之消。手阳明大肠，热结而津不润；足阳明胃，热结而血不荣，证成消渴。舌上赤裂，大渴引饮，与心移热于肺，传为膈消①，文虽异而义则一也。治膈消者，用白虎加人参汤，专救其肺，以施于诸气膹郁、诸痿喘呕，罔不合矣。

《阴阳别论》云：二阳之病发心脾，有不得隐曲，男子少精，女子不月，其传为风消，其传为息贲，死不治。此亦肺燥所由来也。夫燥而令男子精少，女子血枯，亦云极矣。然其始，但不利于隐曲之事耳。其既则胃之燥，传入于脾，而为风消。

---

① 膈消：即"膈消"。消渴中之上消证。

风消者，风热炽而肌肉消削也。大肠之燥，传入于肺，而为息贲。息贲者，息有音而上奔不下也。是则胃肠合心脾，以共成肺金之燥。三藏二府，阴气消亡殆尽，尚可救疗乎？夫由心之肺，已为死阴之属，惟脾气鼓二阳之精，上输于肺，犹得少苏涸鲋①。今以燥之为害，令生我者，尽转而浚我之生，故直断为死不治也。

《至真要大论》病机十九条内云：诸涩枯涸，干劲皴揭，皆属于燥。燥金虽为秋令，虽属阴经，然异于寒湿，同于火热。火热胜则金衰，火热胜则风炽，风能胜湿，热能耗液，转令阳实阴虚，故风火热之气，胜于水土，而为燥也。

论诸家治燥诸方

虽以东垣之大贤，其治燥诸方，但养营血及补肝肾亏损，润利二便而已，总不论及于肺，是非谓中下二焦有燥病，而上焦独无也。不过阙经旨伤湿之疑，遂因仍不察耳。夫诸气膹郁之属于肺者，属于肺之燥，非属于肺之湿也。苟肺气不燥，则诸气禀清肃之令，而周身运行，亦何致膹郁耶？诸痿喘呕之属于上者，上字亦指肺，不指心，心病不主痿喘及呕也。惟肺燥甚，则肺叶痿而不用，肺气逆而喘鸣，食难过膈而呕出，三者皆燥证之极者也。《四气调神论》原有"逆秋气，则太阴不收，肺气焦满"之文，其可称为湿病乎？更考东垣治肺消方中，引用白豆蔻、荜澄茄，及治诸气方中杂用辛香行气之药，觉于伤燥一途，有未悉耳。又如丹溪折衷杂证，为后代所宗，亦无一方一论及于肺燥，但于热郁汤下云，有阴虚而得之者，有胃虚

---

① 涸鲋（héfù 禾付）：即"涸辙之鲋"，指干涸车辙里的鲫鱼。鲋，鲫鱼。

食冷物、遏抑阳气于脾土中而得之者，其治法皆见发热条中云。此治非阴虚，非阳陷，亦不发热，而常自蒸蒸不解者。夫蒸蒸不解，非肺气为热所内蒸，而不能外达耶。方用连翘薄荷、黄芩山栀、麦冬甘草、郁金瓜蒌八味，竹叶为引，方后复设为问答云：何不用苍术、香附、抚芎？曰：火就燥，燥药皆能助火，故不用也。似此一方，其不欲以燥助火之意，于热郁之条，其不敢以燥益燥，重伤肺金，隐然可会。何为不立燥病一门，畅发其义耶？又如缪仲醇治病，所用者无非四君、四物，二冬二母、沙参元参、黄芪山药、苏子橘红、桑叶枇杷叶、杏仁枣仁、扁豆莲心、瓜蒌五味、升葛柴前、芩连栀柏、滑石石膏、菊花枸杞、牛膝续断、胡麻首乌、豆豉霜梅、胶饴之属，千方一律，不过选择于此，增入对证一二味，自成一家。识者称其不尽用方书所载，投之辄效①，盖独开门户者也；又有称其精于本草，择用五六十种无过之药，屡获奇验，无以多为贵者。昌谓不然，世之患燥病者多，仲醇喜用润剂于治燥，似乎独开门户，亦只聪明偶合，未有发明。可以治内伤之燥，不可以治外感之燥，何况风寒暑湿哉？节取其长可矣。

论燥证之本及治法七条

燥之本，多在肺，而证多见于肝。肝主于筋，风气自盛，燥热加之，则液聚于胸膈，不荣于筋脉而筋燥，故劲强紧急而口噤，或瘛疭、昏冒、僵仆也。

风热燥甚，怫郁在表，而里气平者，善伸数欠，筋脉拘急，或时恶寒，或筋惕而搐，脉浮数而弦。若风热燥并，郁甚于里，则必为烦满，必为闷结，故燥有表里、气血之分也。

---

① 辄效：原作"辙效"，据文义改。

至于筋缓不收，痿痹不仁，因其风热胜湿，为燥日久，乃燥病之甚者也。至于诸气膹郁、诸痿喘呕，皆属于肺，金从燥化，金且自病，而肺气日见消亡，又何论痿痹乎？

五藏五志之火，皆有真液以养之，故凝聚不动，而真液尤赖肾之阴精、胃之津液，交灌于不竭。若肾、胃之水不继，则五藏之真阴随耗，五志之火翕然内动，而上中下三消之病作矣。河间云：燥太甚而脾胃干涸，则成消渴。亦其一也。

燥病必渴，而渴之所属各不同。有心肺气厥而渴，有肝痹而渴，有脾热而渴，有肾热而渴，有胃与大肠热结而渴，有小肠痹热而渴，有因伤害胃干而渴，有因风而渴。五藏部分不同，病之所遇各异，其为燥热亡液，则一也。

肾恶燥，急食辛以治之，故肾主五液，真阴足，则津液润，而大便如常。若饥饱劳逸，损伤胃气，及食辛热味厚之物，而助火邪，伏于血中，耗散真阴，津液亏少，故大便结燥。仲景云小便利，大便硬，不可攻下，以脾约丸润之，戒轻下而重伤津液也。然便结复有阳结、阴结之不同，阳结者以辛凉润之，阴结者以辛温润之，其辨又在微芒①之间矣。

治燥病者，补肾水阴寒之虚，而泻心火阳热之实；除肠中燥热之甚，济胃中津液之衰。使道路散而不结，津液生而不枯，气血利而不涩，则病日已矣。

凡天气久晴，既非秋时，每多燥火证，其治法与秋时同。

凡大欲大劳，久病尪羸②，耄耆③之年，阴津已耗，再感燥

---

① 微芒：犹微细。

② 羸：原作“嬴”，据文义改。

③ 耄耆（màoqí 茂旗）：年老，老年人。耄，八九十岁的年纪；耆，古称六十岁曰耆，又指德高望重、受人尊敬的老人。

证，俱不治。

秋燥律五条

凡秋月燥病，误以为湿治者，操刃之事也。从前未明，咎犹可逭。今明知故犯，伤人必多。孽镜当前，悔之何及？

凡治燥病，燥在气而治血，燥在血而治气，燥在表而治里，燥在里而治表，药不适病，医之过也。

凡治杂病，有兼带燥证者，误用燥药，转成其燥，因致危困者，医之罪也。

凡治燥病，须分肝肺二藏见证。肝藏见证，治其肺燥可也。若肺藏见证，反治其肝，则坐误①矣。医之罪也！肝藏见燥证，固当急救肝叶，勿令焦损。然清其肺金，除其燥本，尤为先务。若肺金自病，不及于肝，即专力救肺，焦枯且恐立至，尚可分功缓图乎？

凡治燥病，不深达治燥之旨，但用润剂润燥，虽不重伤，亦误时日，只名粗工，所当戒也。

燥门诸方

清燥救肺汤　治诸气膹郁，诸痿喘呕，为治肺燥之主方。

二桑叶经霜而青白者，得金气而柔润不凋，取之为君，去枝梗，三钱　麦门冬去心，二钱五分　石膏煅，禀清肃之气，极清肺热，二钱五分　生甘草和胃生金，一钱　人参生胃之津，养肺之气，七分　真阿胶一钱五分　杏仁泡，去皮尖，炒黄，七分　胡麻仁炒，研，一钱　枇杷叶刷去毛净，蜜涂炙黄，一钱

水一碗，煎六分，入甘蔗汁、梨汁和匀，频频二三次，滚热服。痰多加贝母、瓜蒌，血枯加生地黄，热甚加增石膏。

按：诸气膹郁之属于肺者，属于肺之燥也。而古今治气郁

① 坐误：因此误治。坐，因，由于。

之方，用辛香行气，绝无一方治肺之燥者。诸痿喘呕之属于上者，亦属于肺之燥也。而古今治法，以痿呕属阳明，以喘属肺，是则呕与痿属之中下，而惟喘属之上矣。所以千百方中，亦无一方及于肺之燥也。即喘之属于肺者，非表即下，非行气即泻气，间有一二用润剂者，又不得其肯綮①。总之《内经》六气，脱误秋伤于燥一气，指夏之湿为秋之燥，后人不敢更端其说，置此一气于不理。即或明知理燥，而用药夹杂，如弋获飞虫，茫无定法示人也。今拟此方，大约以胃气为主，胃土为肺金之母也，如天门冬虽能保肺，然味苦而气滞，故不用也；如知母能滋肾水，清肺金，亦以苦而不用；其他苦寒降火、伤胃之药，尤在所忌。盖肺金自至于燥，所存阴气，不过一线耳。倘更以苦寒下其气，伤其胃，其人尚有生理乎？诚仿此增损以救肺燥，变生诸证，如沃焦救焚，不厌其频，庶克有济耳。

柴胡清燥汤　治肝燥，左胠胁痛，不能转侧，嗌干，面尘，身无膏泽，足外反热，腰痛，惊骇，筋挛，丈夫㿗疝，妇人少腹痛，目昧眦疮，寒热等证。

柴胡蜜水拌炒，一钱　当归　白芍药酒炒，各二钱　甘州枸杞子三钱　天花粉一钱五分　干地黄三钱　真茶菊四钱　生甘草五分真广陈皮摘碎，三分

水三盏，煎一盏，将甘蔗汁、梨汁，和匀温服。

燥病多本于肺金，若止见以上肝藏之燥证，而绝不见有肺藏之证相杂者，治法当急救其肝叶，勿令焦损，宜此方主之。若木火生风而眩运者，加钩藤钩三钱，或去柴胡亦可。若肝家风火盛者，加羚羊角一钱。若痰多者，加淡竹沥少许，冲服。

---

① 肯綮（qìng 庆）：筋骨结合的地方，比喻要害或最重要的关键。

白虎加人参汤　治肺金气分之燥火，渴欲饮水者。

竹叶石膏汤　治肺金气分之燥火，发渴，气逆，欲吐。

芍药甘草汤　治腹中不和而痛，或因误表脚挛，用此汤以和其阴，其脚即伸。

炙甘草汤　治肺痿咳唾多。此以肺金燥甚，将胃中之津液上供，悉从燥热化涎沫也。

已上四方俱见《卷八·诸方全篇》。

《金匮》麦门冬汤　火逆上气，咽喉不利，用此汤以止逆、下气。

麦门冬去心，七升　半夏制，一升　人参三两　甘草二两　大枣十二枚，劈　粳米三合

上六味，以水一斗二升，煮取六升，温服一升，日三夜一服。

此胃中津液干枯、虚火上炎之证，用寒凉药而火反升，徒知与火相争，知母贝母屡施不应，不知胃者肺之母气也，仲景于麦门冬人参粳米甘草大补中气、大生津液队中，增入半夏之辛温一味，用以利咽下气。此非半夏之功，实善用半夏之功。擅古今未有之奇矣。

《金匮》甘麦大枣汤　治妇人脏燥①，悲伤欲哭，象如神灵所作，数欠伸，亦补脾气。妇人血室先受积冷，而郁久为热，则脏为之燥。《灵枢》曰：一阴主关，关之阖折，则肝气绝而主悲。则知燥气乘肝，为悲伤欲哭，象如神灵所作，病从血来，故见阴象也。《阳明脉解篇》曰：胃病善伸，数欠，颜黑。则知燥气侵胃，为欠伸。但使肝气津润，君火不亢，则藏阴不燥，何致乘肝侵胃？今悲伤欠

---

①　脏燥：《伤寒论》作"脏躁"。

伸，其肝阴之热可治，心肺之热亦可知，故以甘麦大枣汤主之。

甘草三钱　小麦一升　大枣十枚，劈

以水六升，煮取三升，去滓，分温三服。

小麦能和肝阴之客热，而养心液，且有消烦、利溲、止汗之功，故以为君；甘草泻心火而和胃生金，故以为臣；大枣调胃而通津液，利其上壅之燥，故以为佐。盖病本于血，心为血主，肝之子也，心火泻而土气和，则胃气下达。肝藏润，肺气调，则燥止而病自除也。

麦门冬汤　治肺燥热，水溢高原，肢体皆肿。《灵兰秘典》曰：三焦者，决渎之官，水道出焉。上焦不治，水溢高原；中焦不治，水停中脘；下焦不治，水蓄膀胱。

麦门冬去心，五十枚　晚白粳米五十粒

水二盏，煎七分，温服。

肺非无为也，饮食入胃，游溢精气，上输于脾，脾气散精，上归于肺，通调水道，下输膀胱，肺金燥热，则失其清肃下行之令，以致水溢高原，淫于皮肤而为水肿。医罕明此，实脾导水，皆不能愈。故用麦门冬清肺，开其下降之源；粳米益胃，培乎生金之母，此治病必求其本也。或问：此证何以辨之？曰：肢体皆肿，小腹不急，初起便有喘满，此其候也。

甘露饮　治胸中客热，牙宣口气，齿龈肿烂，时出脓血，吐血衄血，目睑垂重，常欲合闭，或即饥烦，不欲食饮，及目赤肿痛，不任凉药，口舌生疮，咽喉肿痛，疮疹已发，皆可服之。又治脾胃受湿，瘀热在里，或醉饱房劳，湿热相搏，致生疸病，身目皆黄，肢体微肿，胸满气短，大便不调，小便黄涩，或时身热。

生地黄　熟地黄　天门冬去心皮　麦门冬去心　石斛　茵陈

黄芩　枳壳　甘草　枇杷叶去毛，蜜炙

水煎服。

一方加桂苓，名桂苓甘露饮。

此方以固本丸为主，而加入他药，原因胃中湿热下流归坎，则水源浊泛，故见证如此。而当日立方之意，实从救肾起见。清胃者，自清胃；而救原者，自救原。若肝经有郁火者，去石斛、甘草、枇杷叶，加丹皮、山栀，水木同源之义也。若原有胃火，而又挟肝木之势者，竟以原方加丹皮、山栀等味，亦无不效也。丹溪以为此心肺胃三经之药，然必大便干燥，才合手足阳明之药尔。火盛渴甚者，加知母；走马疳而急者，加石膏、黄连；元气虚者，加人参。真胃中燥火之神剂也。

东垣导滞通幽汤　治大便难，幽门不通，上冲吸门不开，噎塞不便，燥秘气不得下，治在幽门，以辛润之。幽门，即下脘，胃之下口也。人身上下有七门，皆下冲上也。幽门上冲吸门，吸门即会厌气喉，上掩饮食者也。冲其吸入之气，不得下归肝肾，为阴火所拒，故隔噎不通；浊阴不得下降，而大便干燥不行，胃之湿与阴火皆在其中，则腹胀作矣。治在幽门，使幽门通利。泄其阴火，润其燥血，生其新血，则幽门通利，吸门亦不受邪，隔噎得开，胀满俱去矣。是浊阴得下归地也。

当归　升麻　桃仁研　生地黄　熟地黄　红花　甘草炙　或加槟榔

当归二地，滋阴以养血；桃仁红花，润燥而行血；槟榔下坠而破气滞；加升麻者，天地之道，能升而后能降。清阳不升，则浊阴不降，经所谓：地气上为云，天气下为雨也。东垣曰：肾开窍于二阴。经曰：大便难者，取足少阴。夫肾主五液，津液足则大便如常。若饥饱劳役，损伤胃气，及食辛热味厚之物，而助火邪，火伏血中，耗散真阴，津液亏少，故大便燥结。少阴不得大便，以辛润之。

加大黄麻仁，名当归润肠汤。

滋燥养营汤　治火烁肺金，血虚外燥，皮肤皴揭，筋急爪枯，或大便风秘。肺主皮毛，肝主筋爪。肝不足则风热胜而筋燥，故外见皮毛枯槁，肌肤燥痒，内有筋急、便秘之证。

当归酒洗，二钱　生地黄　熟地黄　白芍药酒炒　秦艽　黄芩各一钱五分　防风一钱　甘草五分

水煎服。

前证为血虚而水涸，当归润燥养血为君；二地滋肾水而补肝，芍药泻肝火而益血为臣；黄芩清肺热，艽防散肝风，风药多燥，艽防味辛能润，为风药中润剂。又秦艽能养血荣筋，防风乃血药之使，吐血血崩，皆用为使；甘草甘平，泻火，入润剂则补阴血，为佐使也。

丹溪活血润燥生津汤　治内燥，津液枯少。

当归酒洗　白芍药酒炒　熟地黄各二钱　天门冬去心皮　麦门冬去心　瓜蒌各一钱五分　桃仁研　红花各五分

水煎服。

归芍地黄，滋阴养血；瓜蒌二冬，润燥生津；桃仁红花，活血去瘀。凡阴虚血燥而兼瘀滞者，此方最宜。

钱乙泻白散　治肺火皮肤蒸热，肺主皮毛，轻按既得，重按全无，是热在皮毛。洒淅寒热，邪在肤腠，日晡尤甚，申西时燥金正旺之时，喘嗽气急，肺苦气上逆。

桑白皮蜜炙，一钱　地骨皮二钱　生甘草五分　晚白粳米百粒
水煎。

此泻肺金气分之火，兼清表之燥也。

玉女煎　治水亏火胜，六脉浮洪滑大，少阴不足，阳明有余，烦热干渴，头疼牙疼，失血等证，其效如神。若大便溏泄者，大非所宜。

石膏二钱　熟地黄五钱　麦门冬三钱　知母　牛膝各一钱五分

如燥火在表者，加地骨皮、生甘草以清之，去牛膝；如肺气不实者，加人参；如小水不利或火不能降者，加泽泻或茯苓。

玉泉散亦名六一甘露散　治阳明内热，烦渴头痛，二便秘结，瘟疫斑黄，及肺经热极，咳嗽喘急等证。

石膏六两，生用　粉甘草一两

为细末，每服二钱，新汲水或热汤或人参汤调下。或加朱砂三钱。此益元散之变方也。

雪梨浆　解烦热，退燥火，此生津止渴之妙方也。用清香甘美大梨，削去皮，用大碗盛清冷甘泉，将梨薄切，浸于水中，少顷水必甘美，但频饮其水，勿食其滓，退燥火极速也。

六味地黄丸　治下焦燥热，小便涩而数。又治肾气虚，新久憔悴，瘦弱虚烦，骨蒸下血，自汗盗汗，水泛为痰，咽燥口渴，眼花耳聋等证，功效不能尽述。

熟地黄八两，杵膏　山茱萸肉　怀山药各四两　牡丹皮　白茯苓　泽泻各三两

各另为末，和地黄膏，加炼蜜，丸桐子大。每服七八十丸，空心食前滚汤下。若治秋燥证，须用煎剂。

此纯阴重味润下之方也。

左归饮　治肝肾阴亏，大便燥结，口渴等证。

熟地黄五钱　怀山药　山茱萸肉畏酸、吞酸者去之　甘州枸杞子各二钱　白茯苓一钱五分　甘草炙，一钱

如肺热而烦者，加麦门冬二钱；血滞者，加牡丹皮二钱；

心热而躁者，加元参二钱；血热妄动者，加生地黄三钱；阴虚不宁者，加女贞子二钱；上实下虚者，去甘草，加牛膝二钱以导之；血虚而燥滞者，加当归二钱；脾热易饥者，加芍药二钱；骨蒸而多汗者，加地骨皮二钱。此壮水之剂也。凡六味汤用之而不能得效者，此方良。按：六味乃阴精亏少、兼挟湿热而滞者宜之。若肝肾之阴纯虚者，无取泽泻之泄、丹皮之凉也，宜用此甘纯之剂，平补而润之。

一阴煎 治肝肾阴亏，烦渴不止，潮热不退等证。

熟地黄五钱　麦门冬三钱　生地黄　白芍药　丹参各二钱
杜仲钱半　甘草一钱

火盛躁烦者，入真龟胶二钱化服；气虚者，加人参一钱；阴虚不宁者，加女贞子二钱；虚火上浮，或吐血，或衄血不止者，加泽泻一钱五分、茜根二钱。去杜仲、丹参，加知母一钱、地骨皮二钱，名加减一阴煎，治证如前，而火较甚者。

四阴煎 治燥火烁肺金，津枯烦渴，咳嗽吐衄，多热等证。

生地黄三钱　麦门冬二钱五分　沙参　白芍药　百合各二钱
白茯苓一钱五分　生甘草一钱

夜热盗汗，加地骨皮二钱；痰多干涩，加川贝母二钱五分、阿胶一钱五分，或天花粉二钱；金水不能相滋而干燥者，加熟地黄四钱；热甚火升咽燥者，加元参二钱；血热吐衄，加茜根二钱；多火便燥，或肺干咳咯者，加天门冬二钱，或加童便亦可；如火载血上行者，去甘草，加炒黑山栀仁一钱五分；若气虚者，少加人参以统摄之。此保肺清金之剂也。

贞元饮 治肝肾阴亏，气急似喘等证。

熟地黄五钱　当归二钱　炙甘草一钱
如气虚脉微至极者，急加人参随宜。

经曰：肝苦急，急食甘以缓之。此类是也。

局方逍遥散　治血虚肝燥，骨蒸劳热，潮热咳嗽，往来寒热，口干便涩，胁痛头眩等证。

当归酒洗　白芍药酒炒，各一钱五分　冬白术蜜水拌炒　柴胡蜜水拌炒　白茯苓各一钱　粉甘草炙，五分

加煨姜一片、薄荷三分煎。

肝燥则血病，当归、芍药养血而敛阴；木盛则土衰，甘草、白术和中而补土，补土生金，亦以平木；柴胡升阳散热，合芍药以平肝，而使木得条畅，木喜条达，故以泻为补，取疏通之意；茯苓清热利便，助甘术以益土，而令心气安宁，茯苓能通心肾；煨姜祛痰而解郁，薄荷理血而消风，此治燥证之和剂，乃养血而兼渗湿者也。加牡丹皮、山栀仁，名八味逍遥散。治怒气伤肝，血少目暗。加熟地黄，名黑逍遥散，兼滋肾阴。取肾肝同治之义。

四物汤　治一切血虚、血瘀燥证，头痛及妇人经病。

当归酒洗　干地黄各三钱　白芍药二钱　芎䓖一钱五分

此燥在血分之方也。加桃仁、红花，名元戎四物汤，治脏结秘涩，扑损瘀血。加防风、秦艽，名治风六合汤，治风虚眩运，风秘便难。蜜丸，名补肝丸。肝以散为补。

百合固金汤　治燥火伤肺，咽痛，喘咳痰血。肺金受伤，则肾水之源绝。肾脉挟咽，燥火上炎，故咽痛；燥火熏肺，故喘咳。痰因燥生，血因火逼。

熟地黄三钱　生地黄二钱　麦门冬二钱五分　百合　白芍药酒炒　生甘草　当归　川贝母各一钱　元参　桔梗各八分

水不制火，以致火克金而肺伤，故以二地助肾滋水退热为君，肺肾为子母之藏，故补肺者多兼补肾，百合保肺安神，麦冬清热润燥，元参利咽喉而清金，贝母散肺郁而除痰，归芍养血兼

以平肝，肝火盛则克金，桔梗清金，功成上部，载诸药而上浮，皆以甘寒培元清本，不欲以苦寒伤生发之气也。李士材曰：赵蕺庵此方，殊有卓见。然土为金母，清金之后，急宜顾母，否则金终不能足也。

补肺阿胶散　治肺虚有火，嗽无津液，而气哽者。燥火盛则津枯，津枯则气哽。

阿胶蛤粉拌炒成珠，一两五钱　马兜铃炒，五钱　甘草五钱　牛蒡子炒香，二钱五分　杏仁去皮尖，七个　糯米一两

马兜铃清热降火，兜铃象肺，故入肺；牛蒡子利膈滑痰，润肺解热，故治火嗽；杏仁润燥散风，阿胶清肺滋肾，益血补阴，气顺则不哽，液补则津生，阿胶补血液，火退而嗽宁矣。土为金母，故加甘草、糯米以益脾胃。时珍曰：钱乙补肺阿胶散，用马兜铃非取其补肺，取其清热降气，而肺自安也。其中阿胶、糯米，乃补肺之正药。

济川煎　凡病涉虚损而大便闭结不通，则硝黄攻击等剂，必不可用。若势有不得不通者，宜此主之。此用通于补之神剂也。

当归四钱　怀牛膝二钱　肉苁蓉酒洗，去鳞甲，三钱　泽泻一钱五分　升麻八分　枳壳一钱，虚甚者不可用

如气虚，加人参无妨碍；有火，加黄芩；肾阴虚，加熟地黄。

蜜煎导法

猪胆汁导法

已上二法，俱见八卷诸方全篇。

附：医案

治陆令仪母肺燥证奇验

陆母平日持斋，肠胃素枯，天癸已尽之后，经血犹不止，

似有崩漏之意，余鉴姜宜人交肠之流弊，急为治之，久已痊可。值今岁秋月，燥金太过，湿虫不生，方白露节，即无人不病咳嗽。而陆母血虚津枯之体，受伤独猛，胸胁紧胀，上气喘急，卧寐不宁，咳动则大痛，身不能转侧，痰中带血而腥，食不易入，声不易出，寒热交作。而申酉二时燥金用事，诸苦倍增，其脉时大时小，时牢伏，时弦紧，服清肺药，如以勺水沃焦，无俾缓急。诸子知为危候，彷徨无措。余亦明告以肺痈将成，高年难任，于是以葶苈大枣泻肺汤，先通其肺气之壅。即觉气稍平，食稍入，痰稍易出，身稍可侧，大有生机。诸子甚喜。余曰：未也，吾见来势太急，不得已而取快于一时。究竟暂开者，易至复闭，迨复闭，则前法不可再用矣。迄今乘其暂开，多方以图，必在六十日后，交立冬节，方是愈期。立冬燥金之气虽未全退，而其势已杀矣。盖身中之燥，与时之燥，胶结不解，必俟燥金气退，而肺金乃得太宁耳。令仪昆季①极恳专方治之，此六十日间，屡危屡安，大率皆用活法斡旋。缘肺病不可用补，而脾虚又不能生肺，肺燥喜于用润，而润滞又艰于运食。今日脾虚之极，食饮不思，则于清肺药中，少加参术以补脾；明日肺燥之极，热盛咳频，则于清肺药中，少加阿胶以润燥。日续一日，扶至立冬之午刻，病者忽自云：内中光景，大觉清爽，可得生矣。奇哉！天时之燥衰，而肺金之燥，遂下传于大肠，五六日不一大便，略一润肠，旋即解散，正以客邪易去耳！至小雪节，天时之燥全退矣，康健加餐，倍于曩昔②。盖胃中空虚已久，势必加餐，复其水谷容受之常，方为全愈也。

---

① 昆季：指兄弟。长为昆，幼为季。
② 曩（nǎng曩）昔：从前，往日。曩，以往，过去。

胡卤臣曰：还丹不过九转，举世模①之不就，陈诠可袭，活法难通也。

附：面论姜宜人奇证，与交肠不同，治法迥别

姜宜人得奇证，简②《本草经疏》治交肠用五苓散之说，以为神秘。余见之，辨曰：交肠一证，大小二便易位而出，若交易然。故③用五苓散治之，专为通前阴而设也。若此证，闭在后阴，二便俱从前阴而出，拟之交肠，诚有似是实非者。况交肠乃暴病，骤然而气乱于中。此证乃久病，以渐而血枯于内，有毫厘千里之不同，安得拟之？原夫疾之所始，始于忧思，结而伤脾。脾统血者也，脾伤则不能统摄，而错出下行，有若崩漏，实名脱营。脱营，病宜大补急固，乃误认为崩漏，以凉血清火为治，则脱出转多。不思天癸已尽，潮汛已绝，万无是病；其年高气弱，无血以实漏卮④者，毫不念也；于是胞门子户之血，日渐消亡，势不得不借资、不仰给矣。借资于大肠，转将大肠之血，运输而渗入胞囊，久之大肠之血亦尽。而大肠之气附血而行者，孤而无主，为拳为块，奔腾涣散，与林木池鱼之殃祸同矣。又如救荒者，剥邻国为立尽之墟，所不顾矣。犹未也，仰给于胃脘，转将胃脘之血，吸引而渗入胞囊，久之胃脘之血亦尽。下脱之血，始无源自止。夫胃脘之血，所以荣周身而灌百脉者，今乃暗归乌有，则苞稂失润，而黍离足忧⑤。血

---

① 模（mó 膜）：仿效。
② 简：通"柬"。选择。唐·魏征《谏太宗十思疏》："简能而用。"
③ 故：旧时，过去。
④ 卮（zhī 之）：古代盛酒的器皿。
⑤ 苞稂（láng 榔）失润而黍（shǔ 暑）离足忧：田间的野草失去了润泽，而田中之禾苗长势更让人担忧。苞稂，田间丛生的野草；黍离，指农作物的长势。

尽而止，较之血存而脱，又倍远矣！故血尽然后气乱，气乱然后水谷舍故趋新，舍宽趋隘，江汉两渠，并归一路。身中为之大乱，势必大肠之故道复通，乃可拨乱返治，与五苓散一方全无干涉。又况水谷由胃入肠，另有幽门泌别清浊，今以渗血之故，酿为谷道，是幽门辟为坦径矣，尚可用五苓散再辟之乎？又况五苓之劫阴，为亡血家所深戒乎！今之见一病，辄有一药横于胸中，与夫执成方、奉为灵秘者，大率皆误人者也。若宜人之病，余三指才下，便问曰：病中多哭泣否？婢媪曰：时时泣下。乃知脏躁者多泣，大肠方废而不用也。交肠云乎哉？今大肠之脉，累累而现于指。可虞之时，其来年枣叶生乎？枣叶生而言果验。

胡卤臣曰：此等证，他人不能道只字，似此河汉无极，而更精切，不可移易，为难能矣。

论吴吉长乃室①误药并治验

吴吉长乃室，秋月病洒淅恶寒，寒已发热，渐生咳嗽。然病未甚也，服表散药不愈，体日尪羸，延至初冬。饮以参术补剂，转觉厌厌欲绝，食饮不思，有咳无声，泻利不止，危在旦夕。医者议以人参五钱、附子三钱，加入姜、桂、白术之属，作一剂服，以止泄补虚，而收背水之捷。吉长彷徨无措，延仆诊毕，未及交语，前医自外踉至，见仆在坐，即令疏方，仆飘然而出。盖以渠见既讹，难与语至理耳。吉长辞去前医，坚请用药。仆因谓曰：是病总因误药所致。始先皮毛间洒淅恶寒发热，肺金为时令之燥所伤也；用表散药已为非法，至用参术补之，则肺气锢闭，而咳嗽之声不扬，胸膈满胀，不思饮食；肺

卷十

四
二
五

---

① 乃室：旧时称谓他人的妻子。

中之热无处可宣,急奔大肠,食入则不待运化而直出;食不入,则肠中之垢污,亦随气奔而出,是以泻利无休也。今以润肺之药,兼润其肠,则源流俱清,寒热、咳嗽、泄泻一齐俱止矣。但取药四剂,服之必安,不足虑也。方用黄芩、地骨皮、甘草、杏仁、阿胶,初进一剂,泻即少止。四剂毕,而寒热俱除。再数剂而咳嗽俱全愈矣。设当日与时辈商之,彼方执参附为是,能从我乎?

胡卤臣曰:毫厘有差,千里悬绝。案中治法,似乎与证相反,究竟不爽,大难大难!

治叶茂卿小男奇证效验并详诲门人

叶茂卿乃郎,出痘未大成浆,其壳甚薄,两月后尚有着肉不脱者。一夕腹痛,大叫而绝。余取梨汁入温汤灌之,少苏。顷复痛绝,灌之又苏。遂以黄芩二两煎汤,和梨汁与服,痛止。令制膏子药频服,不听。其后忽肛大无伦,一夕痛叫,小肠突出脐外五寸,交纽各二寸半,如竹节壶顶状,茎物交摺长八九寸,明亮如灯笼,外证从来不经闻见。余以知之素审,仍为治之,以黄芩、阿胶二味,日进十余剂,三日后始得小水,五日后水道清利,脐收肿缩而愈。门人骇而问曰:此等治法,顽钝一毫莫解,乞明示用药大意。答曰:夫人一身之气,全关于肺。肺清则气行,肺浊则气壅。肺主皮毛,痘不成浆,肺热而津不行也。壳着于肉,名曰甲错。甲错者,多生肺痈。痈者壅也,岂非肺气壅而然与?腹痛叫绝者,壅之甚也。壅甚则并水道亦闭,是以其气横行于其中,而小肠且为突出。至于外肾弛张,尤其剩事矣。吾用黄芩、阿胶清肺之热,润肺之燥,治其源也。气行而壅自通,源清斯流清矣。缘病已极中之极,惟单味多用,可以下行取效,故立方甚平,而奏效甚捷耳。试以格物之学,为子广之：凡禽畜之类，有肺者有尿，无肺者无尿，故水道不利而成肿满，以清肺为急。此义前人阐发不到，后之以五苓、五皮、八正等方治水者，总之未明此旨。至于车水放塘、种种劫夺膀胱之剂，则杀人之事矣。可不辨之于蚤乎？

赵我完孝廉次郎，秋月肺气不能下行，两足肿溃，而小水全无。脐中之痛，不可名状，以手揉左，则痛攻于右；揉右，则痛攻于左；当脐揉熨，则满脐俱痛，叫喊不绝。利水之药，服数十剂不效。用敷脐法，及单服琥珀末至两许，亦不效。余见时弥留已极，无可救药矣。伤哉！

胡卤臣曰：凡求同理者，必不求同俗。嘉言之韬光铲采，宁甘讪谤①，曾不令人窥识者，无意求之而得闻之，而有不心折者耶！

附：论治伤寒药中宜用人参之法以解世俗之惑

伤寒病有宜用人参入药者，其辨不可不明。盖人受外感之邪，必先发汗以驱之。其发汗时，惟元气大旺者，外邪始乘药势而出。若元气素弱之人，药虽外行，气从中馁，轻者半出不出，留连为困，重者随元气缩入，发热无休，去生远矣。所以虚弱之体，必用人参三五七分，入表药中，少助元气，以为驱邪之主，使邪气得药，一涌而去，全非补养虚弱之意也。即和解药中，有人参之大力者居间，外邪遇正，自不争而退舍。设无大力者当之，而邪气足以胜正气，其猛悍纵恣，安肯听命和解耶？故和解药中之用人参，不过藉之以得其平，亦非偏补一边之意也。而不知者，方谓伤寒无补法，邪得补弥炽，断不敢用。岂但伤寒一证？即痘疹初发不敢用，疟痢初发不敢用，中

---

① 讪谤（shànbàng 善傍）：诋毁，诽谤。

风、中痰、中寒、中暑，及痈疽、产后初时，概不敢用。而虚人之遇重病，一切可生之机，悉置之不理矣。古今诸方，表汗用五积散、参苏饮、败毒散，和解用小柴胡汤，清热用白虎汤、竹叶石膏汤，皆用人参，皆藉人参之大力，领出在内之邪，不使久留，乃得速愈为快。奈何世俗不察耶？独不见感入体虚之人，大热呻吟，数日间烁尽津液，身如枯柴。初非不汗之，汗之热不退；后非不和之、下之，和之、下之，热亦不退。医者技穷，委身而去。不思《内经》所言，汗出，不为汗衰者死，三下而不应者死，正谓病人元气已漓，而医不应手耳。夫人得感之时，元气未漓也；惟壮热不退，灼干津液，元气始漓。愚哉愚哉！倘始先药中用人参三五七分，领药深入驱邪，即刻热退神清，何致汗下不应？况乎古今时势不同，膏粱藜藿①异体，李东垣治内伤兼外感者，用补中益气加表药一二味，热服而散外邪，有功千古，姑置不论。止论伤寒专科，从仲景以至于今，明贤方书充栋，无不用人参在内。何为今日医家，单单除去人参不用，以阿谀求容，全失一脉相传宗旨？其治体虚病感之人，百无一活，俟阎君对簿日知之，悔无及矣！乃市井不知医者，又交口劝病人，不宜服参。日睹男女亲族死亡，曾不悟旁操鄙见害之也。谨剖心沥血相告，且誓之曰：今后有以发表和解药内，不宜用人参之言误人者，死入犁耕地狱。盖不当用参而用之杀人者，皆是与黄芪、白术、当归、干姜、肉桂、附子等药，同行温补之误所致；不与羌、独、柴、前、芎、桔、芷、芩、膏、半等药，同行汗、和之法所致也。汗、和药中，兼用人参，

---

① 膏粱藜藿：喻指富贵与贫贱。《医宗必读》："富贵者膏粱自奉，贫贱者藜藿苟充。"

从古至今，不曾伤人性命，安得视为砒鸩刀刃，固执不用耶？最可恨者，千百种药中，独归罪人参君主之药。世道人心日趋于疾视长上①，其酝酿殆始于此。昌安敢与乱同事，而不一亟辨之乎？

附：人参败毒散证验

嘉靖己未年五六七月间，江南淮北，时行瘟热病，沿门阖境，传染相似。用本方倍人参，去前胡、独活，服者尽效，全无过失。万历戊子、己丑年，时疫盛行，凡服本方发表者，无不全活。又云：凡饥馑兵荒之余，饮食不节，起居不常，致患时气者，宜同此法。

昌按：彼时用方之意，倍加人参者，以瘟气易染之人，体必素虚也。其用柴胡，即不用前胡，用羌活，即不用独活者，以体虚之人，不敢用复药表汗也。饥馑兵荒之余，人已内虚久困，非得人参之力以驱邪，邪必不去，所以服此方者，无不全活。今崇正辛巳、壬午，时疫盛行，道殣相望，各处医者发汗和解药内，惟用人参者，多以活人。更有发癍一证最毒，惟用人参入消癍药内，全活者多，此人人所共见共闻者。而庸愚之执着不破，诚可哀也！又有富贵之人，平素全赖参、术补助，及遇感发，尚不知而误用，譬之贼已至家，闭门攻之，反遭凶祸者有之，此则误用人参为温补，不得借之为口实也。

胡卤臣曰：将伤寒所以用人参之理，反复辨论，即妇人孺子闻之，无不醒然。此立言之善法也。

---

① 疾视长上：痛恨首长上司，此喻责恨君药人参。语出《孟子·梁惠王下》"邹与鲁哄"章节。疾视，怒视，引申作痛恨、责恨解；长上，指长官上司。

仲景为医门之孔子，所著《伤寒论》，辨析四时六经之脉证，精义入神，功在轩岐之上。其三百九十七法、一百一十三方，诚千古不可移易者也。然古今元气不同，南北禀受各异，其间有宜师其意而遵用其法，有宜师其意而不尽泥其方，学者惟能神明于规矩之中，变通于法度之外，斯为善读仲景书尔！

校注后记

一、作者及著述

吴仪洛（约1704—1766），字遵程，澂浦（今浙江省海盐县澂浦镇）人。幼年私塾于浙江桐乡张履祥先生。雍正二年（1724）考取秀才，后屡试功名而未果。曾游历湖北、广东、河北、河南等地。及雍正十年（1732），至四明（今宁波）"天一阁"，留居研读各类经史典籍达五年之久，有"过目不忘"之才能，"所寓目者辄能暗写"。医籍旁览，颇有心得，遂主业岐黄。乾隆初年从澂浦移居硖川（今海宁市硖川镇），行医数十载，名噪乡里。

《伤寒分经》一书，为《吴氏医学述》之第五种，成书于公元1766年。吴氏研读伤寒之学，对王叔和、林亿、成无己多有微辞，而推崇方有执和喻嘉言，认为喻氏《尚论篇》将冬春夏秋四时之序主病大纲明确提举，可概括伤寒外感热病之总旨，能"将三百九十七法分隶于大纲之下，极得分经之妙"，因以"分经"为书名，将《尚论篇》予以重订和补注。书中将喻氏《医门法律》中"暴卒中寒"一门及"秋燥论"补入，使冬春夏秋四时外感主病之大纲趋于完备和明晰，病机治法臻于周详而圆融。

该书共十卷二十篇。卷一至卷四分十一篇，依次论述了太阳、阳明、少阳、太阴、少阴、厥阴六经病变；卷五分上、中、下三篇，主论春温，以冬伤于寒、冬不藏精、二者同时病发立论；卷六为夏热全篇，主论痉、湿、暍、湿温、霍乱诸病；卷七分上下篇论脉法，脉法前篇"明脉理之精微"，脉法后篇"示诊法之大要"；卷八为诸方全篇，以《伤寒论》113 方分注仲景立法之妙；卷九为补卒病论大意，详论卒暴中寒、直中阴经等证；卷十为秋燥全篇，以秋燥病机、证治、医案之辑录，补充完善四时外感证治，以伤寒统括秋燥，补《伤寒论》之未备。其编著特点是在《伤寒论》条文中加上串解文字，使条文的词语连贯、通畅，条文的含义得到提示、阐发，便于初学者理解、掌握原文的精神，是学习《伤寒论》入门的上佳参考书。后来，陈修园在著《伤寒论浅注》时，亦采用了这一方法。

吴氏一生著作甚丰，对中医之医理、诊治、方剂、药物都有精辟的阐述，成为清代最负盛名的医药学家之一，名入《清代七百名人传》。其著作对后世影响甚大，对普及中医学知识亦有较大作用。其中《成方切用》《本草从新》两书，200 多年来被广泛用作中医授徒启蒙读本。

除《伤寒分经》《成方切用》《本草从新》著述外，吴氏另著有《一源必彻》《四诊须详》《杂症条律》《女科宜今》及《周易注》《春秋传义》等，然已散佚。

据《海盐县志》等文献记载，吴仪洛的弟子为许裁，吴氏医案的搜集人为祝源，辑录传承《四诊须详》的人为吕绍元。许裁亦是参与《伤寒分经》著述的编校者之一。

二、底本与校勘注释

1. 底本与校本

《伤寒分经》自刊刻以来，流传虽广，但据《全国中医图书联合目录》《中国中医古籍总目》调查，国内外 50 家图书馆所收藏之书版，均为该书初刻本，即乾隆丙戌年（1766）新镌硖川利济堂藏板《吴氏医学述》刻本，显示版本信息的来源一致。

基于原著现存世皆为利济堂初刻本，无其他版本作对校，故另选择与原著内容关联度高的《伤寒论》《金匮要略》《脉经》《尚论篇》之存世刻本，以作他校、理校之用。他校本之版本选用见前"校注说明"。

2. 校勘与注释

《伤寒分经》刊刻于乾隆中叶，正值修编《四库全书》的文化繁荣鼎盛时期，其刻本虽属坊间私刻，但刻写工整，笔势雄健，端庄圆润，是属精良之作。仔细通阅全书，尚有讹刻之字词数则，如：侯－候、颡－颣、包罹－包罗、眤－眖、腹－腴、斜－纠、膚－虞、辙效－辄效，因为显系讹刻，故予出注说明并改正。

因本校勘之底本只有一个，无校本比勘，故在校勘的同时，对词义注释略有偏重。综考诸说，参研心得，断以己意为之释者，如藏－臟（脏）、葭菅－葭莩，予以略述如下。

藏，zàng，同"臟（脏）"，指内脏。臟，乃后起字，胸腔内脏器官的总称。现代注家大多对中医文献的"藏""臟"予以一致、单一的解释。但从本书中"藏""臟""藏府""臟腑"明显区分使用的情况看，其中"藏""臟"的字义是医家用心加以区别的。根据本书全篇对"藏""臟"的区别运用语义，个人认为，"藏"偏重于指代内脏之藏象功能，"臟"偏重于指代内脏有形之实体器官。

"葭菅"与"葭莩"。"葭菅"见于本书卷四《少阴经后篇》，"子时一阳生，葭菅灰飞，蚤已春回旸谷；丑时二阳，寅时三阳，阳进阴必退，阳长阴必消也"。单从字义解释来看，"葭菅灰飞"可释为取暖用的柴草熄灭，燃烧的灰烬消散，喻指寒去渐暖，冬去春来。椵，古同"椵"，落叶乔木；菅，多年生草本植物，质坚韧，可做炊帚、刷子等。然从文意前后连贯意义来看，是候测阳气、阴尽阳生之征兆也。按《后汉书·志第一·律历上·律准·候气》记述以土炭校候阴阳之气的由来，"阴阳和则景至，律气应则灰除。是故天子常以日冬夏至御前殿，合八能之士，陈八音，听乐均，度晷景，候钟律，权土炭，效阴阳。冬至阳气应，则乐均清，景长极，黄钟通，土炭轻而衡仰；夏至阴气应，则乐均浊，景短极，蕤宾通，土炭重而衡低。"又谓"候气之法，为室三重，户闭，涂衅必周，密布缇缦。室中以木为案，每律各一，内庳外高，从其方位，加律其上，以葭莩灰抑其内端，案历而候之。气至者灰动。其为气所动者其灰散，人及风所动者其灰聚"，以葭莩灰预测冬至阳气来应的方法，是为候气之法。葭莩，芦苇中的薄膜；葭灰，苇膜烧得的灰，用来标志、预测节气。据《后汉书》，加之"葭菅""葭莩"二者字形之刻写近同，且证之喻嘉言《尚论篇》相关文语，可以确认"葭菅"当属误刻，为"葭莩"之讹误。

三、喻昌与《伤寒分经》

提及《伤寒分经》，难以回避和逾越的医家是喻昌。这不仅仅是吴仪洛先生对喻昌的推崇，更重要的是吴氏对喻昌伤寒学术观点的认同和赞赏，并有透骨深髓的理解和支持。

《伤寒分经》乍看上去，不过是吴氏摘录喻氏《尚论篇》《医门法律》《寓意草》的翻版重刻本，但以吴氏对药物方剂之认识运用、临证施治之得心应手（此点从《本草从新》《成方切用》可略窥一斑），并不会简单地将喻氏之学给予堆砌汇集，而更多地表现在伤寒学识上的共鸣和认同，故而才有吴氏《伤寒分经》自序中"自有晋以迄今兹……能发挥仲景之蕴奥者，则首推喻氏"之品评，因"取其书重订之"。此"重订"更非简单之订，而是将喻氏之论伤寒外感学术思想予以系统归纳、推研精进，从而达到入骨深髓之效，这也是迄今医界鲜有认知和发见之处。

《伤寒分经》自成书之后，医界对之评述者寥寥，其所以传世者，盖因吴氏本草方剂学之盛名。吴氏同为《本草从新》《成方切用》的作者，200 余年《本草从新》付梓刻印之版本近百种，《成方切用》也达十余种，而《伤寒分经》独存其初刻版本，如此反差现象，只能表明医界业者对《伤寒分经》只收存其书、未探其旨的漠视态度。

后世淡然漠视之态度，与吴氏"述而不作"有关。前医评价其"学术见解方面缺乏新的补充和发挥"之观点，时至今日，依然对吴氏《伤寒分经》的传承、普及、研究产生阻碍和影响。

吴氏、喻氏作为一代临床大家，在临证实践中总结感悟出外感热病的治疗大法，并系统整理、阐发、注释《伤寒论》，使伤寒外感主病大纲旌帜鲜明，极具特色，验诸临证，若合符节。完善四时外感热病医理，契合伤寒杂病辨证治法，应无愧于医家大师之风范。

梁华龙先生指出，《伤寒论》注解应遵循三个原则：时代背景、语言环境、临床实际。而《伤寒论》传承千年的基石即在于临床，伤寒学之研究亦不能脱离临床。临床之证验、实践之感悟是伤寒学传承千年的灵魂和基础。

以此视角认识《伤寒分经》，以吴氏对方剂药物之认识和贡献来体悟、印证，则"分经之妙"已非简单的节录摘编，而是承继喻嘉言《尚论篇》、较之更为精进完善的、具有鲜明三纲学说的、平实易懂的伤寒学读本。

《伤寒分经》保留了吴氏《本草从新》《成方切用》的写作风格，字里行间，透露出严谨质朴、准确细腻、顺畅易懂、平实无华的文字功底，其条文医理、注释解析、案例举例，编列有序，一气呵成，是难得的伤寒学临床实践与学习有机结合的中医著述。

整理、校注《伤寒分经》，将吴仪洛智者之思、睿者之辨、精辟之论、感悟之言呈现于读者，使我们有所借鉴、有所取舍、有所承载。纤毫裨益，生命所托；夙愿之系，毕力为之矣。

总 书 目

伤寒论直解　　　　　脉义简摩
伤寒论类方　　　　　脉诀汇辨
伤寒论特解　　　　　脉学辑要
伤寒论集注（徐赤）　脉经直指
伤寒论集注（熊寿诚）脉理正义
伤寒微旨论　　　　　脉理存真
伤寒溯源集　　　　　脉理宗经
伤寒启蒙集稿　　　　脉镜须知
伤寒尚论辨似　　　　察病指南
伤寒兼证析义　　　　四诊脉鉴大全
张卿子伤寒论　　　　删注脉诀规正
金匮要略正义　　　　图注脉诀辨真
金匮要略直解　　　　脉诀刊误集解
高注金匮要略　　　　重订诊家直诀
伤寒论大方图解　　　人元脉影归指图说
伤寒论辨证广注　　　脉诀指掌病式图说
伤寒活人指掌图　　　脉学注释汇参证治
张仲景金匮要略　　　紫虚崔真人脉诀秘旨
伤寒六书纂要辨疑
伤寒六经辨证治法　　## 针灸推拿
伤寒类书活人总括
订正仲景伤寒论释义　针灸全生
伤寒活人指掌补注辨疑针灸逢源
　　　　　　　　　　备急灸法
诊　法　　　　　神灸经纶
　　　　　　　　　　推拿广意
脉微　　　　　　　　传悟灵济录
玉函经　　　　　　　小儿推拿秘诀
外诊法　　　　　　　太乙神针心法
舌鉴辨正　　　　　　针灸素难要旨
医学辑要　　　　　　杨敬斋针灸全书

本　草

鼎刻京板太医院校正分类青囊药性赋　　济世碎金方

揣摩有得集

方　书

呕斋急应奇方

乾坤生意秘韫

简易普济良方

名方类证医书大全

南北经验医方大成

新刊京本活人心法

医便

卫生编

袖珍方

内外验方

仁术便览

古方汇精

圣济总录

众妙仙方

临证综合

李氏医鉴

医级

医方丛话

医悟

医方约说

丹台玉案

医方便览

玉机辨症

乾坤生意

古今医诗

悬袖便方

本草权度

救急易方

弄丸心法

程氏释方

医林绳墨

集古良方

医学碎金

摄生总论

医学粹精

辨症良方

医宗备要

卫生家宝方

医宗宝镜

寿世简便集

医宗撮精

医方大成论

医经小学

医方考绳愆

医垒元戎

鸡峰普济方

医家四要

饲鹤亭集方

证治要义

临证经验方

松厓医径

思济堂方书

济众新编

扁鹊心书

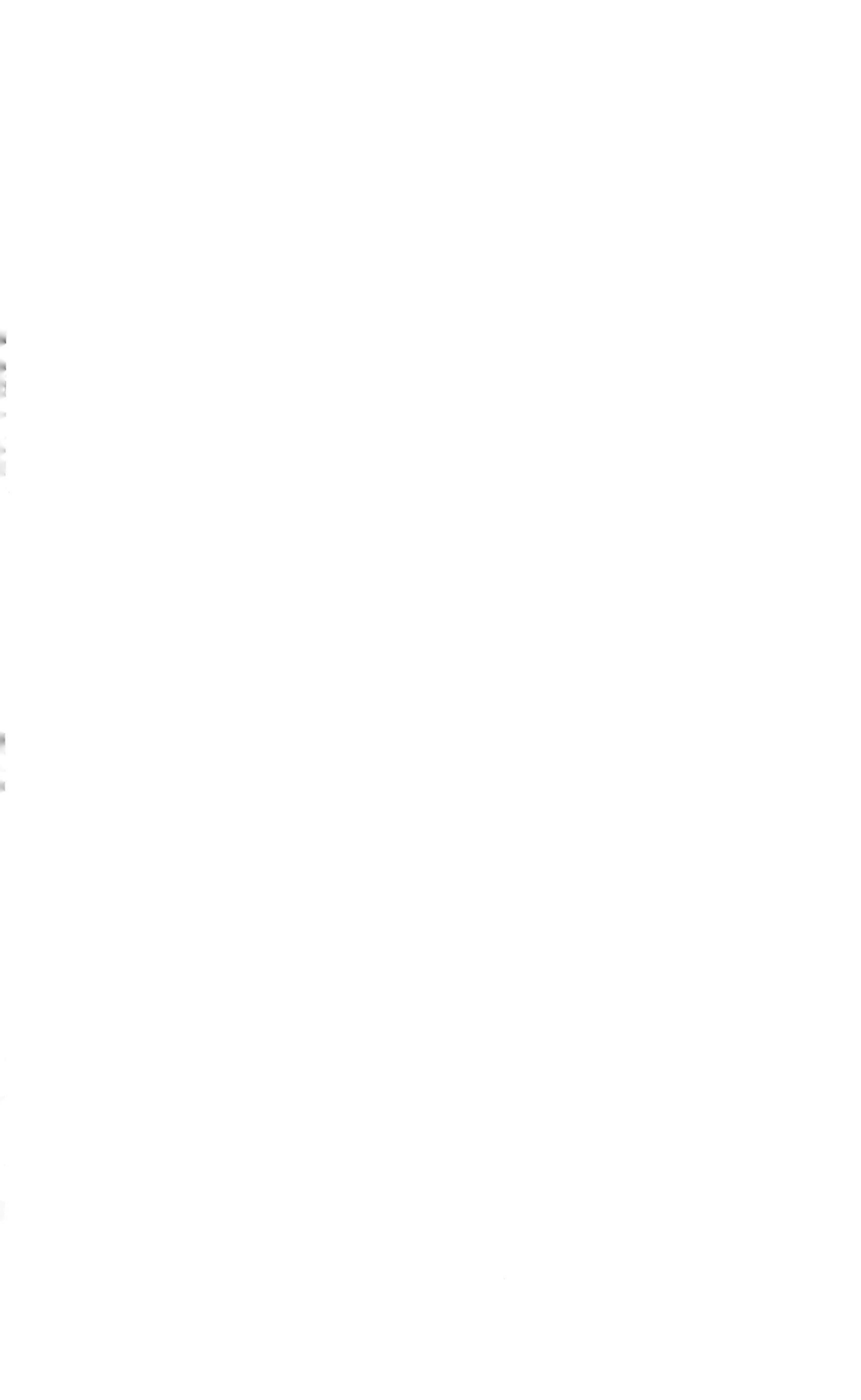

责任编辑　芮立新
封面设计　古　骥

内容提要

《伤寒分经》清·吴仪洛著。此书系《吴氏医学述》第五种，是以冬春夏秋四时之序主病大纲来详解《伤寒论》、系统阐发伤寒外感热病之著述。该书共十卷20篇。凡太阳经3篇，阳明经3篇，少阳经1篇，太阴经1篇，少阴经2篇，厥阴经1篇，春温3篇，夏热1篇，脉法2篇，诸方一篇，补卒病论一篇，秋燥一篇。本次整理以现存清乾隆丙戌年（1766）新镌硖川利济堂藏板刻《吴氏医学述》本为底本。

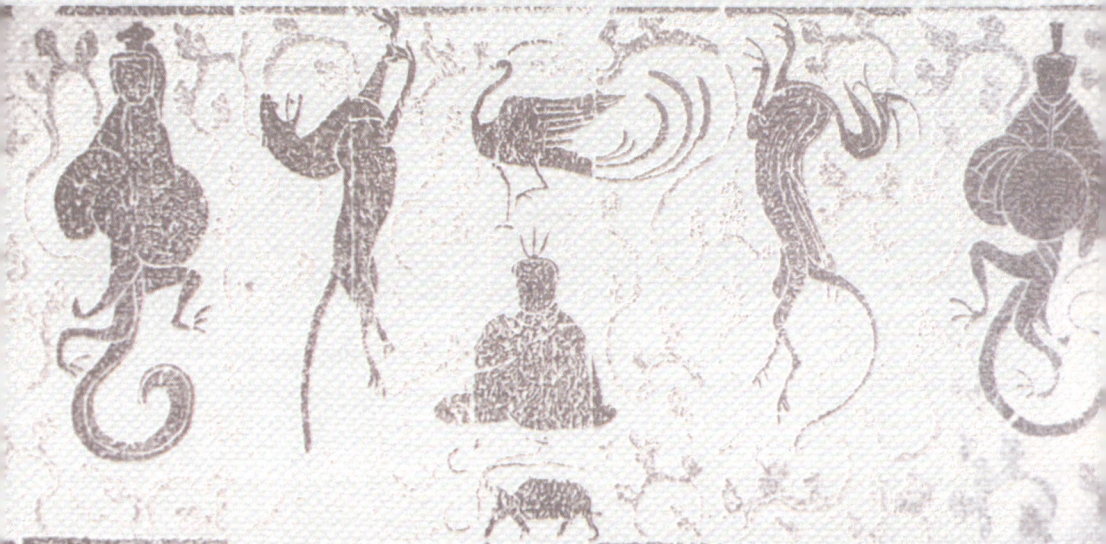

读中医药书，走健康之路

扫一扫　关注中国中医药出版社系列微信

服务号　　　　中医出版　　　　养生正道　　　　悦读中医
（zgzyycbs）　（zhongyichuban）　（yszhengdao）　（ydzhongyi）

ISBN 978-7-5132-2210-5

9 787513 222105 >

定价：79.00元